わかりやすい

食物と健康　1

――食品とその成分

第 5 版

吉田　勉　監修
小関正道
佐藤隆一郎　編
五百藏　良
五十嵐　庸
伊藤芳明
臼井照幸
高橋京子
高畑京也
長澤孝志
早瀬文孝
渡邉　悟
渡邊浩幸　共著

三共出版

第５版発行にあたり

三共出版発行　吉田勉編，『食品学総論』の流れをくむ本書は，2007 年の初版発行後，栄養表示基準の制定に伴い，「4 章　食品の機能性」を改訂して第２版を発行し，その後「日本食品標準成分表 2010」の公表に伴い，「2 章　食品の分類と食品成分表」を改訂して第３版を発行し，その後「日本食品標準成分表 2015 年版（七訂)」の公表があり，また 2015 年４月からは機能性表示食品制度も始まったことから，２章と４章を改訂し，第４版を発行した。今回，2020 年の「日本食品標準成分表 2020（八訂)」の公表に伴い，２章を中心として改訂を行い，第５版として発行することにした。本書は前掲書の流れをくむこともあり，初版発行以来 14 年を経てもなお多くの部数が発行されている。今後も有用な１冊として役立ち続けられるよう，適宜改訂を加え内容の充実に努めていきたい。

2021 年３月

小関　正道

まえがき

現代社会では毎日大量のニュースや情報に接するが，その中には食品や食生活にかかわるものが多くあり，大きな話題になることも少なくない。たとえばBSEやノロウイルス，大手食品会社の製品による食中毒の発生や品質問題，テレビによる健康に良い食品の報道など様々である。人と食品とのかかわりは，このようなニュースや情報のことを考えるまでもなく重要であり，食品は人間が生きていくために不可欠なものであることは自明である。食品が人間にとって重要不可欠であるにもかかわらず，食品を十分に理解している人は少なく，そのためテレビによる捏造報道により惑わされる被害までが発生しており，情報が増加すればするほど，食品についての科学的理解はいっそう重要になってきた。

食品を科学的に理解するためには食品学，栄養学，調理学，食品衛生学など，様々な分野の理解が必要になるが，特に基礎となる分野が，食品成分を化学的に理解するために作られた本書『わかりやすい食物と健康 1 ―食品とその成分―』の分野である。

しかし栄養士・管理栄養士課程の学生の中には，化学の基礎知識が必要となるこの分野が苦手である学生が少なくない。そのため書名の通り，わかりやすさに力点をおいて解説することを第 1 に考えて執筆が始まった。また内容は現行の管理栄養士国家試験出題基準（ガイドライン）にも対応できるものとするため，執筆者の半数以上は現在栄養士・管理栄養士養成課程で教育にあたっている教員である。

したがって本書の主な読者になる方々のことを十分に考え，わかりやすく執筆することを心がけた。また執筆者は全員が現役の食品や生化学の研究者であることから，食品の機能など今まさに多くの研究者が研究している新しい内容も十分に記述した。これも本書の特筆するべき特徴であり，そのためにやや難解な内容の部分も含まれてしまったが，有益な情報となることを期待している。

このようにして本書がようやく完成することができたのは，『わかりやすい食物と健康』シリーズの実現を推進するために，編者および執筆者を絶えずご指導・激励していただいた監修者吉田勉先生の食品栄養学教育への熱意のお陰であり，編者および執筆者一同より深く感謝申し上げます。また三共出版の秀島功氏にも，本書の構想段階から完成に至るまで，絶えず多くのご指導ご助言をいただきましたことに，厚く御礼申し上げます。

平成 19 年 2 月

小関　正道

監修にあたり

本書の前身として，すでに2000年（平成12年）3月に吉田勉・早瀬文孝編著『食品学総論』を出版していたところであるが，2002年8月に管理栄養士国家試験出題基準（ガイドライン）改定検討委員会の報告書が公表されたため，最低限度の改訂追加を行って急ぎ2005年4月に改訂版を刊行することとした。

しかし何といっても，その改訂版を作るに当っては十分に時間を取って仕事を行う余裕がなかったため，多くの方から好評を頂いていた内容ではあるが，抜本的な改訂が不可欠との認識を持っていた。そこで本書の編者と出版社との打ち合わせを重ねた結果，主として従来の『食品学総論』相当部分を中心にした内容につき纏め，まず出版することにしたのが本書である。

本書は新進ならびに熟達の教育・研究者により編集されかつ執筆されているので，最新の知見も加えつつ必要な事項を網羅する内容であるべく努力が払われている。本書が現職の栄養士・管理栄養士やそれらの資格取得を目指して勉強している学生には勿論，溢れる情報のなかから正しい食品選択をするのに苦労している多くの一般生活者にとっても，食品学に関する基本知識を得るためには極めて有効な一冊であると考えるものである。

2007年3月

吉田　勉

目　次

1　人間と食物

2　食品の分類と食品成分表

3　食品成分の化学

4　食品の機能性

1 人間と食物

この章では人類の誕生から現代に至るまでの食物の歴史的変遷，植物・動物・人間による食物連鎖とそれらの分解，および生物濃縮について学ぶ。また食品・食物・栄養・栄養素を定義し，食生活が健康に及ぼす影響や食し好がどのように形成されるかを知り，食糧と環境問題を考えるためにフードマイレージ，地産地消とスローフード，食品残渣の低減についても考える。

1-1　食物の歴史的変遷

1-1-1　人類の誕生と食物

人類の誕生はおよそ600万年前といわれている。このころの人類は，手の届く範囲内の陸上や水中の動植物を狩猟，採集して食物としていた。やがて，偶然に火を知り食物の加熱調理に利用するようになった。その結果，火を通すことで消化性が向上し，今まで食べられなかった動植物も食べられるようになった。また，土器などの使用により汁を損なわずに調理をすることが可能になり，栄養性やさらに衛生的にも向上がみられた。またさらに，そのままではまずいものや有害成分を含む食物も，調理・加工により食べられるようになることを経験的に学習し，より様々のものを食物の対象とした。

石器時代から縄文時代にかけては，弓矢などの狩猟道具が発明され捕獲量は飛躍的に増えたが，その逆に食対象の動物数が減少した。

弥生時代になると，自生の植物を栽培したり野生動物を飼育したりして，農耕，牧畜が開始された。農耕，牧畜の開始は，食物の安定確保とともに定住生活の開始につながった。稲の栽培が始まり，でんぷんの供給源はしだいにこめに替わっていった。しかし，気候の変動や自然災害等により，人類は依然として飢餓に苦しめられ，食物の供給はまだまだ不安定なものであった。

その後，人類は様々な道具を発明して生産量を増大した。また栽培作物の種類を増やしたり，品種の改良をするとともに，牧畜用の動物の改良も行ってきた。

1-1-2　産業革命以降の変遷

18世紀後半にヨーロッパで生じた産業革命は，科学技術を大いに発展させると共に，人口の増加をもたらした。また食物の分野にも大きな影響を与え，食糧の生産，加工，輸送および貯蔵法にも大きな進歩がみられた。20世紀に入っても戦争，自然災害などによる食糧不足は依然として解消されず，地域格差もひろがった。

わが国では，戦争の終了に伴い食糧不足は徐々に解決されていった。1945年の第二次世界大戦終了後の食糧事情は最悪であったが，5年ほどたつと食糧事情は落ち着きを見せた。海外からの食品が多種大量に輸入され食生活の欧米化が進行するとともに，さまざまな加工食品が登場した。また流通システムが発展し，様々な食品を世界で共有できるようになった。やがてわが国を含め先進国では，人類誕生以来の課題であった

生活習慣病

以前には成人病や老人病と呼ばれており，高齢に伴う疾病と考えられていた。

しかし，近年は若年でも発症し，食生活習慣と病気発症の直接の因果関係が指摘されるようになり，名称が変更された。

飢餓からの開放が実現した。

現在，わが国では食品が量的に飽和して飽食の時代を迎え，生活習慣病などの問題がクローズアップされている。すなわち，エネルギーの摂取過剰による肥満や，肥満を原因とする糖尿病，動脈硬化症，高血圧症などの生活習慣病が増加し，健康安全志向の食品に関心が集まっている。

1-2　食物連鎖

1-2-1　食物連鎖とは

食物は，ほとんどが植物および動物由来のものである。植物は光エネルギーを利用して，二酸化炭素と水から炭水化物を生産し体を構成する。すなわち，植物は無機物を同化して有機物を作出する。一方人間を含めた動物は，植物と異なって同化能力がないので，植物が作った炭水化物や植物を食べた動物を食べて体を構成している。つまり，植物が光エネルギーを利用して，二酸化炭素と水から作り出す炭水化物や窒素同化により作り出すたんぱく質に動物は依存している。このように生物界における食物の相互関係を食べるものと食べられるものに分け，ひとつの系列に並べたものが食物連鎖である（図 1-1）。

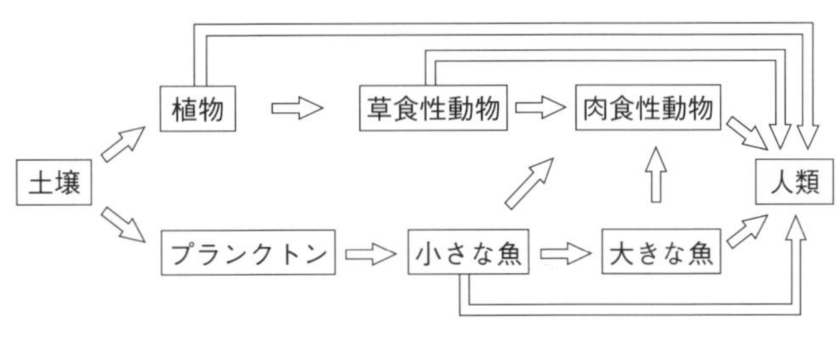

図 1-1　食物連鎖

一般に，体の小さいものから大きいものに順次食べられていく。生きている植物を食する連鎖関係を生食連鎖と呼び，一方生きている動物を殺して食する連鎖関係を捕食連鎖と呼んでいる。また生食連鎖で使用されなかった遺骸や排泄物は，腐食連鎖に流れる。これらは細菌などの微生物によって分解されて無機化合物となり，再び植物に利用されて生食連鎖などへ利用される。

食物連鎖の最上位は生物学的には猛獣や猛禽類であるが，人類は知能・知恵によって動植物や微生物を操っており，人類が現代の食物連鎖の頂点に立っているといってよい。

1-2-2 生物濃縮

人間が食物連鎖の頂点に立つことにより，地球環境にはさまざまな影響を及ぼしている。産業革命以降，1-1-2 で述べたように，人間は科学技術を発展させることで農業，畜産，漁業の効率化を進め，その生産量を飛躍的に向上させてきたが，そのためにいろいろな化学物質が研究・開発されてきた。それらの物質のなかには，食物連鎖を通じて，生物体や器官・臓器に蓄積され，環境中にあったときよりも高濃度に濃縮されるものがある。このような現象を生物濃縮と呼んでいる。食物連鎖の頂点にいる人間は食物連鎖を通じて生物濃縮された高濃度の有害物質を最終的に体内に取り込む危険性があり，注意が必要である。

生物濃縮

人間への健康障害の例として，水俣病がある。有機水銀が工場廃水に混入し，水俣湾の魚に蓄積され，それを食べた人間が神経系を冒されてしまった。また，カドミウムが稲，野菜で生物濃縮されたイタイイタイ病の例もある。

1-3 食品・食物・栄養

人間を含む生物が食物として摂取するもののなかで，生命維持・活動に必要とされる物質を栄養素（nutrient）という。これには炭水化物，脂質，たんぱく質，無機質（ミネラル），ビタミンの五種類があり，これらを五大栄養素と呼んでいる。栄養素を利用し，成長，生殖，運動などのさまざまな生命活動を営むことを栄養（nutrition）という。栄養素は，体内で大きくわけて３つの役割を持っている。

① 生命活動のエネルギー源になる栄養素：炭水化物，脂質，たんぱく質

② 体の構成成分となる栄養素：たんぱく質，無機質，脂質

③ 体の機能を調整し，その働きを円滑にする栄養素：ビタミン，無機質

水は栄養素に含まれないが，体の 60 %以上を占め，体内での物質の輸送や酵素反応にかかわっており重要な成分である。また，水同様に栄養素ではないが，食物繊維のような非栄養成分にも大事な機能が知られてきている。

食品（food material）は，非有害性で一種類以上の栄養素を含むし好性のある天然物質およびその加工品を指す。また，食品を配合，加工，調理して食べられるようにしたものを食物（food, diet）と呼ぶ。

1-4 食生活と健康

食生活と健康や疾病との間には密接な関係がある。食物が健康に与える影響は，大きく２つに分けられる。１つは食中毒のような急性の影響

であり，もうひとつは生活習慣病のような長年の食生活（食習慣）が健康に及ぼす影響である。

食物は本来安全であることが当然の前提であるが，近年は流通機構の複雑化や広域化に伴い，大規模な食中毒事件の発生や混入した薬剤・異物により食品の安全性が脅かされる事件が発生している。

一方，長年の食生活習慣を原因とする生活習慣病には，高血圧，糖尿病，高脂血症，肥満，心筋梗塞，脳卒中，悪性腫瘍などがある。これらの生活習慣病は，食生活習慣を改善することにより予防，改善，進行阻止が可能である。これまで栄養学は，食物に含まれる栄養素の不足に由来する疾病の解明を目的として発展してきた。しかし，これからの栄養学はバランスのとれた食生活とは何かを追求して，生活習慣病をいかに予防するかという視点が重要である。

1-5　食し好の形成

食物の嗜好形成には，生まれ持った性質である先天的要因と，食経験や育った環境などの後天的要因が関わっており，先天的要因には，人種，民族，性別，体質などがあげられる。

また，5つの基本味のうち，甘味はエネルギー源としての糖質を，旨味は栄養素としてのたんぱく質を，塩味は無機質のバランスとして，酸味は腐敗物，苦味は毒物のシグナルとして食物を否定するという，体の生理的反応を反映していると考えられている。

一方，人間は誕生後，成長するにつれて食物から受ける情報量は飛躍的に増加する。この情報の積み重ねが，人間の食し好に大いに関与する。また，食物の味や香りなどの感覚や，食事時のまわりの雰囲気・環境，食後の満足感などが記憶・学習され，その後の食事でのおいしさの総合的評価基準がつくられる。これらの食行動の記憶・学習の積み重ねが，食し好を形成する。

食し好には個人差が大きいが，それには個人周辺の環境要因も大きく関わっている。家族や生活環境，居住地域の気候風土や風習のほかに，その時代の流行，健康や教育に関する関心度の影響もある。また，レストランやコンビニなどの食物を提供する外食産業の影響も無視できない。

また同一人物であっても，年齢変化に伴う食し好変化が存在する。若年時の肉類などの洋風し好から，年齢進行と共に野菜，魚などの和風し好への変化は一般的に知られている。

1-6　食料と環境問題

1970 年以降の国民生活水準のめざましい向上により，食料生産から消費までの環境がめまぐるしく変化してきている。また，近年は大量生産，大量消費，簡便化，効率化，高速化の追求への反省から，フードマイレージ，地産地消，スローフードなどの言葉が注目されている。

1-6-1　フードマイレージ（食料総輸送距離）

食料の安定確保・供給のために，わが国では遠く海外より多数の食料が輸入されている。このように，遠方より運ばれてくる食料には生産地からの輸送に伴う膨大なエネルギーが費やされている。エネルギー消費には，地球温暖化の原因とされる二酸化炭素の排出を伴い，地球環境に大きな悪影響を与えている。食料の価値に「環境負荷」の要素を加えた指標として，近年フードマイレージ（食料総輸送距離）の概念が提唱されてきている。このフードマイレージは農産物の輸入量（トン）に輸送距離（km）を乗じたもので，当然ながらこの数値が小さいものは環境への負荷が小さいものと評価される。2000 年度のわが国のフードマイレージは 5,000 億トン・km といわれており，実にアメリカの 3.7 倍，韓国の 3.4 倍である。わが国は輸送距離が長いアメリカ，カナダ，オーストラリアから農産物を大量に輸入していることが大きい数値の要因と考えられている。

1-6-2　地産地消とスローフード

食料生産地と消費地との距離格差は，フードマイレージの概念に通じるように有限エネルギーの消費に直結する。それ故に，地場で生産した食料（地産）をできるだけその地域近辺で新鮮なまま消費する（地消），いわゆる地産地消が注目されている。これは，食料の鮮度が確保されるとともに，生産者と消費者の距離が近いため消費者の安心が得られやすい利点がある。

また同様に「伝統的な地場食品を守ろう」というスローフード運動も注目されてきている。 このスローフード運動は，1986 年イタリア北部の小さな村ブラ村で始まり，地方の特色ある食文化を守り地域活性化をはかると共にゆっくりした食事を通して健康を維持することを目的としている。

1-6-3　食品残渣の低減

近年は生産者サイドの加工残渣や消費者サイドの調理残渣および食べ残しなど，食品廃棄物が多く排出されている。また，食品の容器や包装物が無用の廃棄物として増加しており，環境の負荷となってきている。

わが国の食品廃棄物の排出量内訳は，家庭から約1,000万トン，食品流通業・外食産業から約600万トン，食品製造業から約340万トンと推定され，総排出量は約1,940万トンに達する。一方，年間食料供給量は約6,600万トンであることから，年間の食料供給量に対して約30％が廃棄処分されていることになる。

食品廃棄物の低減は，資源の有効利用に通ずることはもちろんのこと，廃棄物削減による処理コストの低減，処理に伴う環境負荷を減少させることにも通ずる。現在，家庭から排出される食品廃棄物は生ごみとして焼却処理されているが，ごみ減量や資源リサイクルの観点から，排出抑制に取り組むとともに，リサイクルシステムの確立が急務である。

演習問題

問1　人間と食物の関係についての記述である。誤っているのはどれか，1つ選べ。

(1)　五大栄養素とは，たんぱく質，炭水化物，食物繊維，無機質およびビタミンである。

(2)　食物連鎖の最上位は生物学的には肉食性の猛獣や猛禽類であるが，人間は知恵を駆使して生物世界をコントロールしており，人間が現在の食物連鎖の頂点といってよい。

(3)　生活習慣病の発症と食習慣とは密接な関連性があり，適切な食生活により生活習慣病の予防が可能である。

(4)　食し好の形成には先天的要因と後天的要因があり各個人で差が大きいが，それには個人周辺の環境要因の関わりも大きい。

(5)　フードマイレージは農産物の輸入量に輸送距離を乗じたものであり，この数値が小さいと環境への負荷が少ないと考えられる。

解説　三大栄養素とは，たんぱく質，炭水化物，脂質を指し，五大栄養素とはさらに無機質およびビタミンを含めたものをいう。

食品の分類と食品成分表

2

食品は原材料起源，生産様式，含有成分，製造・加工法，供給される栄養素，食習慣により分類され，さらに食品成分表や各種統計，および法令によりさまざまな分類法が用いられている。これらの中で食品成分表はほぼ全ての食品を網羅したもので，栄養士，食品技術者，一般主婦など各分野で良く利用されており，栄養士・管理栄養士課程の学生は早い段階で学んでおくことが重要である。

2-1 食品の分類

日常摂取している食品の数は極めて多く，日本食品標準成分表 2020 の掲載食品数は 2478 にもなり，輸入食品や新たな加工食品の登場で，食品数は膨大な数となっている。その食品の分類には，さまざまな観点からの分類の仕方がある。

2-1-1 原材料の起源による分類

自然界での所属や起源によって

植物性食品（穀類，いも類，豆類，野菜類，果実類，海藻類など）

動物性食品（肉類，卵類，乳類，魚介類[*1] など）

鉱物性食品（食塩，炭酸水素ナトリウムなど）

のように分類される。なお，酵母や乳酸菌などを原料として製造された食品は微生物利用食品と呼ばれている。

＊1 魚貝類と表記すると，魚類と貝類だけであるが，魚介類は，脊椎動物，軟体動物，節足動物，棘皮動物，刺胞動物そして原索動物も含む。

2-1-2 生産様式による分類

生産様式（産業）によって

農産食品（穀類，いも類，豆類など）

畜産食品（肉類，卵類，乳類など）

水産食品（魚介類，海藻類など）

林産食品（きのこ類など）

のように分類される。

2-1-3 含有成分による分類

その食品に含まれる主体となる成分によって

でんぷん質食品（穀類，いも類，だいずを除く豆類など）

たんぱく質食品（肉類，卵類，乳類，魚介類，だいずなど）

油脂食品（バター，マーガリン，植物油など）

のように分類される。

2-1-4 製造・加工法による分類

生鮮食品に対して加工食品がある。保存を目的とした加工食品としては，塩蔵食品，糖蔵食品，乾燥食品，冷凍食品，インスタント食品[*2] などがあり，容器包装の面からは，缶・びん詰食品，プラスチック容器詰食品，紙パック詰食品，レトルトパウチ食品[*3] などがある。さらに，加工工程中に微生物を利用する，しょうゆ，みそ，食酢，酒類，納豆，

＊2 「食用に際し煩雑な調理労力と時間を必要とせず，貯蔵または保蔵に特別な器具を必要とせず，さらに輸送および携帯に便利な食品」と定義できる。即席カレー，即席めん，インスタントコーヒー，粉末スープなどのように，一般に熱を加えたり，水，熱湯，牛乳などを注ぐ程度の簡単な調理で食用でき，保存性にも優れている。

＊3 「100 度以上の湿熱で加熱し，無菌性の密封容器詰食品のうちで，プラスチックフィルムおよびアルミ箔を積層したラミネートフィルムなどの容器を用い，密封して製造した食品」と日本缶詰協会により定義されている。熱湯で温めて，袋から出してそのまま食べることができる。

漬物などの発酵醸造食品がある。また，素材の特定成分を取り出して新たに組み合わせてできた「組み立て食品」（マーガリンなど），外観や食味などを本物に似せて作った「コピー（イミテーション）食品」（人造いくら，代用キャビア，かに風味かまぼこなど），「成形食品」（成形ポテトチップスなど）がある。

2-1-5　供給される栄養素による分類

食品中に含まれている栄養素に着目した分類で，栄養指導に利用される。三色食品群，4つの食品群，6つの食品群が主なものである。

(a)　三色食品群[*1]

食品を，含有栄養素の働きを連想しやすい，赤色，黄色，緑色の3種に分類している。初歩的な栄養指導に利用される。

＊1　広島県庁の岡田正美技師が1952年に提唱し，栄養改善普及会の近藤とし子がこの分類を取り上げて，普及に努めた。

表2-1　三色食品群

群別	分　類	食　品	栄養素
赤色群	肉や血をつくるもの	魚介類，肉類，牛乳および乳製品，卵類，豆類	たんぱく質
黄色群	力や体温のエネルギー源となるもの	穀類，油脂類，いも類，砂糖類	炭水化物，脂質
緑色群	からだの調子をよくするもの	緑黄色野菜，淡色野菜，藻類，きのこ類	ビタミン，無機質

(b)　4つの食品群[*2]

食品を栄養的特徴から1つの群に分類し，80 kcal相当量を1点として1～3群より3点ずつ摂取し，4群でエネルギーの調節をするように考えられている。栄養素量が簡単に把握でき，献立作成上便利である。

＊2　女子栄養大学創始者の香川綾が考案し，高度経済成長期における国民の栄養改善に多いに貢献した。

表2-2　4つの食品群

群別	分　類	食　品	栄養素
1群	栄養に富んだ食品	牛乳および乳製品，卵類	たんぱく質，脂質 カルシウム，ビタミンA，B_2
2群	肉や血をつくるもの	魚介類，肉類，豆と豆製品	たんぱく質，脂質 カルシウム，ビタミンA，B_2
3群	からだの調子をよくするもの	緑黄色野菜，淡色野菜 藻類，きのこ類，いも類	ビタミンA，C，無機質 食物繊維
4群	力や体温のエネルギー源となるもの	穀類，砂糖類，油脂類	炭水化物，脂質 たんぱく質

(c)　6つの基礎食品群

「食生活指針」を実践していく上での分類法で，1群を主菜，5群を主食，2，3，4，6群を組み合わせて副菜とし，毎日まんべんなく摂取するように勧められている。この分類はバランスのとれた食生活ができるように配慮され，不足といわれているカルシウムの摂取についても十分な配慮がなされている。

表 2-3　6 つの食品群

群別	供給される栄養素	食　品	特　徴
1 群	主に良質のたんぱく質 脂質，鉄，ビタミン A，B_1，B_2	魚介類，肉，卵，大豆製品	おかずの主材料となる 筋肉や骨を作る
2 群	主にカルシウム 良質のたんぱく質，ビタミン B_2，ヨウ素	牛乳，乳製品，小魚，海藻	骨や歯を作る
3 群	主にカロテン ビタミン C，B_2，鉄，カルシウム	緑黄色野菜†	皮膚や粘膜を保護する
4 群	主にビタミン C ビタミン B_1，B_2，カルシウム	その他の野菜，果実類	身体の機能を調節する
5 群	主に炭水化物 ビタミン B_1	こめ，パン，めん，いも，砂糖	糖質性エネルギー源 主食となる
6 群	主に脂質 ビタミン A，D	油脂類，多脂性の食品	脂肪性エネルギー源

†原則として，可食部 100 g 中に 600 μg 以上のカロテンを含むもの

2-1-6　食習慣による分類

実際の食事では，主食，副食という言葉が使われる。副食はいわゆる「おかず」のことで，肉類や魚介類などのおかずを主菜，野菜類や海藻類などのおかずを副菜と呼んでいる。平成 17 年 6 月，厚生労働省と農林水産省が共同で食事バランスガイド（図 2-1 参照）を公表した。これは「何を」「どれだけ」食べたら良いかの目安を示しており，自分がとっている食事内容とすぐに比較ができる。その中にも主食，主菜，副菜という言葉が使われている。

2-1-7　食品成分表・各種統計に用いられる分類

(a)　日本食品標準成分表 2020

現在使用している食品成分表においては，食品を以下の 18 群に分類し，植物性食品，動物性食品，加工食品の配列順になっている。

1．穀類　2．いも及びでん粉類　3．砂糖及び甘味類　4．豆類　5．種実類　6．野菜類　7．果実類　8．きのこ類　9．藻類　10．魚介類　11．肉類　12．卵類　13．乳類　14．油脂類　15．菓子類　16．し好飲料類　17．調味料及び香辛料類　18．調理加工食品類

(b)　国民栄養調査食品群別表

厚生労働省が国民の栄養状態を知る目的で利用する分類で，以下の 18 群に分類している。

穀類，種実類，いも類，砂糖類，菓子類，油脂類，豆類，果実類，緑黄色野菜，その他の野菜類，きのこ類，海草類，調味・嗜好飲料，魚介類，肉類，卵類，乳類，その他の食品

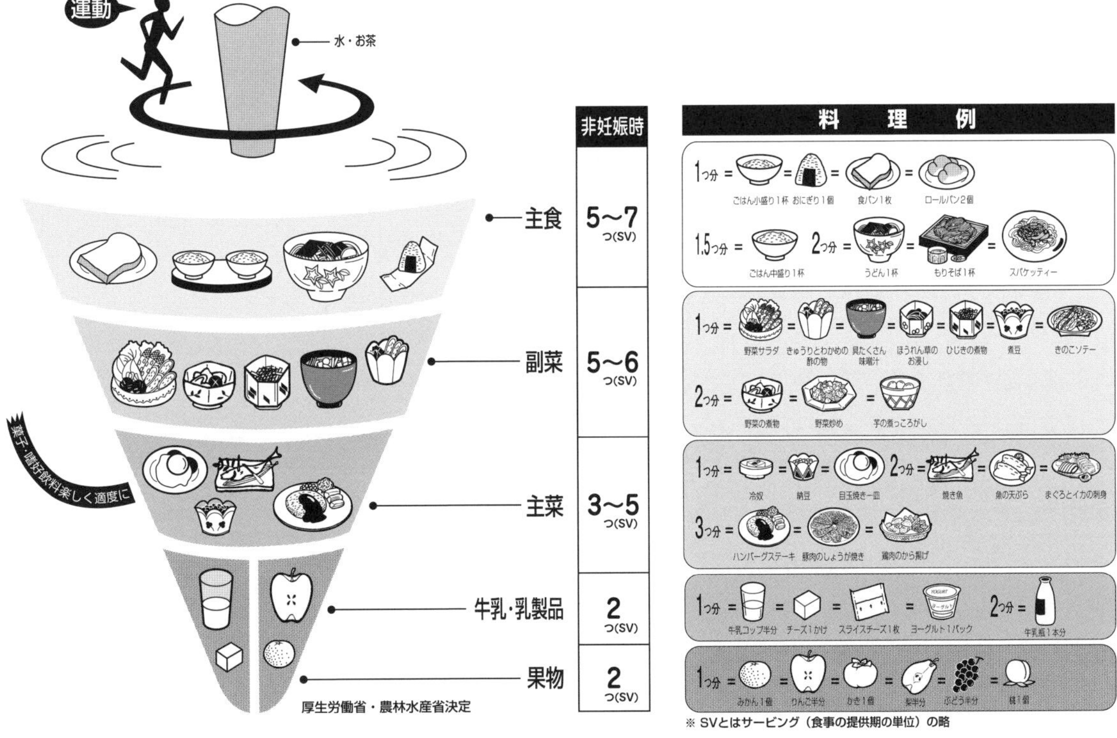

図 2-1　食事バランスガイド　あなたの食事は大丈夫？

コマの中には，1日分の料理・食品の例を示している。これはほとんど1日座って仕事をしている運動週間のない男性にとっての適量（およそ2,200 kcal）を示している。
多すぎても少なすぎてもコマは倒れる。

* Food Agricultural Organization の略で，国連の食料農業機関を意味する。

(c)　FAO* による11食品群別分類

FAO が世界的な食料生産と消費に関する統計調査を行うときの分類で次の11に分類している。

穀類，いも類及びでんぷん，砂糖類，豆類，野菜類，果実類，肉類，卵類，魚介類，牛乳及び乳製品，油脂類

(d)　食料需給表

食料需給表での分類はFAOの分類に準じて次の16群に分類される。

穀類，いも類，でんぷん，豆類，野菜，果実，肉類，鶏卵，牛乳及び乳製品，魚介類，海藻類，砂糖類，油脂類，みそ，しょうゆ，その他食料（きのこ類含む）

(e)　総務省における家計調査の分類

総務省統計局の家計調査では，食品流通を考慮して食品を次の13項目に分類している。

穀類，魚介類，肉類，乳卵類，野菜・海藻，果物，油脂，調味料，菓子類，調理食品，飲料，酒類，外食

2-1-8 法令による分類

(a) 特別用途食品（4-4 参照）

特別用途食品は健康増進法*1（旧，栄養改善法）に基づき，乳児，幼児，妊産婦，病者，高齢者といった特別な健康状態にある人たちを対象に作られた加工食品である。認可された順にあげると，妊産婦・授乳婦用粉乳（昭和 38 年），病者用特別用途食品（昭和 48 年），乳児用調整粉乳（昭和 56 年），特定保健用食品（平成 2 年），そして高齢者用食品（平成 8 年）である。

＊1 国民の栄養の改善と健康の増進を図る目的で，平成 15 年に施行された法律で，栄養改善法を拡大・充実する方向で制定された。栄養表示基準と特別用途表示について規定している。

(b) 保健機能食品（4-3 参照）

保健機能食品は，国への許可などの必要性の有無や食品の目的や機能の違いにより，「特定保健用食品」「栄養機能食品」「機能性表示食品」の 3 つに分けられる。特定保健用食品は，特定の保健機能を有する成分を摂取することにより，健康の維持増進に役立ち，特定の保健の用途に資することを目的とした食品である。栄養機能食品は，身体の健全な成長，発達，健康の維持に必要な栄養成分の補給・補完を目的とした食品である。機能性表示食品は，特定保健用食品と同様な食品であるが，国の許可は必要なく，事業者の責任で販売されるものである。

コラム

新しい食生活指針（平成 12 年 3 月）

最近のわが国の食生活は，健康・栄養についての正しい情報の不足，食生活の乱れ，食料の海外依存，食べ残しや食品の廃棄の増加などにより，栄養バランスの偏り，生活習慣病の増加，食料自給率の低下，食料資源の浪費などの問題が生じている。「新しい食生活指針」は，このような事態に対処し，国民の健康増進，生活の質（QOL）の向上および食料の安定供給の確保を図るという視点で作成された。

1. 食事を楽しみましょう。
2. 1 日の食事のリズムから，健やかな生活リズムを。
3. 主食，主菜，副菜を基本に，食事バランスを。
4. ごはんなどの穀類をしっかりと。
5. 野菜・果物，牛乳・乳製品，豆類，魚なども組み合わせて。
6. 食塩や脂肪は控えめに。
7. 適正体重を知り，日々の活動に見合った食事量を。
8. 食文化や地域の産物を活かし，ときには新しい料理も。
9. 調理や保存を上手にして無駄や廃棄を少なく。
10. 自分の食生活を見直してみましょう。

2-2　食品成分表

2-2-1　沿革と目的

食品成分表は，昭和 25（1950）年の戦後混乱の時期に，国民の栄養改善の必要性から，食品に含まれる栄養成分の基礎データ集として初めて公表された。それ以来，成分値の再検討や食品数の増加，分析方法の進歩などの理由で改訂作業が精力的に進められてきた。

令和 2（2020）年 12 月に文部科学省科学技術・学術審議会資源調査分科会より「日本食品標準成分表 2020 年版（八訂）」が公表され，収載食品数は 2478 食品となった。従来，食品のエネルギーの算出基礎としてきた，エネルギー産生成分のたんぱく質，脂質及び炭水化物を，原則として，それぞれ，アミノ酸組成によるたんぱく質，脂肪酸のトリアシルグリセロール当量で表した脂質，利用可能炭水化物等の組成に基づく成分に変更することとした。また，たんぱく質，脂質および炭水化物の組成については，別冊として「アミノ酸成分表編」「脂肪酸成分表編」および「炭水化物成分表編」の 3 冊を同時に作成している。これにより，わが国におけるたんぱく質，脂質および炭水化物の摂取量をより的確に示しうるものと考えられる。表 2-4 に日本食品標準成分表の沿革を示す。

表 2-4　日本食品標準成分表の沿革

名　称	公表年	食品数	成分項目数
日本食品標準成分表	1950（昭和 25）年	538	14
改訂日本食品標準成分表	1954（昭和 29）年	695	15
三訂日本食品標準成分表	1963（昭和 38）年	878	19
四訂日本食品標準成分表	1982（昭和 57）年	1,621	19
五訂日本食品標準成分表	2000（平成 12）年	1,882	36
五訂増補日本食品標準成分表	2005（平成 17）年	1,878	43
日本食品標準成分表 2010	2010（平成 22）年	1,878	50
日本食品標準成分表 2015 年版（七訂）	2015（平成 27）年	2,191	52
日本食品標準成分表 2020 年版（八訂）	2020（令和 2）年	2,487	54

食品成分表は，食品成分に関する基礎的データを提供するとともに，厚生労働省の行う国民栄養調査などの各種統計調査の基礎資料，農林水産省が作成する食料需給表などの基礎資料，各種食品規格基準設定のための参考資料など，行政面で活用されている。また，一般的には学校・病院給食等での栄養管理，食事制限や治療食などでの栄養指導で活用されている他，家庭での利用，さらには教育・研究面でも幅広く活用されている。

2-2-2　日本食品標準成分表 2020 年版（八訂）

(a)　食品数

2478 食品を 18 群に分け，配列，名称，食品数は次のとおりである。

1．穀類（205）2．いも及びでん粉類（70）3．砂糖及び甘味類（30）4．豆類（108）5．種実類（46）6．野菜類（401）7．果実類（183）8．きのこ類（55）9．藻類（37）10．魚介類（453）11．肉類（310）12．卵類（23）13．乳類（59）14．油脂類（34）15．菓子類（185）16．し好飲料類（61）17．調味料及び香辛料類（148）18．調理加工食品類（50）

(b)　食品番号

食品番号は 5 桁とし，はじめの 2 桁は食品群にあて，次の 3 桁は以下の例でわかるように小分類または細分にあてた。

食品番号	食品群	区分	大分類	中分類	小分類	細分
	穀類	—	あわ	—	精白粒	—
01002	01	—	—	—	002	—
	穀類	—	こむぎ	[小麦粉]	強力粉	1 等
01020	01	—	—	—	—	020
	魚介類	(かに類)	がざみ	—	生	—
10332	10	—	—	—	332	—

(c)　項目の配列

項目の配列は，廃棄率，エネルギー，水分，成分項目群「たんぱく質」に属する成分，成分項目群「脂質」に属する成分，成分項目群「炭水化物」に属する成分，有機酸，灰分，無機質，ビタミン，その他（アルコール及び食塩相当量），備考の順とした。

成分項目群「たんぱく質」に属する成分は，アミノ酸組成によるたんぱく質及びたんぱく質とした。

成分項目群「脂質」に属する成分は，脂肪酸のトリアシルグリセロール当量で表した脂質，コレステロール及び脂質とした。

成分項目群「炭水化物」に属する成分は，利用可能炭水化物（単糖当量），利用可能炭水化物（質量計），差引き法による利用可能炭水化物，食物繊維総量，糖アルコール及び炭水化物とした。なお，利用可能炭水化物（単糖当量），利用可能炭水化物（質量計）差引き法による利用可能炭水化物から構成される成分項目群は，成分項目群「利用可能炭水化物」と呼ぶ。

また全ての有機酸をエネルギー産生成分として扱う観点から，有機酸を独立させて配列した。

無機質の配列は，ナトリウム，カリウム，カルシウム，マグネシウム，リン，鉄，亜鉛，銅，マンガン，ヨウ素，セレン，クロム，モリブデンの順である。

ビタミンは脂溶性ビタミン，水溶性ビタミンの順で，脂溶性はA，D，E，K，水溶性はB_1，B_2，ナイアシン，ナイアシン当量，B_6，B_{12}，葉酸，パントテン酸，ビオチン，Cの順である。ビタミンAの項目は，レチノール，α-およびβ-カロテン，β-クリプトキサンチン，β-カロテン当量，レチノール活性当量に内訳され，ビタミンEは，α-，β-，γ-，δ-トコフェロールに内訳されている。

項目数は，廃棄率，エネルギーから始まって，水分から備考欄までで54項目となる。また，成分値は可食部100 g当たりの数値が1食品1成分値の原則で記載されており，その値は変動要因や文献値を参考とした標準値[*1]である。この標準成分値は，国内において年間を通じて普通に摂取する場合の全国的な代表値を表すという概念に基づき求めた値である。

＊1　動植物の種類，生産環境，原材料の配合割合，加工方法，調理方法など，食品成分値におよぼす種々の変動要因を考慮しながら，分析値，文献値を基に標準的な成分値を定めたもので，単なる平均値でない。

(d)　計算方法および分析方法

1)　廃棄率および可食部

廃棄率は，原則として通常の食習慣で廃棄される部分を食品全体あるいは購入形態に対する質量の割合（%）で示し，備考欄に廃棄部位を記載している。可食部は，収載食品から廃棄部位を除いたものである。

2)　エネルギー

エネルギーは，原則として，組成成分値にエネルギー換算係数を乗じて算出する方法に見直したことに従い，従来のたんぱく質とアミノ酸組成によるたんぱく質，脂質と脂肪酸のトリアシルグリセロール当量で表した脂質，炭水化物と利用可能炭水化物（単糖当量）の配列を見直した。従来は炭水化物に含まれていた成分のうち，新たにエネルギー産生成分とした糖アルコール，食物繊維総量，有機酸についても配置した。一般的に1 kcal＝4.184 kJである。

3)　一般成分

成分表における一般成分の測定法を表2-5に示す。

表2-5　一般成分の測定法

成　分		測　定　法
水　分		常圧加熱乾燥法，減圧加熱乾燥法，カールフィッシャー法または蒸留法。 ただし，アルコール又は酢酸を含む食品は，乾燥減量からアルコール分又は酢酸の重量をそれぞれ差し引いて算出。
たんぱく質	アミノ酸組成によるたんぱく質	アミノ酸成分表2020年版の各アミノ酸量に基づき，アミノ酸の脱水縮合物の量（アミノ酸残基の総量）として算出[*1]。
	たんぱく質	改良ケルダール法，サリチル酸添加改良ケルダール法又は燃焼法（改良デュマ法）によって定量した窒素量からカフェイン，テオブロミ

＊1　{可食部100 g当たりの各アミノ酸の量×(そのアミノ酸の分子量－18.02)/そのアミノ酸の分子量}の総量。

		ンおよび／あるいは硝酸態窒素に由来する窒素量を差し引いた基準窒素量に，「窒素-たんぱく質換算係数」を乗じて算出。 食品とその食品において考慮した窒素含有成分は次のとおり：コーヒー，カフェイン；ココア及びチョコレート類，カフェインおよびテオブロミン；野菜類，硝酸態窒素；茶類，カフェインおよび硝酸態窒素。
脂質	脂肪酸のトリアシルグリセロール当量	脂肪酸成分表2020年版の各脂肪酸量をトリアシルグリセロールに換算した量の総和として算出*2。
	コレステロール	けん化後，不けん化物を抽出分離後，水素炎イオン化検出-ガスクロマトグラフ法。
	脂質	溶媒抽出-重量法：ジエチルエーテルによるソックスレー抽出法，酸分解法，液-液抽出法，クロロホルム-メタノール混液抽出法，レーゼ・ゴットリーブ法，酸・アンモニア分解法，ヘキサン-イソプロパノール法またはフォルチ法。
炭水化物	利用可能炭水化物（単糖当量）	炭水化物成分表2020年版の各利用可能炭水化物量（でん粉，単糖類，二糖類，80 %エタノールに可溶性のマルトデキストリンおよびマルトトリオース等のオリゴ糖類）を単糖に換算した量の総和として算出*3。 ただし，魚介類，肉類及び卵類の原材料的食品のうち，炭水化物としてアンスロン-硫酸法による全糖の値が収載されているものは，その値を推定値とする。
	利用可能炭水化物（質量計）	炭水化物成分表2020年版の各利用可能炭水化物量（でん粉，単糖類，二糖類，80 %エタノールに可溶性のマルトデキストリンおよびマルトトリオース等のオリゴ糖類）の総和として算出。 ただし，魚介類，肉類及び卵類の原材料的食品のうち，炭水化物としてアンスロン-硫酸法による全糖の値が収載されているものは，その値に0.9を乗じた値を推定値とする。
	差引き法による利用可能炭水化物	100 gから，水分，アミノ酸組成によるたんぱく質（この収載値がない場合には，たんぱく質），脂肪酸のトリアシルグリセロール当量として表した脂質（この収載値がない場合には，脂質），食物繊維総量，有機酸，灰分，アルコール，硝酸イオン，ポリフェノール（タンニンを含む），カフェイン，テオブロミン，加熱により発生する二酸化炭素等の合計（g）を差し引いて算出。
	食物繊維総量	酵素-重量法（プロスキー変法またはプロスキー法），または，酵素-重量法・液体クロマトグラフ法（AOAC.2011.25法）。
	糖アルコール	高速液体クロマトグラフ法。
	炭水化物	差引き法。100 gから，水分，たんぱく質，脂質および灰分の合計（g）を差し引く。硝酸イオン，アルコール，酢酸，ポリフェノール（タンニンを含む），カフェインまたはテオブロミンを多く含む食品や，加熱により二酸化炭素等が多量に発生する食品ではこれらも差し引いて算出。 ただし，魚介類，肉類および卵類のうち原材料的食品はアンスロン-硫酸法による全糖。
有機酸		5 %過塩素酸水で抽出，高速液体クロマトグラフ法，酵素法。
灰分		直接灰化法（550℃）

＊2　{可食部100 g当たりの各脂肪酸の量×（その脂肪酸の分子量＋12.6826）/その脂肪酸の分子量}の総量。ただし，未同定脂肪酸は計算に含まない。12.6826は，脂肪酸をトリアシルグリセロールに換算する際の脂肪酸当たりの式量の増加量〔グリセロールの分子量×1/3－（エステル結合時に失われる）水の分子量〕。

＊3　単糖当量は，でん粉及び80 %エタノール可溶性のマルトデキストリンには1.10を，マルトトリオース等のオリゴ糖類には1.07を，二糖類には1.05をそれぞれの成分値に乗じて換算し，それらと単糖類の量を合計したもの。

4)　食物繊維

表2-6に食物繊維の測定法を示す。

表2-6　食物繊維の測定法

成分	試料調製法	測定法
食物繊維	脂質含量が5 %以上のものは脱脂処理	AOAC2011.25法（酵素-重量法，液体クロマトグラフ法） ・不溶性（難消化性でん粉を含む），高分子量水溶性，低分子量水溶性および総量 プロスキー法（酵素-重量法） ・不溶性（難消化性でん粉の一部を含まない），

		（高分子量）水溶性および総量。 プロスキー変法（酵素-重量法） 藻類の一部では，不溶性と高分子量水溶性を分別せず一括定量。

5）無機質

無機質の測定法の概要を表 2-7 に示す。

表 2-7　無機質の測定法

成分	試料調製法	測定法
ナトリウム	希酸抽出法または乾式灰化法	原子吸光光度法または誘導結合プラズマ発光分析法
カリウム	希酸抽出法または乾式灰化法	原子吸光光度法，誘導結合プラズマ発光分析法または誘導結合プラズマ質量分析法
鉄	乾式灰化法	原子吸光光度法，誘導結合プラズマ発光分析法，誘導結合プラズマ質量分析法または 1,10－フェナントロリン吸光光度法
亜鉛	乾式灰化法	原子吸光光度法，キレート抽出-原子吸光光度法，誘導結合プラズマ発光分析法または誘導結合プラズマ質量分析法
マンガン	乾式灰化法	原子吸光光度法，キレート抽出-原子吸光光度法または誘導結合プラズマ発光分析法
銅	乾式灰化法または湿式分解法	原子吸光光度法，キレート抽出-原子吸光光度法，誘導結合プラズマ発光分析法または誘導結合プラズマ質量分析法
カルシウム，マグネシウム	乾式灰化法	原子吸光光度法，誘導結合プラズマ発光分析法または誘導結合プラズマ質量分析法
リン	乾式灰化法	誘導結合プラズマ発光分析法またはバナドモリブデン酸吸光光度法
ヨウ素	アルカリ抽出法またはアルカリ灰化法（魚類，≧20 μg/100 g）	誘導結合プラズマ質量分析法
セレン，クロム，モリブデン	マイクロ波による酸分解法	誘導結合プラズマ質量分析法

6）ビタミン

13 種のビタミンがすべて記載されている。ビタミンの測定法の概要を表 2-8 に示す。

表 2-8　ビタミンの測定法

成分	試料調製法	測定法
レチノール	けん化後，不けん化物を抽出分離，精製	ODS[*1] 系カラムと水-メタノール混液による紫外部吸収検出 - 高速液体クロマトグラフ法
α-カロテン，β-カロテン，β-クリプトキサンチン	ヘキサン-アセトン-エタノール-トルエン混液抽出後，けん化，抽出	ODS 系カラムとアセトニトリル-メタノール-テトラヒドロフラン-酢酸混液による可視部吸収検出-高速液体クロマトグラフ法
チアミン（ビタミン B_1）	酸性水溶液で加熱抽出	ODS 系カラムとメタノール-0.01 mol/L リン酸二水素ナトリウム-0.15 mol/L 過塩素酸ナトリウム混液による分離とポストカラムでのフェリシアン化カリウムとの反応による蛍光検出-高速液体クロマトグラフ法
リボフラビン（ビタミン B_2）	酸性水溶液で加熱抽出	ODS 系カラムとメタノール-酢酸緩衝液による蛍光検出-高速液体クロマトグラフ法
アスコルビン酸（ビタミン C）	メタリン酸溶液でホモジナイズ抽出，酸化型	順相型カラムと酢酸-*n*-ヘキサン-酢酸エチル混液による可視部吸光検出-高速液体クロマト

＊1　オクタデシルシランの略（Octadecyl Silane）

レチノール活性当量と β-カロテン当量の算出方法は次のようである。

レチノール活性当量（μg）＝レチノール（μg）＋1/12 β-カロテン当量（μg）

β-カロテン当量（μg）＝ β-カロテン（μg）＋1/2 α-カロテン（μg）＋1/2 β-クリプトキサンチン（μg）

	とした後，オサゾン生成	グラフ法
カルシフェロール（ビタミンD）	けん化後，不けん化物を抽出分離	順相型カラムと 2-プロパノール-*n*-ヘキサン混液による分取高速液体クロマトグラフ法の後，逆相型カラムとアセトニトリル-水混液による紫外部吸収検出-高速液体クロマトグラフ法
トコフェロール（ビタミンE）	けん化後，不けん化物を抽出分離	順相型カラムと酢酸-2-プロパノール-*n*-ヘキサン混液による蛍光検出-高速液体クロマトグラフ法
フィロキノン類，メナキノン類（ビタミンK）	アセトンまたはヘキサン抽出後，精製	還元カラム-ODS 系カラムとメタノールまたはエタノール-メタノール混液による蛍光検出-高速液体クロマトグラフ法
ナイアシン*	酸性水溶液で加圧加熱抽出	*Lactobacillus plantarum* ATCC8014 による微生物学的定量法
ビタミン B_6	酸性水溶液で加圧加熱抽出	*Saccharomyces cerevisiae* ATCC9080 による微生物学的定量法
ビタミン B_{12}	緩衝液およびシアン化カリウム溶液で加熱抽出	*Lactobacillus delbrueckii subsp lactis* ATCC7830 による微生物学的定量法
葉　酸	緩衝液で加圧加熱抽出後，プロテアーゼ処理，コンジュガーゼ処理	*Lactobacillus rhamnosus* ATCC7469 による微生物学的定量法
パントテン酸	緩衝液で加圧加熱抽出後，アルカリホスファターゼ，ハト肝臓アミダーゼ処理	*Lactobacillus plantarum* ATCC8014 による微生物学的定量法
ビオチン	酸性水溶液で加圧加熱抽出	*Lactobacillus plantarum* ATCC8014 による微生物学的定量法

＊　ナイアシン当量(mg)＝ナイアシン(mg)＋1/60トリプトファン(mg)

7)　食塩相当量

食塩相当量は，ナトリウム量に2.54* を乗じて算出する。

＊　Na と Cl の原子量を23と35.5とすると

$$\frac{\mathrm{NaCl}}{\mathrm{Na}}=\frac{23+35.5}{23}\fallingdotseq 2.54$$

8)　アルコールとその他の成分（表 2-9 参照）

表 2-9　アルコールと備考欄収載の成分の測定法

成分	試料調製法	測定法
アルコール		浮標法，水素炎イオン化検出-ガスクロマトグラフ法または振動式密度計法
硝酸イオン	水で加温抽出	高速液体クロマトグラフ法またはイオンクロマトグラフ法
カフェイン	有機溶媒抽出	逆相型カラムと水-メタノール-1 mol/L 過塩素酸または 0.1 mol/L リン酸水素ナトリウム緩衝液-アセトニトリルによる紫外部吸収検出-高速液体クロマトグラフ法
ポリフェノール	脱脂後，50 %メタノール抽出	フォーリン・チオカルト法またはプルシアンブルー法
タンニン	熱水抽出	酒石酸鉄吸光光度法またはフォーリン・デニス法
テオブロミン	石油エーテル抽出	逆相型カラムと水-メタノール-1 mol/L 過塩素酸による紫外部吸収検出-高速液体クロマトグラフ法

9）　備考欄収載の成分の測定法（表 2-10 参照）

2-2-3　日本食品標準成分表 2020 年版(八訂)―アミノ酸成分表編

アミノ酸成分表編は以下の 4 つの表からなっており，収載食品数は 1953 食品である。

第 1 表　可食部 100 g 当たりのアミノ酸成分表
第 2 表　基準窒素 1 g 当たりのアミノ酸成分表
第 3 表　たんぱく質 1 g 当たりのアミノ酸成分表
第 4 表　（基準窒素による）たんぱく質 1 g 当たりのアミノ酸成分表

アミノ酸の配列順序は，必須アミノ酸に続いて非必須アミノ酸となっており，アルファベット順に，イソロイシン（Ile），ロイシン（Leu），リシン（リジン）（Lys），含硫アミノ酸（メチオニン（Met），シスチン（Cys-Cys）），芳香族アミノ酸（フェニルアラニン（Phe），チロシン（Tyr）），トレオニン（スレオニン）（Thr），トリプトファン（Trp），バリン（Val），ヒスチジン（His），アルギニン（Arg），アラニン（Ala），アスパラギン酸（Asp），グルタミン酸（Glu），グリシン（Gly），プロリン（Pro），セリン（Ser）の 18 種類* である。

＊　アミノ酸は通常 20 種類であるが，アミノ酸分析における塩酸での加水分解中に，アスパラギン（Asn）はアスパラギン酸（Asp）に，グルタミン（Gln）はグルタミン酸（Glu）になるので，18 種類となる。このほか，魚介類，肉類については，備考欄にヒドロキシプロリン（Hyp）を収載しているものがある。

分析方法は，試料を塩酸で加水分解した後，アミノ酸自動分析計を用いて定量している。ただし，メチオニンとシスチンの定量は過ギ酸で処理した後，塩酸で加水分解を行い，アミノ酸自動分析計で定量する。トリプトファンの定量は水酸化バリウムで加水分解し，高速液体クロマトグラフィーで定量する。

2-2-4　日本食品標準成分表 2020 年版(八訂)―脂肪酸成分表編

脂肪酸成分表編は 3 つの表からなっており，収載食品数は 1921 食品である。

第 1 表は，可食部 100 g 当たりの脂肪酸成分表で，成分項目は，水分，脂質，脂肪酸総量，飽和脂肪酸，一価不飽和脂肪酸，多価不飽和脂肪酸，n-3 系多価不飽和脂肪酸，n-6 系多価不飽和脂肪酸および各脂肪酸である。第 2 表は，脂肪酸総量 100 g 当たりの脂肪酸成分表（脂肪酸組成表）であり，炭素数 4～24 の脂肪酸が収載されている。さらに第 3 表は，脂質 1 g 当たりの脂肪酸成分表である。

分析方法は，脂質の定量にはクロロホルム・メタノール混液抽出法を主体とし，エーテル抽出法，酸分解法も用いられている。脂肪酸は試料をケン化後エステル化し，ガスクロマトグラフィーで定量している。

2-2-5 日本食品標準成分表 2020 年版(八訂)―炭水化物成分表編

炭水化物成分表編は本表と別表 1，2 からなっており，本表は可食部 100 g 当たりの利用可能炭水化物（でん粉，単糖類，二糖類等）及び糖アルコールで，収載食品数は 1080 食品である。別表 1 は可食部 100 g 当たりの食物繊維で収載食品は 1416，別表 2 は可食部 100 g 当たりの有機酸で収載食品は 406 である。

利用可能炭水化物，糖アルコールおよび有機酸の測定法を表 2-10 に示す。

表 2-10 利用可能炭水化物，糖アルコールおよび有機酸の測定法

成分項目	成分	測定方法
利用可能炭水化物	でん粉（デキストリン，グリコーゲンを含む）	AOAC* 996.11 法。80 %エタノール抽出処理により，測定値に影響する可溶性炭水化物（ぶどう糖，麦芽糖，マルトデキストリンなど）を除去した。
	ぶどう糖，果糖，ガラクトース，しょ糖，麦芽糖，乳糖およびトレハロース	高速液体クロマトグラフ法
糖アルコール	ソルビトールおよびマンニトール	高速液体クロマトグラフ法
有機酸	ギ酸，酢酸，グリコール酸，乳酸，シュウ酸，マロン酸，コハク酸，フマル酸，リンゴ酸，酒石酸，*α*-ケトグルタル酸，クエン酸，サリチル酸，*p*-クマル酸，コーヒー酸，フェルラ酸，クロロゲン酸，キナ酸，オロト酸，プロピオン酸およびピログルタミン酸	高速液体クロマトグラフ法
	グルコン酸	酵素法

＊ Association of Official Agricultural Chemists（国際的公定法）

演習問題

問 1 食品の分類についての記述である。正しいものの組み合わせはどれか。

a. 穀類とはイネ科に属する作物をいう。
b. 日本食品標準成分表 2020 では，2191 食品を 18 群に分類している。
c. 日本食品標準成分表 2020 では，らっかせいは豆類に含まれる。
d. きのこ類は，林産食品に含まれる場合がある。
e. だいずは，でんぷん食品といっても良い。

(1) a と b　(2) b と c　(3) c と d　(4) d と e　(5) b と d

解説
a. そばはタデ科である。
e. だいずはでんぷん含量が少ない。

問 2 食品の分類についての記述である。正しいものの組み合わせはどれか。

a. 6 つの食品群では，1 群は主食である。
b. 6 つの食品群は，食生活指針を実践するための分類法である。
c. 4 つの食品群の分類は使わない方が良い。
d. 3 色食品群の赤色群にトマトは含まれる。
e. 3 色食品群は，初歩的な栄養指導に適した分類法である。

解説
供給される栄養素による分類である。トマトは赤くても，たんぱく質給源ではない。

(1)aとb　(2)bとc　(3)bとd　(4)bとe　(5)cとe

解説
特定保健用食品は特別用途食品の1つであり，保健機能食品でもある。

問3　食品の分類についての記述である。正しいものの組み合わせはどれか。

a.　特定保健用食品は，特別用途食品であり，保健機能食品である。
b.　えん下困難者用食品は，特別用途食品であり，保健機能食品である。
c.　乳児用調製粉乳は，特別用途食品であり，保健機能食品である。
d.　機能性表示食品は，保健機能食品である。
e.　保健機能食品には，栄養機能食品と特別用途食品とがある。

(1)aとb　(2)aとc　(3)aとd　(4)aとe　(5)bとd

解説
a. 炭水化物は直接定量できないので，他の4成分を100から差し引いて算出する。

問4　日本食品標準成分表2020についての記述である。正しいものの組み合わせはどれか。

a.　炭水化物は，糖質と食物繊維の合計として算出される。
b.　食塩相当量とは，ナトリウム量に2.54を乗じて求められる。
c.　β-トコフェロールのE効力は，α-トコフェロールの10分の1である。
d.　レチノール活性当量は，レチノール量とβ-カロテン当量から算出できる。
e.　収載されている無機質は8種類で，mgで表示されている。

(1)aとc　(2)bとd　(3)bとe　(4)cとd　(5)cとe

解説
a. 食物繊維量が多い食品はエネルギー換算係数を定めることが難しいが，Atwaterの係数を適用して求めた値に0.5を乗じて算出し，暫定値を示す。

問5　日本食品標準成分表2020についての記述である。正しいものの組み合わせはどれか。

a.　きのこ類，藻類のエネルギー値は測定不可能なので，記載されていない。
b.　アルコールのエネルギー換算係数は，3.5 kcal/gを適用している。
c.　Atwaterのエネルギー換算係数を適用する食品は少ない。
d.　適用すべきエネルギー換算係数が明らかでない食品については，Atwaterの係数を適用してエネルギー値を算出する。
e.　1 kcal（キロカロリー）は，4.184 kJ（キロジュール）と等しいとしている。

(1)aとb　(2)bとc　(3)cとd　(4)dとe　(5)bとd

解説
c. 干ししいたけは光の照射をうけるため，生しいたけ中のプロビタミンDがビタミンDに変換され，ビタミンD量が多くなる。

問6　日本食品標準成分表2020についての記述である。正しいものの組み合わせはどれか。

a.　成分値は，その食品の可食部100 g当たりの数値が1食品1成分値の原則で示されている。
b.　うるち米ともち米の成分値は，それぞれ独立した成分値として収載されている。
c.　生しいたけは，干ししいたけよりも多量にビタミンDが含まれている。
d.　ビタミンC値は，アスコルビン酸とデヒドロアスコルビン酸の合計で示されている。
e.　ビタミンEは，β-トコフェロール当量を収載している。

(1)aとb　(2)aとc　(3)aとd　(4)aとe　(5)cとd

問 7　食品成分表についての記述である。正しいものの組み合わせはどれか。

a.　脂肪酸成分表 2020 では，栄養上重要な炭素数 4 から 24 までの脂肪酸量が収載されている。

b.　脂肪酸成分表 2020 の脂肪酸の測定はエーテル抽出法に基づいている。

c.　脂肪酸の飽和，一価不飽和，多価不飽和の合計量は，脂質量に等しい。

d.　アミノ酸成分表 2020 には，20 種類のアミノ酸量が収載されている。

e.　アミノ酸成分表 2020 の値から，その食品のたんぱく質の栄養価が評価できる。

(1) a と b　(2) a と c　(3) a と d　(4) a と e　(5) c と e

解説

b. 脂肪酸の定量は，ガスクロマトグラフィーが使われる。

d. アミノ酸組成表では加水分解により，アスパラギンはアスパラギン酸に，グルタミンはグルタミン酸として定量される。

問 8　食品成分の定量についての記述である。正しい組み合わせはどれか。

a.　マグネシウム量は原子吸光法で定量している。

b.　窒素・たんぱく質換算係数は，一般的に植物性食品の方が動物性食品より大きい。

c.　きな粉の脂質量はレーゼ・ゴットリーブ法で定量している。

d.　食物繊維量は酵素・重量法を用いて定量している。

e.　炭水化物量は，全糖量を求めて換算して算出している。

(1) a と b　(2) a と c　(3) a と d　(4) a と e　(5) b と c

解説

b. 窒素・たんぱく質換算係数は，定められてないものは 6.25 を使う。それはたんぱく質中に約 16 %窒素が含まれるからで，植物性食品は土壌中の窒素を吸収するということで，一般的に窒素含量が多くなる。

c. レーゼ・ゴットリーブ法は牛乳や乳製品に使う方法である。

食品成分の化学

3

食品を化学的に理解するためには，食品成分の化学構造と化学的変化および成分間反応を理解する必要がある。食品の主要成分は水分と，栄養素である炭水化物，脂質，たんぱく質であり，少量成分には栄養素である無機質，ビタミンの他，有害成分やその他の非栄養成分，および色，味，香りのような特殊成分がある。食品成分は酸化や加熱および酵素の作用により変化し，成分間反応によって生じる物質もある。このような変化による栄養的価値の減少または増加についても学ぶことが必要である。

3-1 食品成分の化学構造

3-1-1 水　　分

(a) 食品中の水の役割

水は栄養素ではないが，生体内で種々の物質を溶解・運搬し，細胞や組織を正常に保つための重要な成分である。また，食品中の水分は食品の形や構造を維持し，独特の歯ざわり，なめらかさなどの食感をもたらしている。食品の褐変や酵素の反応場としても関与し，調理，加工貯蔵中の変化に影響を与えている。

食品の水分含量

食　品	水分（%）
穀　類	12〜16
いも類	66〜84
豆　類	8〜17
種実類（油性）	2〜6
野菜類	65〜97
果実類	66〜92
きのこ類	87〜94
藻類（生）	89〜94
魚介類	50〜90
肉　類	40〜76
卵　類	72〜76
乳　類	85〜89

(b) 水分子の構造

水分子は酸素原子に2つの水素原子が共有結合した化合物で折れ線形の構造*である。分子量は小さいが融点や沸点が高い。これは分子中のいくらか正電荷を帯びている水素原子が，他の水分子のいくらか負電荷を帯びている酸素原子と強く引き合うためである。このような水素原子を間にはさんだ分子間の結合を水素結合という。

＊　水分子は折れ線形の構造で，共有結合している酸素原子と水素原子の電気陰性度が大きく異なるので分子内の正負の電荷の重心が一致していない。これを極性分子という。

水分子の構造

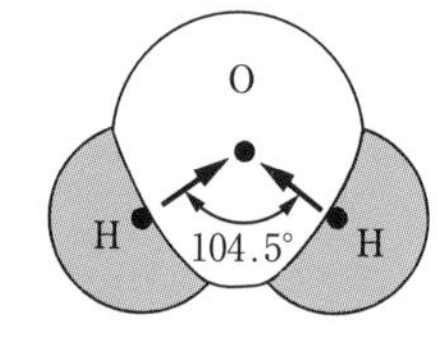

砂糖は水に溶けやすい。グルコース，スクロースなどの糖やエタノールは，分子内に水酸基（OH 基）があり，OH 基の酸素原子が水の水素原子と，OH 基の水素原子が水の酸素原子と水素結合するので，溶けやすい。食塩も水に溶けやすい。その理由は，塩化ナトリウムのようなイオン結晶を水の中にいれると結晶表面のナトリウムイオン（Na^+）は水分子の酸素原子によって，塩化物イオン（Cl^-）は水素原子によって水分子が引き寄せられて，Na^+ と Cl^- のイオン結合が切れ溶解するからである。水分子が溶質のイオンや分子に付くことを水和という。

ナトリウムイオンの水和

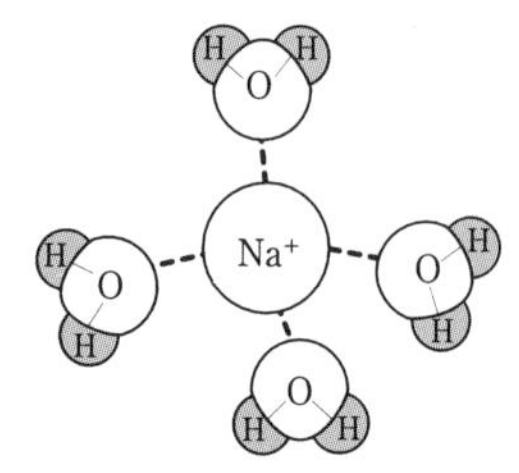

食品を電子レンジで加熱する時にも水分子が関与している。マイクロ波を照射すると，水分子は電気双極子をもつので激しく回転運動し，摩擦熱が発生する。この熱が伝わることにより，食品が加熱される。

水を冷却すると氷の結晶になるが，この時体積が増加する。そのため，食品の冷凍時に，細胞の破壊が起こりやすい。

氷はなぜ浮く？

氷の水分子は他の4個の水分子と水素結合していて，すきまの多い構造になっている。そのため水より密度が小さく，水に浮く。4℃の水の密度が最も大きい。

(c) 食品中の自由水と結合水

自由水は，食品の水分のうち食品成分と結合していない水のことで，自由に移動でき，溶媒としての機能をもつ。カビや細菌などの微生物の増殖や化学反応，酵素反応は，自由水中で起こる。0℃以下で凍結し氷になり，乾燥により蒸発し容易に除去できる。

氷の構造と水素結合

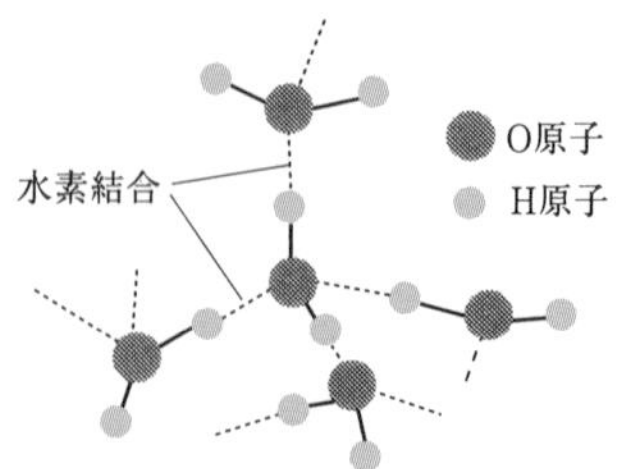

結合水は，食品表面のたんぱく質や糖のヒドロキシ基，カルボニル基，カルボキシ基，アミノ基などと水素結合やその他の分子間力によって結合している。単分子層を形成し，強く束縛されていて水分子の運動

冷凍は急速に！

温度を低下させていくと水が氷に変化する時に氷結潜熱のため温度低下速度が緩やかになる。食品の水分の大部分が氷になる最大氷結晶生成帯をなるべく短時間で通過させると氷の結晶が大きくならない。氷の結晶が大きいと野菜などの細胞を破壊しやすく解凍時に食品の成分が流出して味がまずくなってしまう。

食品の自由水と結合水

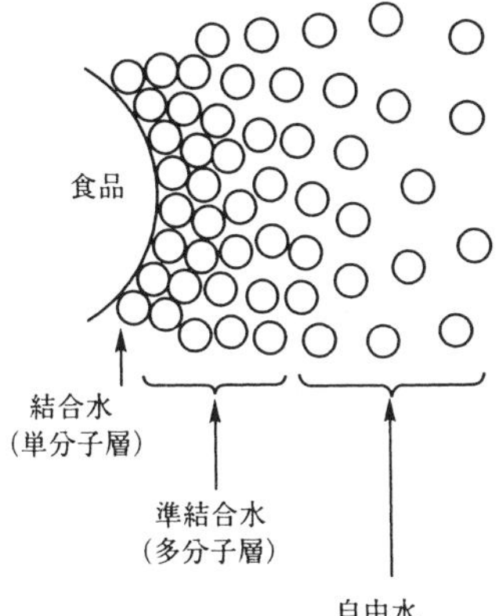

等温吸湿脱湿曲線

同じ温度で吸湿および脱湿過程における水分含量と水分活性の関係を示した曲線。同じ水分活性でも吸湿と脱湿過程では水分含量が異なる。

はできない。この単分子層の外側に，弱く束縛されている水の多分子層があり，これを準結合水という。

結合水が少ない油脂などでは，食品が直接空気中の酸素に接触するので酸化による劣化が起こりやすい。

(d)　水分活性

食品中の水分含量が同じでも自由水の割合により保存性が異なる。食品の保蔵に関与する水分の指標として水分活性（water activity，A_w）が用いられている。

水分活性 A_w は，同じ温度での，純水の蒸気圧（P_0）に対する食品の蒸気圧（P）の比であり，以下の式で表される。

$$A_w = \frac{P}{P_0} = \frac{平衡相対湿度}{100}$$

食品微生物は一般に，水分活性が細菌では0.90，酵母では0.88，カビは0.80以下で増殖が抑制される。食品は乾燥しているほうが貯蔵性は良いが，水分含量が同じ食品では，糖や食塩を含有するものは，結合水の割合が多いので，水分活性が低く，腐敗しにくい。

水分活性が0.65から0.85で，水分含量が20から40％程度の食品は，微生物が増殖しにくく，食品として水を加えなくても食べやすい。これを中間水分食品という。

表 3-1　各種食品および塩化ナトリウム，スクロース溶液の水分活性（A_w）の概略値

A_w	NaCl(%)	スクロース(%)	食品
1.00～0.95	0～8	0～44	新鮮肉，果実，シロップ漬けの缶詰果実，塩漬けの缶詰野菜，フランクフルトソーセージ，バター，低食塩ベーコン
0.95～0.90	8～14	44～59	プロセスチーズ，パン類，生ハム，ドライソーセージ，高食塩ベーコン，濃縮オレンジジュース
0.90～0.80	14～19	59～飽和（A_w 0.86）	熟成チェダーチーズ，加糖練乳，ハンガリアサラミ，ジャム，砂糖漬けの果皮
0.80～0.70	19～飽和（A_w 0.75）		糖蜜，高濃度の塩蔵魚
0.70～0.60			パルメザンチーズ，乾燥果実，コーンシロップ
0.60～0.50			チョコレート，菓子，蜂蜜，ヌードル
0.4			乾燥卵，ココア
0.3			ポテトチップス，クラッカー，ケーキミックス
0.2			粉乳，乾燥野菜，くるみの実

（J.A. Troller, J.H.B. Cristion（平田孝ほか訳），『食品と水分活性』，学会出版センターより一部改変）

3-1-2　炭水化物

(a)　炭水化物とは

炭水化物は基本的には炭素，水素，酸素からなり，その組成式が $C_m(H_2O)_n$ で表されることから水（H_2O）を含む有機化合物の意味で定義されていた。しかし，炭素以外に窒素（N）などの元素を含むものもあり，また，$C_m(H_2O)_n$ 以外の組成式をもつ炭水化物も多く存在し，さらに水（H_2O）を含むという表現は，化学的に全く意味がないので，現在では，「いくつかのアルコール性ヒドロキシ基（OH）をもつ多価アルコールのカルボニル（C＝O）誘導体，およびその縮合物」と定義されている。

炭水化物の基本単位は単糖である。炭水化物を加水分解したとき，それ以上加水分解されない分子を単糖という。単糖が2から10分子程度脱水縮合（グリコシド結合）した構造の炭水化物をオリゴ糖（少糖），単糖が多数脱水縮合した構造の炭水化物を多糖という。炭水化物はいくつかのアルコール性ヒドロキシ基とアルデヒド基あるいはカルボニル基を炭素鎖に結合している構造をしているため，不斉炭素原子をもち，光学異性体が存在する。またアルデヒド基は還元性をもつので，アルデヒド基をもつ炭水化物も還元性を示し，還元糖ともいう。

＊　食品成分表では，炭水化物は水分，粗たんぱく質，粗脂肪，粗灰分の含量を差し引いた残りで表され，この中には食物繊維も含まれてくる。一方，糖質という表現は，炭水化物から食物繊維を除いた成分，すなわち我々がエネルギーなどとして利用可能な成分と定義される。しかし，生化学では炭水化物と糖質を同じ意味で使う例も多い。

(b)　単　糖

分子中にアルデヒド基（CHO）を含む単糖をアルドース，カルボニル基（C＝O，ケト基またはケトン基ともいう）を含む単糖をケトースという。また天然には構成する炭素原子の数が3から7個程度までの単糖が存在するが，食品中には炭素原子数6個のヘキソースと5個のペントースが多い。単糖には光学異性体であるD型とL型が存在するが（図3-1），天然の単糖のほとんどはD型である。我々は，遊離の単糖として食品から摂取するよりも，単糖が多数脱水縮合してできたでんぷんのような多糖として摂取する量の方が多い。

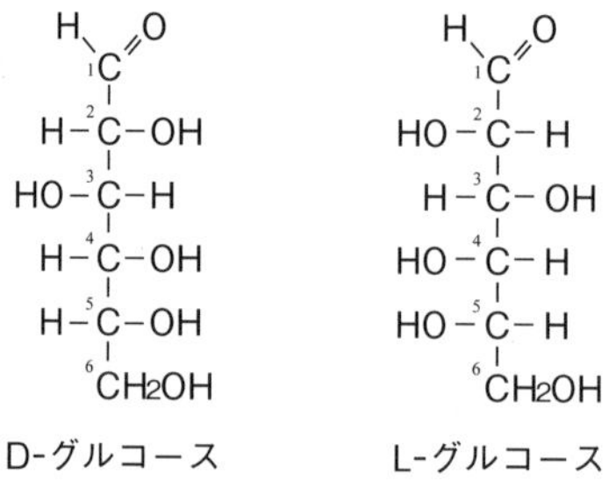

図3-1　D-グルコースとL-グルコース

グルコース（ぶどう糖）

炭水化物の基本となる単糖であり，スクロース，ラクトース，でんぷん，セルロースなどの構成成分である。また，果実などには遊離の形で存在する。ヒトの血液には100 mℓあたり100 mg程度のグルコースが含まれ，エネルギー供給源としてきわめて重要である。

グルコースは，アルデヒド基をもつヘキソースであり，D型とL型が存在するが，天然のものはほとんどD型である（図3-1）。以下，D-グルコースをグルコースと表記する。グルコースは水溶液中では1位のアルデヒド基と5位の水酸基が反応し（分子内へミアセタール結合），環状構造をとる。このとき，1位の炭素は不斉炭素となり，これに結合する水酸基の位置が2種類存在する。それぞれをα型，β型という。したがって水溶液中では，α-グルコースと直鎖状のグルコース，およびβ-グルコースが平衡状態で存在する（図3-2）。一般に，アルデヒド基あるいはカルボニル基をもつ炭素原子数が5個以上の単糖は，このように環状構造をとり，α型，β型の2つの異性体が存在する。

グルコースは，爽やかな甘さをもつ。果実などに含まれるが，甘味料として摂取する機会の方が多い。

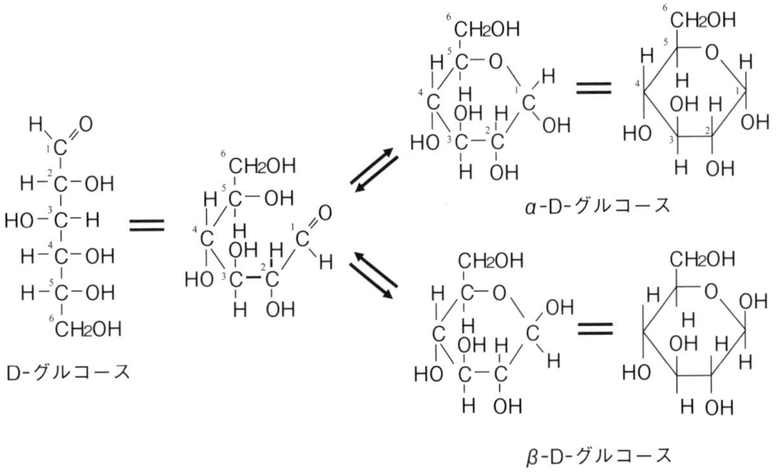

D-グルコース

α-D-グルコース

β-D-グルコース

図3-2　α-D-グルコースとβ-D-グルコース

ガラクトース　ミルクのラクトース（乳糖）の構成成分である（図3-3）。他のオリゴ糖や海藻由来の多糖の構成成分としても存在し，また生体のたんぱく質に付加されている糖鎖にも見い出される。

マンノース　コンニャクに含まれる多糖であるマンナンや，生体のたんぱく質の糖鎖の構成成分であるが，単糖として遊離で存在することはほとんどない（図3-3）。

フルクトース（果　糖）　ケトン基をもつヘキソースであり，5角形あるいは6角形の環状構造をとる（図3-4）。果実やハチミツなどに含まれる他，しょ糖やオリゴ糖，多糖の構成成分としても存在している。甘味はグルコースより強く（β-ピラノース型の甘味が強い），甘味料として利用されているが，吸湿性が高い。

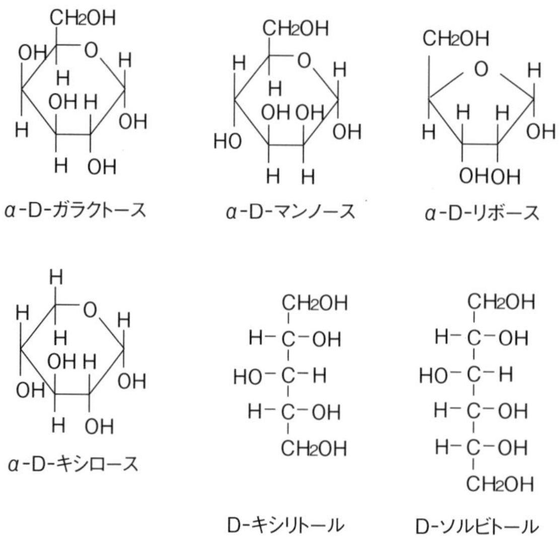

図 3-3　主な単糖

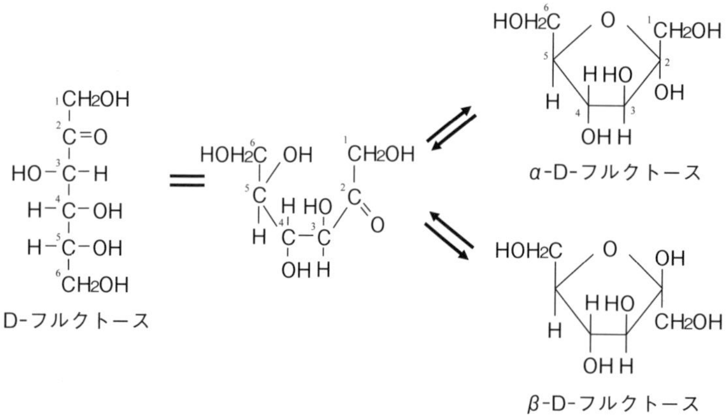

図 3-4　α-D-フルクトースと β-D-フルクトース

リボース*　アルデヒド基をもつペントースである。リボ核酸（RNA）の構成成分である（図 3-3）。

* リボースの 2 位の水酸基を水素に置換したものをデオキシリボースといい，デオキシリボ核酸（DNA）の成分である。

キシロース　リボースの構造異性体である（図 3-3）。木糖ともいい，樹液に含まれる他，多糖のキシランの構成成分である。

キシリトール　キシロースのアルデヒド基を還元した糖アルコールである（図 3-3）。爽やかな甘味を有し，果実に含まれている。虫歯になりにくい（抗う蝕性）ことから，ガムや飴などに添加されている。

ソルビトール　果実や海藻に含まれる。グルコースの糖アルコールである（図 3-3）。爽やかな甘味を有する。

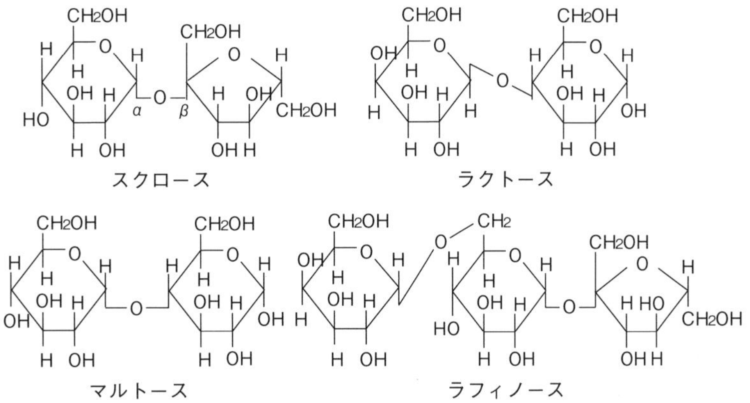

図 3-5　主なオリゴ糖

(c)　オリゴ糖

オリゴ糖のうち，スクロース，ラクトースなど単糖が 2 個脱水縮合したものを二糖といい，オリゴ糖の中では最も存在量が多い。単糖が 3 個以上結合したオリゴ糖も近年その健康機能性から食品に利用されるようになってきた。

スクロース（しょ糖）[*1]

スクロースは，α-グルコースの 1 位の炭素に結合している水酸基と β-フルクトースの 2 位の炭素に結合した水酸基が脱水縮合した（これを α-1,2 結合という）二糖である（図 3-5）。これらの炭素に結合する水酸基は還元性を有するので，スクロースは還元性がなくなる。代表的な甘味を有する炭水化物であり，砂糖として日常よく利用する。さとうきび，さとうだいこん（ビート），さとうかえでなどに含まれる。

ラクトース（乳糖）[*2]

ミルクに 2〜8 %程度含まれる二糖で，β-ガラクトースとグルコースが脱水縮合した（β-1,4 結合）構造をもつ（図 3-5）。還元性を有する。しょ糖の 20 %程度の甘味をもつ。

マルトース（麦芽糖）

発芽種子やでんぷんを分解して得た水飴などに含まれる。穏やかな甘味がある。グルコースが α-1,4 結合した二糖である。マルトースはヒトで消化できるのに対し，グルコースが β-1,4 結合した二糖（セロビオース）はヒトの消化酵素では消化できない。このように，炭水化物の消化酵素はグリコシド結合の α と β を認識できる。

イソマルトース

マルトースの異性体であり，2 分子のグルコースが α-1,6 結合している。でんぷん（アミロペクチン）に α-アミラーゼとグルコアミラーゼを作用させると生成する（工業的にはマルトースに転移酵素を作用させる）。最近，イソマルトー

＊1　精製されたしょ糖は「グラニュー糖」として市販されている。「上白糖」は「グラニュー糖」に比べ吸湿性が高く，甘味が強いが，これはビスコと呼ばれるグルコースとフルクトースが添加され，フルクトースの性質が出てくるからである。純度の高いスクロース（グラニュー糖）は還元糖ではないため，グルコースやフルクトースに比べ化学的反応性が低く，甘味の安定性に優れる。

＊2　乳児の唯一の炭水化物源であり，乳児はこれを摂取しても消化吸収できるが，成人ではラクトースを消化する酵素（ラクターゼ）の活性が弱くなり，活性が著しく弱い場合は消化されないため吸収されず，腹部膨満や下痢などの症状を呈する（乳糖不耐症）。

スやイソマルトースにさらにグルコースが α-1,6 結合したイソマルトトリオースがビフィズス菌増殖因子となることから，その健康機能性が注目されている。

パラチノース　グルコースとフルクトースが α-1,6 結合した二糖である。虫歯になりにくい抗う触性があり，添加物として菓子類などに多く利用されている。スクロースから酵素により生産できる。

トレハロース　グルコースが α-1,1 結合した二糖である。やや甘く，工業的に添加物として生産されている。還元性のある部分が結合しているので還元性がない。

その他のオリゴ糖　天然には少量しか存在しないが，数個の単糖が結合したオリゴ糖が近年植物から抽出されたり，酵素を用いてスクロースなどを原料として工業的に生産されている。例えば，ラフィノース（図 3-5）はさとうだいこん（ビート），ユーカリ樹液，だいずなどに含まれるオリゴ糖であり，ガラクトースとスクロースのグルコース部位が α-1,6 結合した構造である。ラフィノースには大腸内のビフィズス菌増殖効果などの機能性が認められている。このようにオリゴ糖の中には抗う触性や腸内細菌（ビフィズス菌など）の増殖を促す効果などがあり，その健康機能性が注目されていることから，特定保健用食品などの健康機能性をうたった食品に添加されている。

シクロデキストリン　グルコースが 6 個〜8 個，α-1,4 結合して環状構造を形成したオリゴ糖をシクロデキストリン（サイクロデキストリン）という（図 3-6）。環状分子の内側が疎水性であり，外側が親水性であることから，内側に疎水性の物質を安定的に配置できる（包接作用）。この包接作用を利用してシクロデキストリンは多方面に使われている*。

＊　疎水性分子がシクロデキストリンの包接作用により包みこまれると熱などにたいして安定になる。これを利用して粉末スパイスや香料などに応用されている。また，大豆製品（豆乳など），水産製品，畜産製品の異味，異臭除去のために添加されることもある。

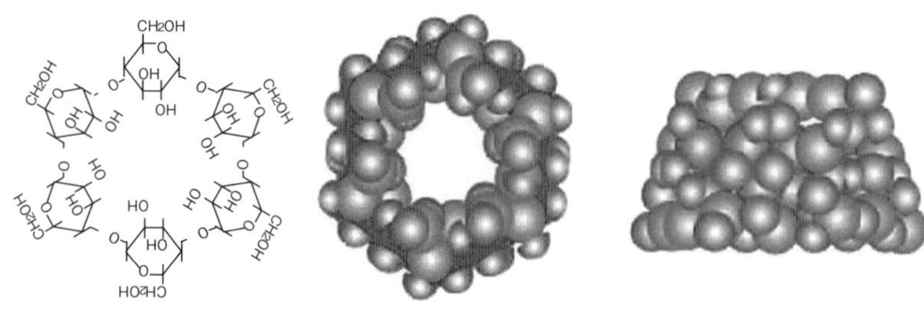

α-シクロデキストリン（小林昭一氏提供）

図 3-6　シクロデキストリン

(d)　多　糖

多数の単糖がグリコシド結合で重合した高分子化合物である。加水分解で単一の単糖を生じるホモ多糖と，2 種類以上の単糖を生じるヘテロ多糖がある。多糖は，でんぷんやグリコーゲンのような動植物の貯蔵多糖として存在する他，セルロースのような植物の細胞構造を維持する細胞壁や細胞間物質としての存在もある。でんぷんとグリコーゲンはヒトで消化でき，エネルギーや血液中のグルコース源として重要である。一方，セルロースはヒトの消化酵素では分解できない。

でんぷん　でんぷんは我々が最も多く摂取する食品成分であり，主食である米飯，パン，パスタなどに多く含まれる。

でんぷんはアミロースとアミロペクチンの 2 種類の構造がある（図 3-7）。アミロースはグルコースが多数 α-1,4 結合で直鎖状に重合した高分子である。立体的にはらせん構造となる。ヨウ素でんぷん反応で青紫色を呈するのは，アミロースのらせん構造の中にヨウ素が入ることが原因であるため，アミロースの分子の大きさによりその呈色が異なる。

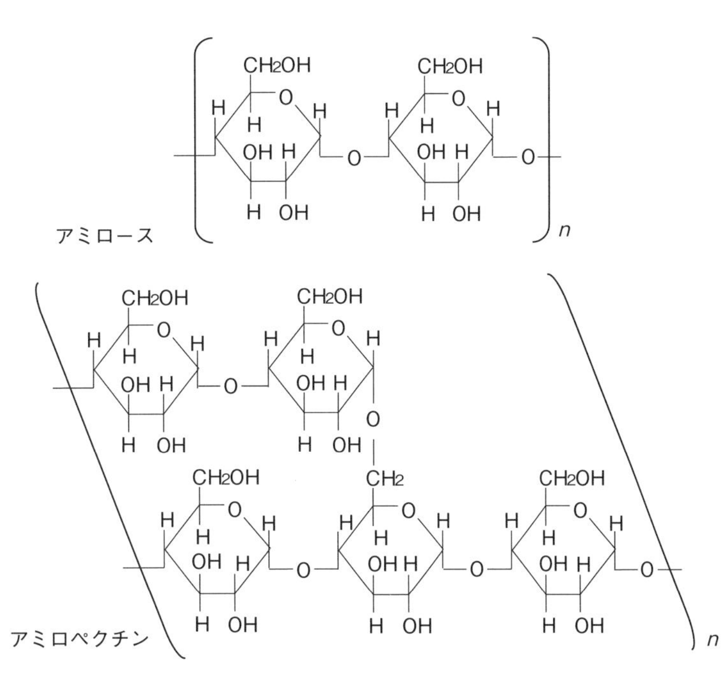

図 3-7　でんぷんの構造

アミロペクチンは，グルコースが α-1,4 結合で重合すると同時に，20〜50 分子のグルコースごとに α-1,6 結合で枝分かれした構造をもつ（図 3-7）。でんぷんは，植物細胞中に袋状のでんぷん粒の形でアミロースとアミロペクチンが隙間なく貯蔵されている。こめ（うるち米）の場合，20 %程度のアミロースと 80 %程度のアミロペクチンで構成されているが，アミロース含量が少なくなると粘り気がでてくる*。

＊　各種でんぷんのアミロース，アミロペクチン含量

	比率（%）		でんぷんの糊化温度（℃）	でんぷんの粘度（BU）*	でんぷん粒の大きさ（μm）
	アミロース	アミロペクチン			
こめ	19	81	63.6	680	2〜8
じゃがいも	25	75	64.5	1028	5〜100
さつまいも	19	81	72.5	683	2〜40
とうもろこし	25	75	86.2	260	6〜21
こむぎ	30	70	87.3	104	5〜40

＊BU，粘度の単位。でんぷん濃度 6 %で実施。

（河田昌子，『お菓子「こつ」の科学』，柴田書店（1987））

生のでんぷんは水に溶けない。これは，でんぷん粒中のアミロースとアミロペクチンが水素結合などで規則正しく並んだミセル構造を形成し，水が入り込む余地がないからである。しかし，でんぷんに水を加えて加熱すると，熱による分子運動が活発となり水素結合が弱くなりミセル構造がゆるむ。その結果，でんぷん分子と水が水和し，でんぷん粒が膨潤する。さらにアミロースがでんぷん粒の外に流れ出す。このような状態では，でんぷんが水に溶けて粘度の高い状態となる。これをでんぷんの「糊化」または「α 化」という（図 3-8）。

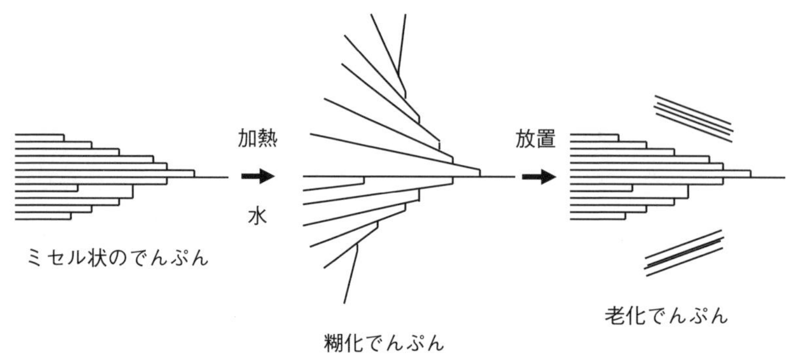

図 3-8　でんぷんの糊化

糊化したでんぷんを放置しておくと，アミロペクチンが再び結晶状となり，またアミロースがでんぷん粒の隙間につまった形となり，でんぷんが堅くなる。これをでんぷんの「老化」という（図 3-8）[*1]。

グリコーゲン　グリコーゲンは動物の肝臓や筋肉に存在する貯蔵多糖である。グルコースが α-1,4 結合および α-1,6 結合した枝分かれ構造をしたホモ多糖で，アミロペクチンと異なる構造は，枝別れの頻度がグリコーゲンの方が高いことである（8～10 分子のグルコースごと）。

セルロース　セルロースは植物の細胞壁を構成するホモ多糖で，数千分子のグルコースが β-1,4 結合で重合した構造である（図 3-9）。アミロースと異なり，平面状の構造をとり，それぞれのセルロース分子同士が多数水素結合で結びつくので，結晶構造をとる。したがって，水にはほとんど溶けないので紙や綿製品の原料となる。動物自身のもつ消化酵素（アミラーゼなど）は β-1,4 結合を加水分解できないので，セルロースはエネルギー源として利用できない[*2]。

ペクチン　植物細胞の細胞壁および細胞間物質であり，柑橘類の果皮に多く含まれている。ペクチンの構造は，ガラクトースの 6 位の炭素が酸化されたガラクツロン酸が α-1,4 結合で重合し，そのガラクツロン酸の 50 % 以上がメチルエステル化されている（図 3-9）。クエン酸などの有機酸，スクロースやカルシウムなどのミネラルにより，ゲル化する性質を持つことから，ジャムやゼリーなどの製造に

＊1　老化は 0～3 ℃，水分含量 30～60 % で顕著に進行する。パンや米飯を冷蔵庫に入れておくとぱさぱさになるのはこのためである。老化を防ぐためには急速冷凍や乳化剤の利用などが行われる。

＊2　ウシやヒツジのような反すう動物は第一胃（反すう胃）に微生物が生息し，また我々のような単胃動物も下部消化管（盲腸や大腸）の微生物（腸内細菌）がセルロースを分解でき，生成したグルコース（実際にはさらに分解され酢酸などになる）がエネルギー源となる。反すう動物の第一胃は非常に大きく微生物量も多いので，セルロースをほぼ完全に分解できるが，ヒトでは腸内微生物の分解によるエネルギーの寄与はきわめて少ない。

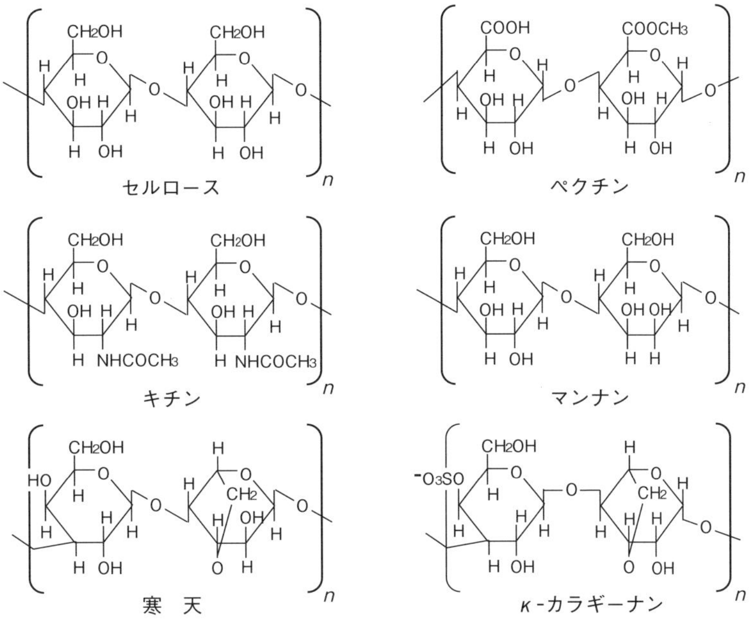

セルロース　ペクチン　キチン　マンナン　寒　天　κ-カラギーナン

図3-9　主な多糖

用いられる[*1]。

キチン　キチンはえびやかに，昆虫の甲殻を作る多糖で，N-アセチル-D-グルコサミンがβ-1,4結合で重合しものである（図3-9）[*2]。

グルコマンナン　グルコマンナンはこんにゃくに含まれるヘテロ多糖で，グルコースとマンノースが2：3の割合で重合した構造をしている（図3-9）。

寒　天　紅藻類のテングサから得られる多糖で，ガラクトースがβ-1,4結合で3,6-アンヒドロ-L-ガラクトースと結合し，後者はα-1,3結合で次のガラクトースと結合する構造を有する。水を加えて加熱するとゲル状となり，ゼリーなどとしてよく用いられる（図3-9）。

カラギーナン[*3]　紅藻類のスギノリから抽出される分子量100,000〜500,000の多糖で，ガラクトースと3,6-アンヒドロガラクトースを主成分とする（図3-9）。カラギーナンにはは硫酸基の位置によりκ，ι，λの3種類があり，水によりゲル化する性質がある。

(e)　炭水化物を分解する酵素

私たちの消化管は各種消化酵素を分泌している。これらの中には炭水化物を消化できるものがある。唾液や膵液に含まれるα-アミラーゼはでんぷん（アミロース，アミロペクチン）の任意のα-1,4結合を切断

＊1　ペクチンから工業的に少量のメトキシ基（CH_3O-）を除いたものをHMペクチン，大量のメトキシ基を除いたものをLMペクチンという。HMペクチンはpH2.7〜3.5，55〜80％のスクロースでゲル化するので，ジャムなどに用いられる。一方，LMペクチンはpH3.2〜6.8，カルシウムやマグネシウムでゲル化するので牛乳を用いたデザート類（ババロア）などに利用される。

＊2　キチンは地球規模で見た場合，存在量はセルロースにつぐ量の多糖である。

＊3　カラギーナンは，たんぱく質やカルシウムイオンなどでゲル化する性質もあることから，牛乳を混ぜてゲル化する食品などに応用されている。

する。その結果，分子量の減ったでんぷん（デキストリン）が生じる。糊化したでんぷんはきわめて粘度が高いが，α-アミラーゼが作用すると急激に粘度が減少し，液状となることから，α-アミラーゼを別名「液化型アミラーゼ」ともいう。β-アミラーゼはでんぷんの非還元末端からマルトース単位で α-1,4 結合を加水分解する（β-1,4 結合を加水分解する酵素ではないことに注意）。マルトースは弱い甘味を有するので，β-アミラーゼが作用すると甘味が出ることから「糖化型アミラーゼ」ともいう。イソアミラーゼはアミロペクチンの α-1,6 結合を加水分解する。マルターゼは小腸粘膜に存在し，マルトースをグルコースに加水分解する。以上の酵素により，でんぷんやグリコーゲンは消化されグルコースとなる。

私たちはでんぷん，グリコーゲンを除くセルロースのような多糖を加水分解する酵素を持っていない。一方，一部の細菌はセルロースを加水分解するセルラーゼをもち，他の多糖も同様に分解できる。この結果，多糖の炭素は生態系を循環することになる。

(f) 食物繊維

上記のように，ヒトの消化酵素では植物の細胞壁を構成するセルロースやペクチン，グルコマンナンなどは消化できない。したがって，基本的にはエネルギー源にならない（前述したように腸内細菌はこれらを分解してグルコースなどを生成するので，実際には若干のエネルギー源と

コラム

甘味料

甘味料というと砂糖（スクロース：しょ糖）を思い浮かべるが，市販されている食品，特に清涼飲料水やアイスクリームなどの成分表示をみるとスクロースだけではなく，「果糖ぶどう糖液糖」と書かれているものをよく見かける。フルクトース（果糖）もグルコース（ぶどう糖）も天然にはスクロースほど遊離で存在していないのになぜこのような甘味料が使われているのだろうか。「果糖ぶどう糖液糖」は「異性化糖」ともいう（フルクトースはグルコースの異性体）。異性化糖は，工業的にはでんぷんを原料としている。でんぷんを α-アミラーゼで分解し，さらにグルコアミラーゼでグルコースまで分解し，その後グルコースイソメラーゼというグルコースをスクロースに異性化する酵素を用いて製造されている。異性化酵素の性質上，グルコースを 42 %しかフルクトースに変換できないが，クロマト分解という技術が開発され，高純度のフルクトースを得ることもできるようなった。これらの技術はわが国で開発されたものである。フルクトースは，低温でスクロースやグルコースより強い甘味がある。また原料のでんぷんは安価であることから，果糖ぶどう糖液糖はスクロースより安価に製造できる。このような理由から，比較的低温で食する食品の甘味料として果糖ぶどう糖液糖は食品加工において重要な位置をしめている。

なりうる)。しかし，これらの多糖は，1）グルコースの吸収を遅らせることでインスリンの節約，2）コレステロールを吸着して排泄させ血中コレステロール濃度を低下，3）有害物質を吸着して排泄することから大腸ガンの発生を抑制，4）便通を促進，といった効果が知られている。その結果，糖尿病，動脈硬化などの生活習慣病や大腸がんに対して抑制効果を期待できる。このような，「ヒトの消化酵素で消化できない食品中の難消化性成分の総体」を食物繊維（dietary fiber）という*。

＊　この定義では，結晶化したでんぷんや難消化性のたんぱく質なども食物繊維に含まれるが，食品としてはほとんどが難消化性の多糖である。2005 年版日本人の食事摂取基準では，食物繊維は成人で 1 日あたり 17～20 g を摂取することが目標とされている。

(g)　ゲル化剤としての多糖

多糖の中には，ペクチンや寒天のように分子が網目状構造を形成し，その中に水を保持するものがある。このような多糖の場合，多量の水を保持して，ゾル，あるいはゲル化する。この性質は，食物繊維の機能とも関連するが，食品の加工の上でも重要で，ジャムやゼリー，あるいは粘度を高めるために多方面で利用されている。

3-1-3 脂　質

脂質は，水に溶けにくく，エーテル，クロロホルム，ヘキサン，メタノールなどの有機溶媒に溶ける生体成分の総称である。脂質は，油脂（中性脂肪）の他に，リン脂質，ステロイド，ろう，脂溶性ビタミンなども含まれている。ただし，食品中の脂質の大部分は油脂であり，それ以外の成分は，一般食品では量的に少ない。脂質は，生体内ではエネルギー源やその貯蔵および生体膜の構成成分，血液成分，生理活性物質などとして重要な働きをしている。近年，脂質の摂取が肥満や虚血性心疾患，動脈硬化症，糖尿病，大腸ガンなどの生活習慣病の発症と深く関わっていることが明らかにされた。

脂質は表 3-2 のように分類され，脂肪酸とアルコールのみからなるものを単純脂質，他の成分と結合したものを複合脂質，単純脂質または複合脂質から生成する脂質成分などを誘導脂質という。

(a)　単純脂質

1)　油脂（中性脂肪，グリセリド，アシルグリセロール）

グリセロール（グリセリン）と脂肪酸のエステルを油脂といい，構成する元素は炭素，水素および酸素のみである。グリセロールは 3 つのヒドロキシ基（OH 基）をもつので，最大 3 分子の脂肪酸とエステル結合することができる。常温で液体のものを油（oil），固体のものを脂（fat）という。

グリセロールに脂肪酸が 1 分子，2 分子，3 分子結合したものをそれぞれモノグリセリド（モノアシルグリセロール），ジグリセリド（ジアシルグリセロール），トリグリセリド（トリアシルグリセロール）という。

表 3-2　脂質の分類

種　類	構　造
単純脂質	脂肪酸とアルコールのエステル
油　脂	グリセロールの脂肪酸エステル
ろ　う	高級アルコールの脂肪酸エステル
ステロールエステル	ステロールの脂肪酸エステル
複合脂質	脂肪酸とアルコールの他に別な成分を含む両親媒性の化合物
リン脂質	リン酸基をもつ脂質
	グリセロリン脂質
	スフィンゴリン脂質
糖脂質	糖をもつ脂質
	グリセロ糖脂質
	スフィンゴ糖脂質
硫脂質	
アミノ脂質	
リポたんぱく質	
誘導脂質	単純脂質や複合脂質から生じる疎水性化合物
脂肪酸	鎖式モノカルボン酸
ステロール	脂環式アルコール
高級アルコール	一価鎖式アルコール（一般に炭素数 12 以上）
脂溶性ビタミン	
脂溶性色素	
炭化水素	

CH_2-OH / HO-CH / CH_2-OH（グリセロール）＋ R_1-COOH / R_2-COOH / R_3-COOH（脂肪酸）—エステル結合（$3H_2O$）→ CH_2-O-CO-R_1（アシル基）/ R_2-CO-O-CH / CH_2-O-CO-R_3　油脂（トリグリセリド）

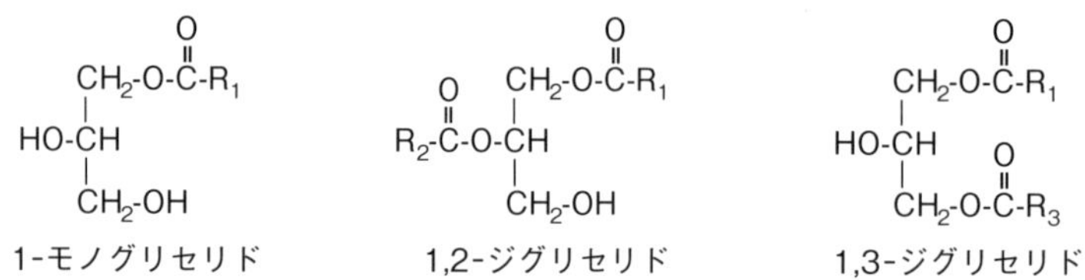

図 3-10　油脂，ジグリセリド，モノグリセリドの構造

（R_1, R_2, R_3 はアルキル基を表す）

2)　ろ　う

高級脂肪酸と高級脂肪族アルコール（炭素数 24～36）のエステルをいう。難消化性のため，栄養的な利用性は少ない。植物の葉，果皮や種子，動物では表皮，羽毛などに存在し，表面組織の保護や防水効果を与えている。

(b)　複合脂質

脂肪酸とアルコールの他に，リン酸や糖，窒素塩基，硫黄などを含む極性の高い基をもつ。複合脂質は，分子内にリン酸をもつリン脂質と糖

コラム

あぶらはおいしい？

脂ののったまぐろのトロや霜降り牛肉といえば，ご馳走の代名詞である。油脂が食べ物のおいしさと大きな関わりをもっていることは経験的に認識できることであろうが，なぜこれほど脂肪に惹きつけられるのであろうか。

一般に市販の食用油はよく精製されており，ほとんど無味無臭である。油脂のなかに微量に含まれるフレーバー成分が風味を与えたり，油脂から遊離した脂肪酸やその酸化生成物などのカルボキシル基や不飽和結合をもつ化合物が苦味のもととなることはあるが，油脂そのものは，甘，塩，酸，苦，旨の基本味を示さず，食感（触感）などの感覚を与える。油脂が与える，滑らかさや柔らかさ，といった食感が好ましいと知覚されている。

ではなぜ好ましいと知覚されるのか。京都大学の伏木教授の研究によると，舌の細胞の興奮であるとされる。生理的にはカロリーの高い油脂を選択できるように獲得したものであると説明できる。

油脂には食品の味を変える働きもあり，このことが油脂を含む食品に好ましさを与える。基本味のうち，苦味は油に溶けやすい物質であることが多く，水溶性である他の呈味成分と異なる挙動を示す。このことが油脂が多い食品にまろやかな感じを与えたり，てんぷらにした山菜の苦味やえぐ味を和らげることに役立っていると考えられる。

油脂は生理的にも味覚的にも好まれ，必要な栄養ではあるが，糖質に比べ2倍以上のカロリーをもつ。くれぐれも摂り過ぎには注意したい。

鎖を含む糖脂質に大別され，構成アルコールとしては，グリセロールとスフィンゴシンの2種類がある。

1）　リン脂質

リン脂質には，疎水性部分がジアシルグリセロールであるグリセロリン脂質と，セラミドであるスフィンゴリン脂質がある。また各リン脂質は結合する親水性部分により図3-11に示すように呼ばれる。

レシチンはグリセロリン脂質であるホスファチジルコリンが主成分で，大豆や卵黄に多い。分子内に親水基と疎水基が存在するので，水と油の双方に溶けやすく，乳化性をもつのが特徴である。卵黄やだいずから調製されたものが，マーガリンやチョコレートなどの脂肪を含む各種の加工食品に乳化剤として幅広く利用されている。

スフィンゴリン脂質は，1分子の脂肪酸がスフィンゴシンに酸アミド結合したセラミドに，リン酸と塩基が結合したものである。代表的なものとして，脳や神経細胞に存在するスフィンゴミエリンがある。

リン脂質には，アラキドン酸をはじめ多価不飽和脂肪酸が多いため酸化しやすく，高温では褐変しやすい。

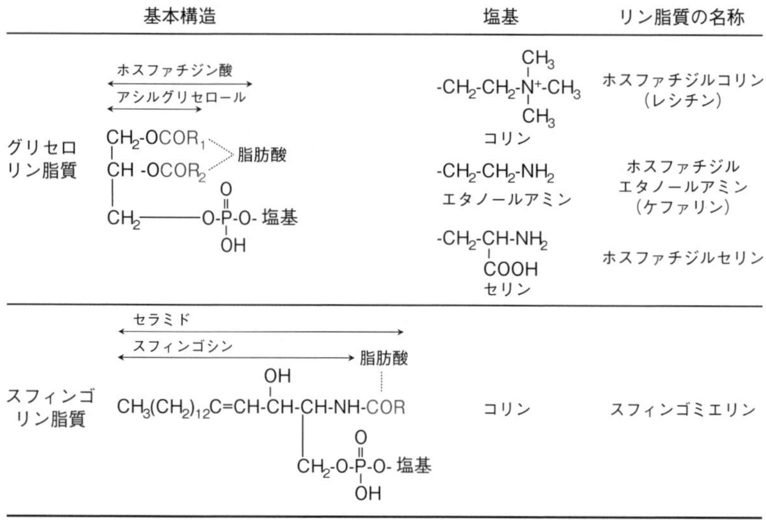

図 3-11　リン脂質の構造と名称

2)　糖脂質

糖脂質は，疎水性部分がグリセリドであるグリセロ糖脂質とセラミドであるスフィンゴ糖脂質に分類される（図 3-12）。

グリセロ糖脂質の構成糖には，ガラクトースが多く，モノガラクトシルジアシルグリセロールとジガラクトシルジアシルグリセロールは植物種子や葉に多く存在している。

スフィンゴ糖脂質は，セラミドにガラクトースやグルコースが単糖またはオリゴ糖の状態でグリコシド結合した化合物である。単糖が結合したセレブロシドや糖鎖にシアル酸の付加したガングリオシドが知られ，動物の脳や神経細胞に多く含まれる。

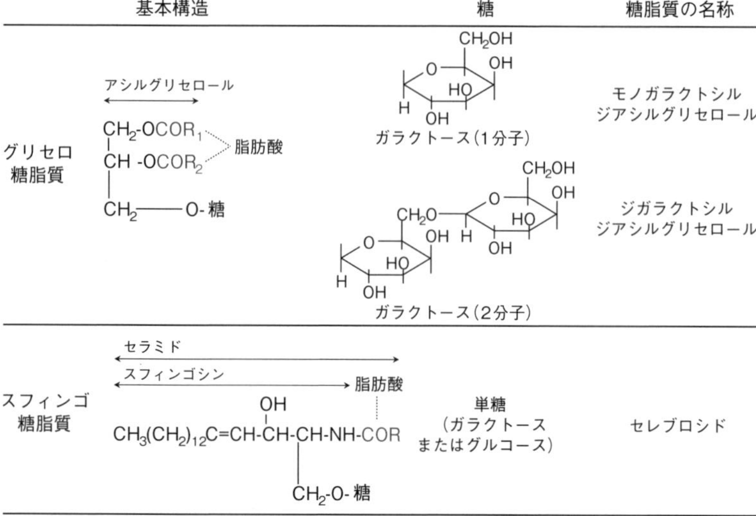

図 3-12　糖脂質の構造と名称

(c)　誘導脂質

1)　脂肪酸

脂肪酸は脂質を構成する主要な成分であり，脂質の働きや性質を決める基本的な物質である。鎖状炭化水素の末端にカルボキシ基が1つ結合したカルボン酸を脂肪酸といい，炭素結合がすべて単結合のみの飽和脂肪酸と二重結合を含む不飽和脂肪酸とがある。不飽和脂肪酸は二重結合の数により，モノエン酸，ジエン酸，トリエン酸などとよび，2つ以上のものを多価不飽和脂肪酸といい，4つ以上有するものを特に高度不飽和脂肪酸という。また，脂肪酸の炭素鎖の長さに着目すると，炭素数が2～6個のものを短鎖脂肪酸，8～12個のものを中鎖脂肪酸，14個以上のものを長鎖脂肪酸などと分類する。

代表的な不飽和脂肪酸は，メチル基（CH_3-）から数えて最初の二重結合をもつ炭素原子により，n-3系列，n-6系列，n-9系列に分類される。オレイン酸は，メチル基から9番目の炭素原子の所に二重結合をもつので，n-9系脂肪酸となる（図3-13）。

一般に脂肪酸は炭素鎖が長くなるほど融点が高く，同一炭素数のものでは二重結合の数が多いほど融点が低くなる。分子内に二重結合をもつ不飽和脂肪酸では，その部位で構造の曲がりが生じるため，単結合しか存在しない飽和脂肪酸に比べ分子が凝集しにくくなる。複数の二重結合

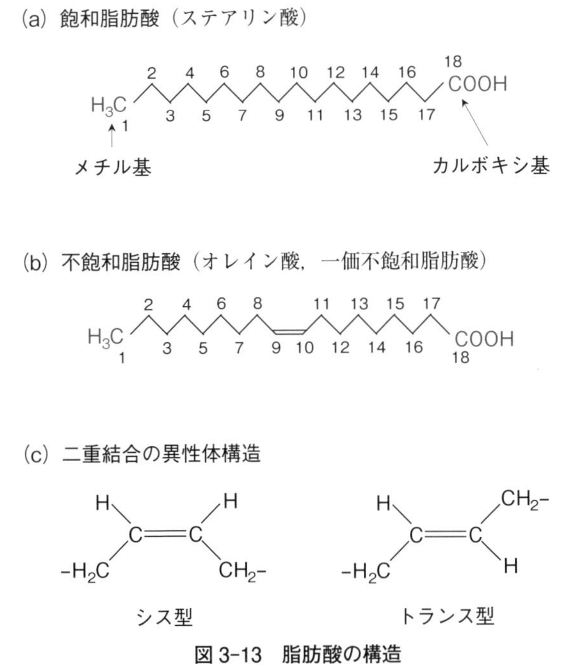

(a) 飽和脂肪酸（ステアリン酸）

(b) 不飽和脂肪酸（オレイン酸，一価不飽和脂肪酸）

(c) 二重結合の異性体構造

図3-13　脂肪酸の構造

(a) ステアリン酸は炭素18個で二重結合がないので短く表す場合，$C_{18:0}$ と表記される。(b) オレイン酸は炭素18個で，二重結合を1つもつので $C_{18:1}$ と表記される。(c) 二重結合部分の折れ曲がり構造。天然の脂肪酸にはシス型の構造が多い。

表 3-3　天然油脂の主な飽和脂肪酸と不飽和脂肪酸

炭素数：二重結合数	系統名	慣用名	融点(℃)	主な所在
飽和脂肪酸				
C 4：0	ブタン酸	酪酸	−7.9	バター
C 6：0	ヘキサン酸	カプロン酸	−3.4	バター
C 8：0	オクタン酸	カプリル酸	16.7	ヤシ油，パーム核油，バター
C10：0	デカン酸	カプリン酸	31.6	ヤシ油，パーム核油，バター
C12：0	ドデカン酸	ラウリン酸	44.2	ヤシ油，パーム核油，バター
C14：0	テトラデカン酸	ミリスチン酸	53.9	ヤシ油，パーム核油，バター
C16：0	ヘキサデカン酸	パルミチン酸	63.1	カカオ脂，動植物油脂
C18：0	オクタデカン酸	ステアリン酸	69.6	カカオ脂，動植物油脂
C20：0	イコサン酸	アラキジン酸	75.3	落花生油，ショートニング
不飽和脂肪酸				
C16：1	9-ヘキサデセン酸	パルミトオレイン酸	0.5	魚油，マカダミヤナッツ油など動植物油
C18：1	9-オクタデセン酸	オレイン酸	14.0	動植物油
C18：2	9,12-オクタデカジエン酸	リノール酸	−5.0	サフラワー油，大豆油など植物油
C18：3	9,12,15-オクタデカトリエン酸	α-リノレン酸	−11.3	あまに油，えごま油など植物油
C18：3	6,9,12-オクタデカトリエン酸	γ-リノレン酸		月見草油，桜草油
C20：4	5,8,11,14-イコサテトラエン酸	アラキドン酸	−49.5	肝油など動物油
C20：5	5,8,11,14,17-イコサペンタエン酸	IPA(イコサペンタエン酸)†	−53.8	いわし油など魚介類
C22：6	4,7,10,13,16,19-ドコサヘキサエン酸	DHA(ドコサヘキサエン酸)	−44.1	いわし油など魚介類

系統名の頭の数字は，二重結合の位置を表し，カルボキシル基から数えて近いほうの炭素の番号を示す。
† EPA（エイコサペンタエン酸）ともいう。

（日本油化学協会編，『改訂三版 油脂化学便覧』，丸善（1990））

をもつとそれだけ曲がりが大きくなるので，融点は低くなる。この脂肪酸の性質が，油脂の性質に大きく反映して，その構成脂肪酸により油脂の性質が決まってくる。一般に植物油は不飽和脂肪酸の含量が高く，常温では液体であるが，動物油脂は飽和脂肪酸量が多いため，固体となる。魚油は高度不飽和脂肪酸を多く含むため，常温で液体となる。

2)　ステロール

ステロイド骨格を基本構造としてもつ物質をステロイドと総称する。ステロイドにはステロール，胆汁酸，性ホルモンや副腎皮質ホルモンなどのステロイドホルモン，サポニンなどがあるが，その骨格の3位の炭素にOH基の結合した環状第一アルコールをステロールとよんでいる(図3-14)。ステロイドのうち，食品成分としてはステロールが主要なものである。

コレステロール　ステロールの中で動物組織に最も多いコレステロールは，体内や食品中では遊離型や脂肪酸エステルとして存在する。生体膜の構成成分となり，また胆汁酸，性ホルモン，副腎皮質ホルモンなどが体内でつくられる時の材料になる。

7-デヒドロコレステロール（プロビタミンD_3）＊　体内でコレステロールが作られる過程で生成されるステロールで，皮膚に多く分布し，紫外線が当たるとビタミンD_3に変化する。ぶたの皮膚部分にも多い。

＊ 3-1-6　p.61 参照

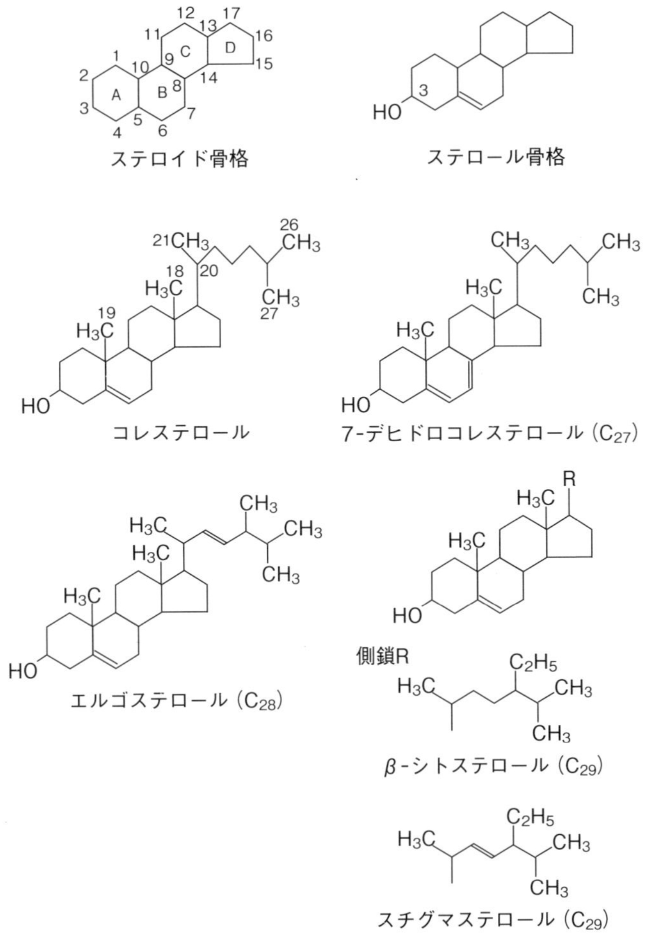

図 3-14　主なステロールの構造

表 3-4　代表的な食品中のコレステロール含量

食品名	含量（mg）	食品名	含量（mg）
魚介類		魚介の干物	
うなぎ（生）	230	いか（するめ）	980
ししゃも（生）	230	いわし（しらす干し）	240
わかさぎ（生）	210	かずのこ（塩蔵）	230
いくら	480	佃煮	
うに（生）	290	いわし（田作り）	720
すじこ	510	わかさぎ（つくだ煮）	450
たらこ（生）	350	肉	
あさり（生）	40	とり肝臓（生）	370
しじみ（生）	62	豚肝臓（生）	250
さざえ（生）	140	牛肝臓（生）	240
あまえび（生）	130	卵	
くるまえび（生）	170	鶏卵（全卵）（生）	420
いか（するめいか）（生）	250	鶏卵（卵黄）（生）	1400
たこ（まだこ）（生）	150		

エルゴステロール
（プロビタミン D_2）*

植物性のステロールで，しいたけなどのきのこに含まれ，紫外線に当たるとビタミン D_2 に変化する。

＊　3-1-6　p.61 参照

β-シトステロール, スチグマステロール　ともに植物性のステロールで，植物油脂に含まれる。これらのステロールは小腸でのコレステロールの吸収を抑える働きがある。

(d) 油脂の物理的および化学的性質と利用

1) ヨウ素価（IV：iodine value）

油脂 100 g に付加するヨウ素（I_2＝254）のグラム数をヨウ素価といい，ヨウ素が油脂の炭素—炭素二重結合に付加して消費されることを利用した測定法である。油脂中の構成脂肪酸の不飽和度が高いほどヨウ素価が大きくなり，油（液体）では高く，脂（固体）では低くなる。植物油では，ヨウ素価 100 以下を不乾性油，100〜130 を半乾性油，130 以上を乾性油という。

2) ケン化価（SV：saponification value）

脂肪をアルカリ加水分解すると脂肪酸のアルカリ金属塩，すなわち石けんとグリセロールを生じる。これをケン化という。ケン化価とは油脂 1 g をケン化するのに必要な KOH のミリグラム数のことである。ケン化価は油脂の単位重量当たりのエステル結合数に比例し，構成脂肪酸の分子量を反映する。分子量の小さい脂肪酸からなる油脂は分子量が小さくなり，ケン化価は大きくなる。

3) 酸　価（AV：acid value）

油脂 1 g に含まれる遊離脂肪酸を中和するのに必要な KOH のミリグラム数を酸価という。油脂の精製度や劣化の指標となる。油脂は，1 つ

表 3-5　主な油脂の特徴

油　脂	融点(凝固点)(℃)	ケン化価	ヨウ素価	主な構成脂肪酸
植物油脂				
乾性油				
大豆油	−8 〜 −7	188 〜 196	114 〜 138	リノール酸，オレイン酸，パルミチン酸
サフラワー油†	−5	186 〜 194	120 〜 150	リノール酸，オレイン酸
半乾性油				
ごま油	(−6 〜 −3)	186 〜 195	103 〜 118	リノール酸，オレイン酸，パルミチン酸
コーン油	−18 〜 −10	187 〜 198	88 〜 147	リノール酸，オレイン酸，パルミチン酸
なたね油	(−12 〜 0)	167 〜 180	94 〜 107	オレイン酸，リノール酸，リノレン酸
綿実油	(−6 〜 4)	189 〜 197	88 〜 121	リノール酸，パルミチン酸，オレイン酸
不乾性油				
オリーブ油	(0 〜 6)	185 〜 197	75 〜 90	オレイン酸，リノール酸，パルミチン酸
植物脂				
パーム油	27 〜 50	196 〜 210	43 〜 60	パルミチン酸，オレイン酸，リノール酸
やし油	20 〜 28	245 〜 271	7 〜 16	ラウリン酸，ミリスチン酸，パルミチン酸
動物油脂				
乳脂肪	35 〜 50	190 〜 202	25 〜 60	パルミチン酸，オレイン酸，ステアリン酸，ミリスチン酸
牛　脂	45 〜 48	190 〜 202	25 〜 60	オレイン酸，パルミチン酸，ステアリン酸
豚　脂	28 〜 48	193 〜 202	46 〜 70	オレイン酸，パルミチン酸，ステアリン酸
魚　油				
いわし油		188 〜 205	163 〜 195	パルミチン酸，オレイン酸，IPA，DHA

† ハイリノール種とハイオレイック種の 2 品種があり，前者は乾性油で後者は不乾性油である。

（日本油化学協会編，『改訂三版 油脂化学便覧』，丸善（1990））

のグリセロールに1つから3つの脂肪酸をもつが，加熱などによって脂肪酸が離れると酸価は増加する。良質の食用油の酸価はきわめて低く，日本農林規格（JAS）では，精製食用油は0.2以下となっている。

4)　過酸化物価（PV：peroxide value）

脂肪酸のうち，二重結合をもった不飽和脂肪酸は熱，光などによって酸素などと反応して，重合・分解が起こり過酸化物を生成する。油脂にヨウ化カリウムを加え，遊離されたヨウ素をチオ硫酸ナトリウムで滴定したときの油脂1kgに対するヨウ素のミリ当量数を過酸化物価といい，油脂の初期段階での酸化変敗の指標となる。

5)　カルボニル価（CV：carbonyl value）

油脂1kg中に含まれるカルボニル化合物の量をミリ当量数で示した値で，油脂の酸敗の指標となる。油脂が酸化されると，一次酸化生成物である過酸化物が生成するが，過酸化物は不安定で分解し，二次生成物であるアルデヒドやケトンなどのカルボニル化合物が生成する。これらカルボニル化合物の量がカルボニル価に反映する。

6)　油脂の融点

油脂の融点は構成脂肪酸によって決定され，炭素数が多いほど，また，飽和脂肪酸が多いほど，その融点は高くなる。油脂は，融点の異なる様々なトリグリセリドの混合物であるため，油脂の融点は一定の値を示さない。油脂を構成するトリグリセリドは，飽和脂肪酸と不飽和脂肪酸の比率からトリ飽和型（SSS），ジ飽和型（SSU），モノ飽和型（SUU），トリ不飽和型（UUU）に分類される。それぞれの融点は，45～60℃，30～45℃，0～10℃，0℃以下となり，不飽和度が高くなるほど融点は低くなる。これらの融点の違いは結晶構造に表れ，チョコレート，マーガリン，ショートニングのような固形油脂の品質や特性に影響を与える。

7)　エステル交換反応

油脂は，1個のグリセロールと1個から3個の脂肪酸がエステル結合したものであるが，これらの脂肪酸を分子内や分子間で交換することをエステル交換という。脂肪酸を入れ替えることによって，油脂の融点や硬さを改善することができる。特定保健用食品として，市販されている中鎖脂肪酸を含む食用油は，このエステル交換を利用して，トリグリセリド1分子に中鎖脂肪酸と長鎖脂肪酸が共存するようにつくられている。

8)　水素添加

油脂を構成している脂肪酸の反応性は，二重結合の数に応じて高くなり，飽和脂肪酸では安定であるが，不飽和脂肪酸では，付加，酸化や重合が起こりやすい。

不飽和脂肪酸は，白金，パラジウム，ニッケルなどの金属触媒下で，水素ガス中におくと二重結合に水素が付加して，不飽和度を低下させることができる。これを水素添加反応というが，油脂の融点が上昇し，液体油は硬くなる（硬化油）。マーガリンやショートニングを製造する際に，水素添加した硬化油を用いる。

9) トランス脂肪酸

トランス脂肪酸とは，通常，シス型をしている天然由来の不飽和脂肪酸の二重結合部分がトランス型に変化した幾何異性体をいう。マーガリンなどを製造する際に行われる不飽和脂肪酸への水素添加の工程や，食用植物油を精製する工程などでトランス脂肪酸が生成される。また，反すう動物の乳や肉などにも含まれる*。

* 反すう動物の乳や肉などにも含まれるが，加工食品のマーガリンに含まれるトランス脂肪酸の二重結合の位置と，天然由来の食品（乳や肉）に含まれるトランス脂肪酸の二重結合の位置が異なるので，天然に含まれるトランス脂肪酸は体への影響はないと言われている。

トランス脂肪酸と健康

トランス脂肪酸には，複数の分子種が知られ，特に加工油脂の製造などで生じるトランス脂肪酸では，血中 LDL（悪玉コレステロール）を増やし，HDL（善玉コレステロール）を減少させる作用があることや，大量の摂取は動脈硬化などの心臓疾患のリスクを高めるとする報告があることから，健康への影響が懸念されている。この点を配慮し，トランス脂肪酸摂取量の多い欧米諸国ではトランス脂肪酸の含有率の制限や表示の義務化が進められている。WHO/FAO の合同専門家協議会報告書でも，エネルギー比でトランス脂肪酸の摂取は 1 %未満を提唱している。日本の現状については，内閣府食品安全委員会によると，「トランス脂肪酸の 1 人当たりの摂取量は，米国では 20 歳以上の大人で，1 日当たり平均約 5.8 g となっており，摂取エネルギーに占める割合は 2.6 %であると推計されています。一方，日本では，硬化油，乳，乳製品，肉，バター，精製植物油の摂取量を考慮して推計したものによると，トランス脂肪酸の摂取量は 1 日当たり平均 1.56 g となっており，摂取エネルギーの 0.7 %に相当するとみられています」とし，諸外国と比較してトランス脂肪酸の摂取量が少ない食生活からみて，トランス脂肪酸摂取による健康への影響は小さいと考えている。またリノール酸と同時に摂取することでトランス脂肪酸の影響を低減化するとも言われているので，油脂製品の利用のなかでそうした点も考慮する必要があろう。

(e) 脂質の栄養

脂質の栄養素としての働きをあげると，エネルギー源やエネルギー貯蔵物質になること，必須脂肪酸の供給源であること，また脂溶性ビタミンについては，供給源であると同時にその溶媒として吸収を助けることなどである。

1) エネルギー源

脂質は，1 g 当たり 9 kcal と糖質やたんぱく質（4 kcal）に比べ 2 倍以上のエネルギーをもち，多量のエネルギーが必要なときでも食事の量が少なくすむ利点がある。また，糖質に比べ，脂質はその代謝過程でビタミン B_1 の関与する反応が少ないため，ビタミン B_1 の消費が節約される。

2) 必須脂肪酸と生理活性物質

ヒトの体内で合成できず，必ず食物から摂取しなくてはならない脂肪酸を必須脂肪酸という。必須脂肪酸は狭義にはリノール酸（n-6 系不飽和脂肪酸）と α-リノレン酸（n-3 系不飽和脂肪酸）であるが，アラキドン酸も体内での合成量が少ないため，必須脂肪酸に含まれることがある。

健常者では体内で n-6 系のリノール酸から γ-リノレン酸，アラキドン酸が順次生合成され，また，n-3 系の α-リノレン酸をもとに，イコサペンタエン酸（IPA または EPA）やドコサヘキサエン酸（DHA）が生合成される。それぞれの必須脂肪酸は，体内で特有の生理作用を示し，また，作用の異なるホルモン様の働きを示す種々のプロスタグランジン，トロンボキサン，ロイコトリエンなどの生理活性物質を生成する。必須脂肪酸が欠乏すると，成長不良，皮膚異常，病気感染に対する感受性の高まりなどが見られる。

リノール酸はサフラワー油，ひまわり油，コーン油，大豆油などに，α-リノレン酸は大豆油，なたね油，しそ油などに，アラキドン酸は動

機能性脂質

脂質の生理的な作用は，構成する脂肪酸の特性に影響を受ける。脂肪酸のなかには栄養素としての性質だけでなく，抗肥満作用，抗高脂血症作用や抗がん作用など多くの健康機能をもつものが存在する。魚油に多く含まれるn-3系脂肪酸のIPAおよびDHAの抗動脈硬化作用は，グリーンランドのイヌイットとデンマークに移り住んだイヌイットの疫学調査から明らかにされた。両者ともコレステロール摂取量が同じように多かったのに対して，グリーンランドのイヌイットでは心疾患による死亡率がはるかに低く，この背景にグリーンランドのイヌイットではアザラシなどに多く含まれるn-3系脂肪酸の摂取量が多かったことが考えられたからである。またDHAは脳や神経系に多く含まれ，それらの機能に必須の成分と考えられることから，記憶学習能への影響が検討されている。これらIPAやDHAの他にも特別な生理効果を期待される脂肪酸として，共役した二重結合をもつ共役脂肪酸がある。共役リノール酸（9 c, 11 t-18：2）は，リノール酸の位置・幾何異性体である。これは反すう動物の胃内で微生物の作用を受けて生じることから，うしやひつじなどの肉中に存在する。他に共役トリエン型脂肪酸である共役リノレン酸（9 c,11 t,13 t-18：3）はキリ油に多い。これらの共役脂肪酸は，抗がんや抗肥満などの多様な生理作用を示すことが明らかにされつつある。

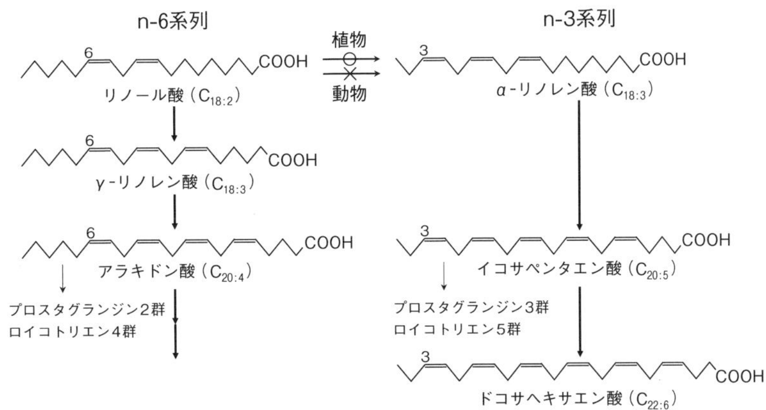

図 3-15　必須脂肪酸の代謝

物性食品に豊富に含まれている。

3）脂肪摂取量の適正化

脂肪の摂取量は少ないと，エネルギー摂取不足や脂溶性ビタミンの吸収の悪化を招き，多いと肥満の要因となる。日本人の食事摂取基準（2020年版）では，摂取エネルギー量に占める脂質エネルギーの割合（脂肪エネルギー比率）の目標量を20〜30％エネルギー（1歳以上）と設定した。

4）脂肪摂取と健康

油脂の脂肪酸組成は食品による特徴的な偏りがあり，また生理作用が異なる。一般に動物性脂肪には飽和脂肪酸や一価不飽和脂肪酸が多く，植物油にはn-6系多価不飽和脂肪酸が，魚油にはn-3系多価不飽和脂肪酸が多い。摂取バランスの適正化の観点から，動物性脂肪：植物性脂肪：魚油＝4：5：1，脂肪酸の摂取比率は飽和脂肪酸：一価不飽和脂肪酸：多価不飽和脂肪酸＝3：4：3程度が目安とされていたが，日本人の食事摂取基準（2020年版）では特に定められていない。飽和脂肪酸摂取量の増加は肥満，高LDLコレステロール血症，心筋梗塞など循環器疾患の発症リスクを高めると考えられている。各国における望ましいとされる摂取量とわが国における現状から，飽和脂肪酸の目標量は7％エネルギー以下（18歳以上）とした。一方，必須脂肪酸であるn-6系脂肪酸，n-3系脂肪酸は目安量で示され，総エネルギー摂取量の影響を受けない絶対量（g/日）で記されている。n-6系脂肪酸については，リノール酸摂取が冠動脈疾患を予防する可能性が報告されているものの，飽和脂肪酸と置き換えた効果であるのか，n-6系脂肪酸特有の効果であるのか明確でない。n-3系脂肪酸については，EPAやDHAの摂取で循環器疾患の予防効果が報告されている。一価不飽和脂肪酸については，飽和脂肪酸から生体内で合成でき，必須脂肪酸でもなく，また，疾患との関係が明瞭でないことから食事摂取基準は定められていない。食事性コレステロールについては，コレステロールは体内で合成でき，食事から摂取されるコレステロールは体内で作られるコレステロールの約 1/3～1/7 である。また，コレステロールの体内合成量は，食事から多く摂ると減少し，摂取量が少なくなると増加し，体内でのコレステロール量は一定を保とうとする仕組みがある（フィードバック調節）。そのため，コレステロール摂取量と血中コレステロール値の間には関連があるが，目標量を設定していない。しかし，脂質異常症および循環器疾患予防の観点から過剰摂取は避けるべきで，脂質異常症の重症化予防の目的からは 200 mg/ 日未満に留めることが望ましい。

5）その他の機能

食品中の脂質は，脂肪に溶ける脂溶性ビタミン A，D，E，K を共存させたり，脂溶性ビタミンの吸収を向上させる。また，緑黄色野菜に含まれるプロビタミン A のカロテンは，油とともに調理すると吸収がよくなる。天然の脂質成分のなかには，カロテンやトコフェロール，アスタキサンチンのように抗酸化活性をもち，有害な活性酸素を除去できるものやコエンザイム Q10 のようにエネルギーの生合成に関わるものもある。

3-1-4 たんぱく質

(a) たんぱく質とは

たんぱく質は，身体の筋肉や臓器などの主要成分であり，生命活動を支える重要な物質である。動物では筋肉，皮膚，内臓などの組織の主成分として，植物では種子に多く含まれる。「たんぱく質」という名称は多くの化合物の総称で，α-アミノ酸*がペプチド結合して重合した高分子化合物である。分子量，形状，性状，機能など多種多様である。

＊ アミノ基とカルボキシル基が同一の炭素に結合しているアミノ酸の総称。

(b) アミノ酸

たんぱく質を構成するアミノ酸は，アミノ基（$-NH_2$）とカルボキシ基（$-COOH$）を有するため，アミノ酸と命名されている。グリシンを除く α-アミノ酸には不斉炭素が存在するため，光学異性体が存在する。これらの異性体は L 体と D 体とに分別されるが，天然のたんぱく質に含まれるアミノ酸は，すべて L 体である。天然に存在するアミノ酸は 20 種類以上が知られているが，この中にはたんぱく質が遺伝子の情報で作られるときに用いられるものが 20 種類，その後に修飾を受けたりペプチドの状態でのみ存在するアミノ酸もある。

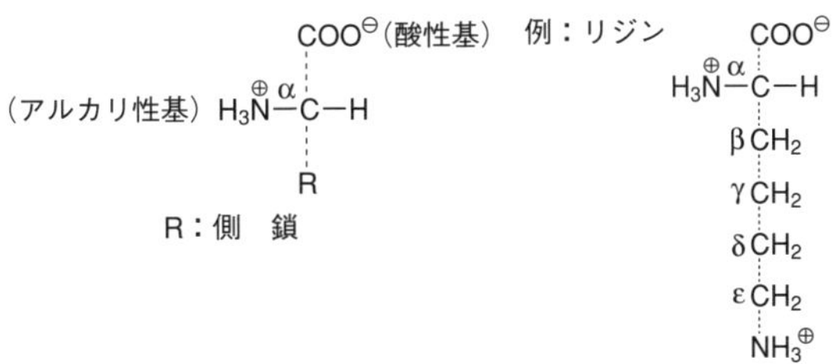

図 3-16

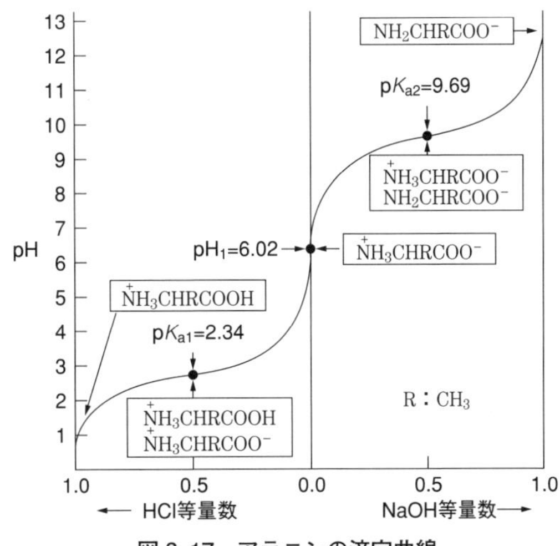

図 3-17　アラニンの滴定曲線

アミノ酸は，アミノ基を有しているので塩基の性質をもち，カルボキシ基を有しているので酸の性質ももつ両性化合物である。分子内で水素イオンをカルボキシ基からアミノ基へ授受すると正，負の両電荷を有する双性イオンになる。アミノ酸水溶液を酸やアルカリで滴定していくと，図 3-17 のような pH の変化を示す。ここでは簡単に，アミノ基とカルボキシ基を 1 つずつもつアラニンを例として示している。このよう

表 3-6　たんぱく質中に存在する標準アミノ酸

	略号 3文字	略号 1文字	構　造（R）（側鎖のみを示す）	等電点 pI
中性アミノ酸				
［非極性脂肪族］				
グリシン	Gly	G	H−	5.97
アラニン	Ala	A	CH_3-	6.00
バリン	Val	V	CH_3, CH_3 >CH−	5.96
ロイシン	Leu	L	CH_3, CH_3 >$CH-CH_2-$	5.98
イソロイシン	Ile	I	CH_3-CH_2, CH_3 >CH−(3S)	6.02
メチオニン	Met	M	$CH_3-S-CH_2-CH_2-$	5.74
［芳香族］				
フェニルアラニン	Phe	F	(ベンゼン環)$-CH_2-$	5.48

	略号 3文字	略号 1文字	構造（R）（側鎖のみを示す）	等電点 pI
チロシン	Tyr	Y	HO–(ベンゼン環)–CH_2–	5.66
トリプトファン	Trp	W	(インドール環 NH)–CH_2–	5.89
［極性非電荷］				
セリン	Ser	S	$HOCH_2-$	5.68
スレオニン	Thr	T	$HO(CH_3)>CH-$	6.16
システイン	Cys	C	$HS-CH_2-$	5.07
酸性アミノ酸				
アスパラギン酸	Asp	D	$O=C(O^{\ominus})-CH_2-$	2.77
グルタミン酸	Glu	E	$O=C(O^{\ominus})-CH_2-CH_2-$	3.22
塩基性アミノ酸				
リジン	Lys	K	$H_3\overset{\oplus}{N}-CH_2-CH_2-CH_2-CH_2-$	9.74
アルギニン	Arg	R	$NH_2, NH_2 \oplus C \cdots HN-CH_2-CH_2-CH_2-$	10.76
ヒスチジン	His	H	(イミダゾール環 NH, N)–CH_2–	7.59
酸アミド				
アスパラギン	Asn	N	$O=C(H_2N)-CH_2-$	5.41
グルタミン	Gln	Q	$O=C(NH_2)-CH_2-CH_2-$	5.65
イミノ酸				
プロリン	Pro	P	CH_2-CH_2, CH_2, $\overset{\oplus}{N}H_2$, $C(H)COO^{\ominus}$（環）	6.30

特殊なアミノ酸		存在および生理作用
4-ヒドロキシプロリン	OH–$CH-CH_2$, CH_2, $\overset{\oplus}{N}H_2$, $C(H)COO^{\ominus}$（環）	コラーゲンにのみ存在
γ-カルボキシグルタミン酸	$(^{\ominus}OOC)_2>CH-CH_2-$	血中のいくつかの凝固因子に存在
β-アラニン	$H_2N-CH_2-CH_2-COOH$	ペプチドに存在
オルニチン	$H_2N-CH_2-CH_2-CH_2-$	尿素サイクルの一員
シトルリン	$H_2N-C(=O)-NH-CH_2-CH_2-CH_2-$	〃
シスチン	$H_3\overset{\oplus}{N}-CH(COO^{\ominus})-CH_2-S-S-CH_2-CH(COO^{\ominus})-\overset{\oplus}{N}H_3$	たんぱく質中でジスルフィド結合を作って存在
5-ヒドロキシリジン	$\overset{\oplus}{N}H_3CH_2-CH(OH)-CH_2-CH_2-$	コラーゲンに存在
タウリン	$\overset{\oplus}{N}H_3-CH_2-CH_2-SO_3H$	システインの代謝物。胆汁酸の構成成分
γ-アミノ酪酸	$\overset{\oplus}{N}H_3-CH_2-CH_2-CH_2-COO^-$	脳に存在
ホモセリン	$\overset{\oplus}{N}H_3-CH(CH_2-CH_2OH)-COO^-$	アミノ酸の中間代謝物

に，pH によって解離の状態が変化するので，酸性の— COO^- 基とアルカリ性の— NH_3^+ 基の数が同一になったときの pH を等電点といい，pI で示す。

アミノ酸は，その種類により側鎖の構造が異なっている。側鎖が炭化水素でできているバリンやロイシンなどは中性アミノ酸といい，側鎖にカルボキシ基を有するアスパラギン酸やグルタミン酸は酸性アミノ酸である。また，リジンやアルギニンなどのようにアミノ基を側鎖に有するものは塩基性アミノ酸と呼ばれる。その他，セリンやチロシンなどのように水酸基を有するものもあり，水素結合に関与する。これら，酸性，塩基性アミノ酸や水酸基を有するアミノ酸は極性アミノ酸と呼ばれ，たんぱく質の溶解度に関係している。

アスパルテーム

人工甘味料の1つで，フェニルアラニンの，メチルエステルとアスパラギン酸とがペプチド結合したジペプチドである。1965 年にアメリカ合衆国の G.D. サール社により開発され，日本では 1983 年に食品添加物として許可された。

(c)　ペプチド結合とペプチド

アミノ酸のカルボキシ基と他のアミノ酸のアミノ基から水1分子がとれてアミド結合したものをジペプチドといい，アミノ酸同士のアミド結合を特にペプチド結合と呼ぶ。ペプチド結合は，平面構造をとる。たくさんのアミノ酸が結合するとペプチド結合間の炭素の部分で折れ曲がった構造になる。ペプチドをその構成アミノ酸の順に並べて表記するときには，アミノ基の残っているアミノ酸（N 末端アミノ酸）の方から順に並べていき，最後がカルボキシ基の残っているアミノ酸（C 末端アミノ酸）になる。

生体には酵素反応に関係したり，ホルモンとして作用する重要なペプチドが多数存在する。これらの一部を表 3-7 に示す。グルタチオンはシステインを含むペプチドで，その-SH 基が2つ結合して-S-S-結合を作ることができる。このように，グルタチオンは1分子では還元状態にあり，2分子結合すると酸化状態にあることがわかる。この2つの状態を行き来することで，グルタチオンは酸化還元酵素の補酵素として機能し

表 3-7　生理活性をもつペプチド，ペプチドホルモン

グルタチオン	酸化還元反応の補酵素
オキシトシン	脳下垂体後葉のホルモン，子宮収縮，乳汁分泌
バソプレッシン	腎での水の再吸収，食塩と尿素の排泄促進
α-色素細胞刺激ホルモン	色素細胞を刺激して活性化
副腎皮質刺激ホルモン	脳下垂体前葉から分泌され，副腎皮質に作用しステロイドホルモンの分泌を促進
床下部から分泌される放出因子，放出阻害因子（数例のみ示す）	
TRH	甲状腺刺激ホルモン放出因子
GRH	成長ホルモン放出因子
GIH	成長ホルモン放出阻害因子，ソマトスタチンともいう（膵臓からも分泌される）
CRH	副腎刺激ホルモン放出因子

ている。また，ペプチドホルモンには，似た構造のものが多い。補酵素には，普通のアミノ酸と異なり，β-アラニンのようなたんぱく質に含まれないアミノ酸も存在する。

(d) たんぱく質の構造

たんぱく質の構造は，いくつかに分けて考えると理解しやすい。その構造は，一次，二次，三次，四次構造に分類される。

一次構造は，たんぱく質を構成しているアミノ酸がどのような順番で配列しているかを示したものである。現在，きわめて多数のたんぱく質の一次構造が明らかになっており，データベースも存在する。アミノ酸の配列はアミノ基が残っているN末端アミノ酸から順番に1，2，3…と番号を振っていく。アミノ酸の配列が明らかになっても，どのような立体構造をしているかは不明である。たんぱく質がそれぞれ固有の機能を発揮するのは，一定の立体構造を有しているからである。

二次構造は，そのたんぱく質の立体構造のうちの部分的なもので，ポリペプチドの規則正しい繰り返しが，水素結合により安定化されているものである。よく知られたものとして，α-ヘリックス構造とβ-プリーツシート構造がある。これらが集まって，球状たんぱく質や繊維状たんぱく質の一部を構成している。α-ヘリックス構造は，時計まわりのらせん構造をしていて，360°回転当たりのアミノ酸残基は3.6個である。各ペプチド結合内のカルボニル基（—CO—）は，一次構造において4つ先のアミノ酸のペプチド結合内のアミノ基（—NH—）と水素結合で結合することにより，安定な構造を形成している。筋肉の色素たんぱく質であるミオグロビンは，球状たんぱく質で多くのα-ヘリックス構造を有している。また毛髪などに多く含まれるたんぱく質であるケラチンは，α-ヘリックス構造を有する棒状のポリペプチド鎖が束になった繊維状たんぱく質である。β-プリーツシート構造は，ポリペプチドが平行に，あるいは逆平行に並んで，ペプチド間の水素結合により安定なひだ状構造をとっている。絹糸の主成分のフィブロインなどのたんぱく質は，β-プリーツシート構造を有するポリペプチド鎖が束になってできている繊維状たんぱく質である。

以上のように，一次構造はアミノ酸配列を示すもの，二次構造は理論的にペプチド結合を安定化させる構造を示すものである。しかしこれだけでは，たんぱく質のどの部分が立体的にどんな形をしているかは全くわからない。三次構造は，それぞれのたんぱく質についてその形を示すものである。また，ポリペプチド鎖が水素結合，ジスルフィド結合，疎水性相互作用などにより，α-ヘリックス構造やβ-プリーツシート構造のポリペプチド鎖が折り畳まれた部分が安定化している。

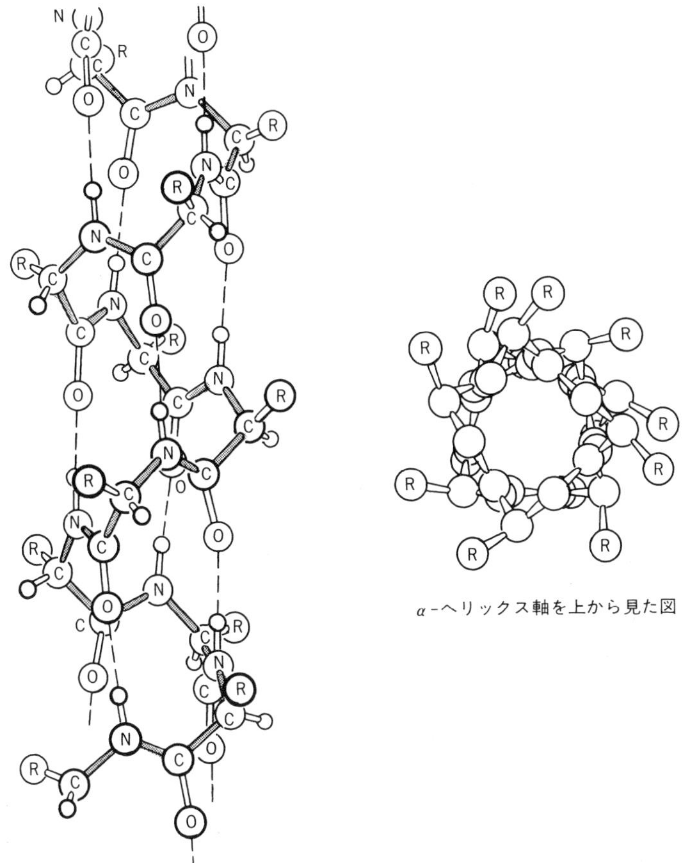

(a) α-ヘリックス

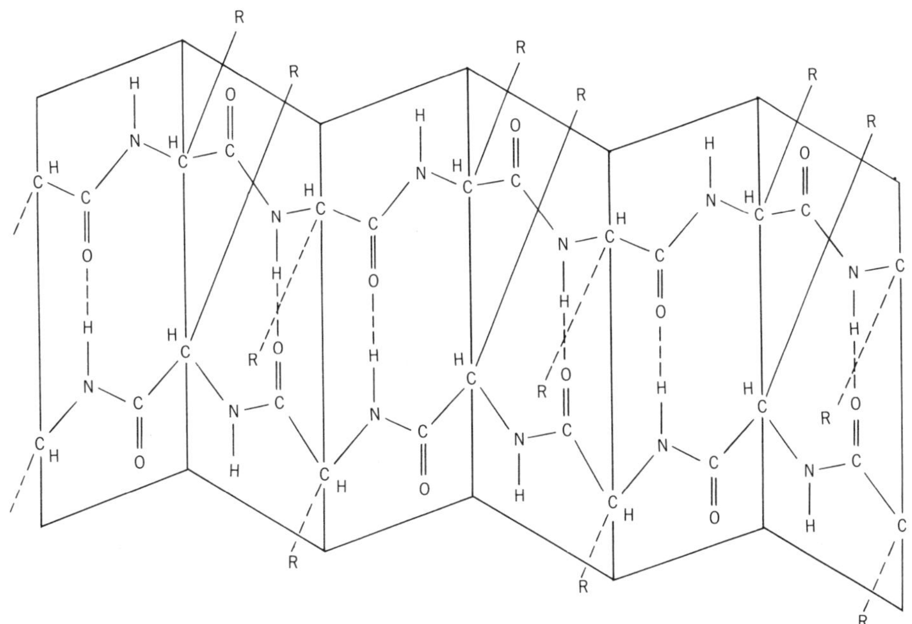

(b) β-構造（プリーツシート構造）

図 3-18　たんぱく質の二次構造

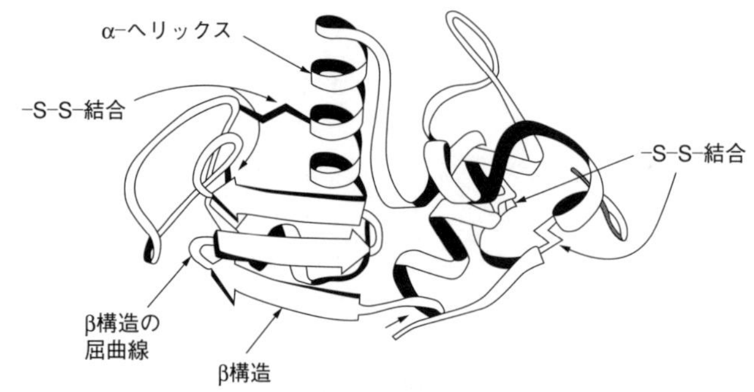

図 3-19　卵白リゾチームの三次構造
（五十嵐脩編著，『改訂生化学』，光生館（1997））

ところで，ある種のたんぱく質の水溶液を，水素結合を切断する尿素や，ジスルフィド結合を切断する2-メルカプトエタノールで処理し，水素結合やジスルフィド結合を切った後に，尿素を除去し，空気中で自然酸化させると，元のたんぱく質が再生する。このことは一次構造の中に，二次構造や三次構造の情報が含まれていることを意味するものといえよう。

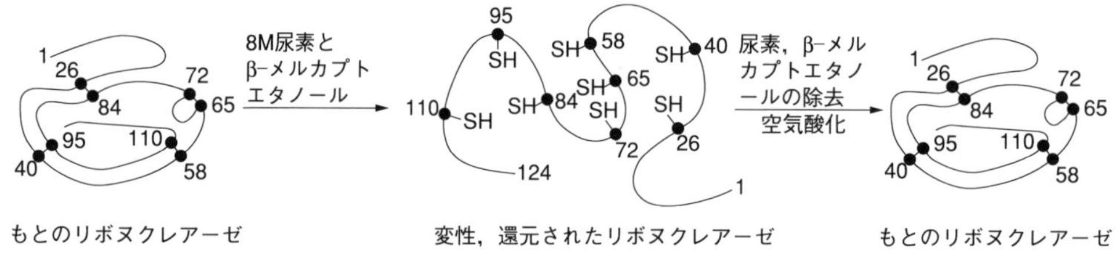

図 3-20　牛リボヌクレアーゼの尿素変性と β-メルカプトエタノール処理および その後の酸化によるもとのリボヌクレアーゼの再生

三次構造のポリペプチド鎖が1つの単位（サブユニット）となって2個以上集まっている構造を四次構造といい，サブユニット間は水素結合や静電的相互作用で安定化している。たんぱく質のすべてが四次構造をもつわけではない。血液色素のヘモグロビンなどには四次構造が見られる。

以上のように，たんぱく質はそれぞれ固有の構造をもっている。体液の大部分が水であり，いろいろな塩類を溶解しているので，アルブミンやグロブリンのような水や塩溶液に可溶なたんぱく質は水溶液として存在している。このほかの水に不溶性のたんぱく質も水と水素結合することで親和性を有している。エネルギー的にはさほど強い結合ではないので，温度を上昇させると，切断されたんぱく質の立体構造の変化を起こしやすい。このようにたんぱく質の立体構造が，熱，薬品などの作用で変化することを変性と呼ぶ。体温程度の温度でも少しずつこのような変

コラム

牛海綿状脳症（BSE）とたんぱく質の立体構造

牛海綿状脳症（BSE）は，牛の脳の中に空洞ができ海綿状になる病気である。BSE の原因は，プリオンと呼ばれるたんぱく質であるという見解が主流である。正常な牛などの体内には正常なプリオンたんぱく質が発現しているが，BSE の原因となるプリオンは正常なプリオンとは立体構造が異なるプリオンたんぱく質である。この異常なプリオンたんぱく質は，二次構造や細胞内局在において，正常プリオンたんぱく質とは異なる性質を示す。異常プリオンたんぱく質が人工飼料などを介して牛などの体内に入ると，徐々に正常プリオンたんぱく質が異常なプリオンたんぱく質に変化していってしまう。このメカニズムについてはまだまだ不明な点が多い。ヒトに伝達しないとの意見もあるが，ヒトクロイツフェルト・ヤコブ病はこの BSE との関連が疑われており，そのため牛の検査や特定の国からの輸入の制限，飼料や加工過程についての規制などが行われている。

化がおきるために，常にたんぱく質の代謝が行われ，新旧の交代が起こっている。このような変性が起きると，たんぱく質の水に対する溶解性が変化する。典型的な例は，鶏卵を加熱すると凝固することである。卵白や卵黄のたんぱく質もそれぞれ一定の立体構造をもち水に溶けているが，加熱することにより変性し，立体構造が変化し水溶性がなくなるため凝固をおこす。このような激しい凝固ではなくてもたんぱく質の変性が起こると酵素の活性や機能性たんぱく質の性質が変化し本来の機能が徐々に失われる。

(e)　たんぱく質の分類

たんぱく質は，形状，構成成分，溶解性，機能などによりいろいろな分類がされている。

形状による分類としては，おもに球状たんぱく質と繊維状たんぱく質がある。球状たんぱく質には，グロブリン，アルブミン，グルテリンなど生理機能を有するたんぱく質が多い。繊維状たんぱく質には，コラーゲン，エラスチン，ケラチンなどがある。

構成成分による分類としては，アミノ酸だけで構成されている単純たんぱく質と，色素，リン酸，糖，核酸，脂質などと結合している複合たんぱく質がある。単純たんぱく質と複合たんぱく質の分類の例を表 3-8，3-9 に示す。

(f)　たんぱく質の性質

たんぱく質には，特徴的ないくつかの性質がある。代表的なものに，等電点沈澱，塩析，呈色反応などがある。

等電点では，たんぱく質の分子間の反発がなくなるので凝集しやすくなる。等電点での沈殿を**等電点沈殿**と呼ぶ。アミノ酸の種類によって等

表 3-8　単純たんぱく質の分類

分　類	溶解性				特　性	たんぱく質	所　在
	水	希塩類	希酸	希アルカリ			
アルブミン	○	○	○	○	熱凝固	血清アルブミン ラクトアルブミン	血清 乳
					硫酸アンモニウム飽和で沈殿	オボアルブミン ミオゲン ロイコシン レグメリン	卵白 筋肉 こむぎ だいず，あずき
グロブリン	×	○	○	○	熱凝固	オボグロブリン 血清グロブリン β-ラクトグロブリン リゾチーム ミオシン	卵白 血清 牛乳 卵白，唾液，白血球 筋肉
					硫酸アンモニウム半飽和で沈殿	エデスチン フィブリノーゲン グリシニン レグミン ファゼオリン	麻の実 血液 だいず なたまめ あずき
グルテリン	×	×	○	○		グルテニン オリゼニン	こむぎ こめ
プロラミン	×	×	○	○	70～80 %アルコールに可溶	グリアジン ホルデイン ツェイン ビニン	こむぎ おおむぎ とうもろこし 麦芽
アルブミノイド（硬たんぱく質）	×	×	×	×	通常の溶媒に不溶	コラーゲン エラスチン ケラチン シルクフィブロイン スポンギン ゴルゴニン	骨皮，腱，筋膜 腱，動脈 毛髪，羊毛．角，爪 絹 海綿 サンゴ
プロタミン	○	○	○	○	塩基性たんぱく質 アルギニンを多く含む	サルミン クルペイン スコンブリン スツリン ムギリン シプリニン	さけの白子 にしんの白子 さばの白子 ちょうざめの白子 ぼらの白子 こいの白子
ヒストン	○	○	○	×	塩基性たんぱく質 アルギニン，リシンを多く含む	胸腺ヒストン 赤血球ヒストン 肝臓ヒストン スコンブロン	胸腺 赤血球 肝臓 さば精嚢

電点は決まるが，食品では pH5 付近のものが多い。ヨーグルトは，牛乳の乳酸発酵による等電点沈殿を利用したものである。

塩析は，たんぱく質の水溶液に塩を加えたときに沈殿が析出することで，たんぱく質に水和している水分子が，塩濃度の上昇とともにはがれるために起こるものである。たとえば，硫酸アンモニウムを用いてたんぱく質を沈殿させることによりたんぱく質を精製する方法を硫安沈殿法という。この沈殿は，たんぱく質そのものは変性していないので，透析などにより塩濃度を薄めるとたんぱく質は再び溶解する。

呈色反応としては，ビウレット反応，キサントプロテイン反応，ニン

表 3-9　複合たんぱく質の分類

	特　　性	たんぱく質	所　在
色素たんぱく質	色素（クロロフィル，ヘム色素など）と結合 鉄，銅などの金属を含む	ヘモグロビン ミオグロビン ヘモシアニン フィコシアニン	血液 筋肉 無脊椎動物血液 海藻
リンたんぱく質	リン酸とエステル結合	カゼイン ビテリン ビテレニン ホスビチン	乳 卵黄 卵黄 卵黄
糖たんぱく質	糖，アミノ糖と結合	オボムコイド オボムチン セロムコイド	卵白 卵白 血液
核たんぱく質	核酸と結合	胸腺ヌクレオヒストン ヌクレオプロタミン 酵母たんぱく質	胸腺 魚類精嚢 酵母
リポたんぱく質	脂質と結合	トロンボプラスチン リポビテリン リポビテレニン	血液 卵黄 卵黄

ヒドリン反応などがある。たとえば，ビウレット反応では，水酸化ナトリウム水溶液と硫酸銅水溶液を加えると，アミノ酸 3 分子以上のペプチドでは二価の銅錯体が生成し赤紫色を呈する。

(g)　たんぱく質の消化吸収

食品を摂取すると，食品中のたんぱく質は消化酵素によってアミノ酸まで分解されて吸収される。吸収されたアミノ酸は，体内で筋肉などの組織や酵素を構成するたんぱく質に生合成されて体を形作る。

口腔内で細かくかみ砕かれた食物中のたんぱく質は，胃で酵素ペプシンによりペプトンなどのペプチドになる。小腸では，トリプシンなどのペプチダーゼによりペプチド結合が分解されてアミノ酸になる。生成したアミノ酸は，小腸より吸収されて血中に入り，門脈を通って肝臓に運ばれる。

未消化物は，大腸内の腸内細菌により，有機酸，アンモニアなどに分解されて排出される。分解物であるメルカプタン，インドールなどの悪臭物質や有害物質は，たんぱく質由来である。

消化吸収率は，個々の食品によって異なるが，同じ食品では変性したたんぱく質の方が酵素作用を受けやすく消化吸収されやすい。

(h)　たんぱく質の栄養

生体内におけるたんぱく質の合成には 20 種類のアミノ酸が必要である。一部のアミノ酸は生体内で合成されるため，非必須アミノ酸と呼ばれる。一方，生体内で合成できないアミノ酸を必須アミノ酸と呼ぶ。現在，必須アミノ酸は，イソロイシン，ロイシン，リジン，メチオニン，フェニルアラニン，スレオニン，トリプトファン，バリン，ヒスチジンの9種類とされ，食物からの摂食が必要である。すなわち，食物から得られる必須アミノ酸の量がたんぱく質の栄養価値を決めることになる。

たんぱく質の栄養価を決める方法はいくつかある。アミノ酸スコアは国際機関から提唱されている基準アミノ酸評定パターンと比較するものである。食品たんぱく質中の必須アミノ酸を定量し，評定パターンの基準量に達していない場合，そのアミノ酸をそのたんぱく質における制限アミノ酸といい，最も不足しているアミノ酸を第一制限アミノ酸，二番目に不足しているアミノ酸を第二制限アミノ酸と呼ぶ。

リジンはすべての穀類の第一制限アミノ酸で，スレオニンはこめの第二制限アミノ酸である。メチオニンはだいずの第一制限アミノ酸であり，トリプトファンはとうもろこしの第二制限アミノ酸である。なお，フェニルアラニン，バリン，ロイシン，イソロイシン，ヒスチジンは植物性たんぱく質中にも多く，不足することは少ない。

植物性たんぱく質が制限アミノ酸を持つものが多いのに対して，動物性たんぱく質には制限アミノ酸がない。食品を摂食する際には，同時に複数の食品を組み合わせ，単一では不足するアミノ酸を補う効果（補足効果）を期待すべきである。

3-1-5 無機質（ミネラル）

食品中の無機質は，人体の構成元素を供給するために大変重要な栄養素である。人体を構成する元素は20種以上知られているが，そのうち水や炭水化物，脂質，たんぱく質などを構成する主な元素である酸素，炭素，水素，窒素を除いたものを無機質と呼ぶ。

なお，「日本食品標準成分表2010」よりヨウ素，セレン，クロムおよびモリブデンの食品中含量も分析されるようになった。

表3-10 人体を構成する元素の平均組成値（%）

元素	含量	元素	含量
酸素（O）	65.0	マグネシウム（Mg）	0.05
炭素（C）	18.0	鉄（Fe）	0.004
水素（H）	10.0	マンガン（Mn）	0.0003
窒素（N）	3.0	銅（Cu）	0.00015
カルシウム（Ca）	1.5〜2.2	ヨウ素（I）	0.00004
リン（P）	0.8〜1.2	コバルト（Co）	痕跡
カリウム（K）	0.35	亜鉛（Zn）	痕跡
硫黄（S）	0.25	セレン（Se）	痕跡
ナトリウム（Na）	0.15	モリブデン（Mo）	痕跡
塩素（Cl）	0.15	フッ素（F）	痕跡

食品を550℃で加熱して有機物および水分を除去した残分を灰分とよび，食品中のおおよその無機質の総量を示すが，塩素の一部は揮散した

り，有機物由来の炭酸の一部が炭酸塩として残留することがあることから粗灰分という。

(a)　生体内の無機質

生体内における無機質は，骨に存在するカルシウムやリンのように難溶性の塩を形成しているもの，ヘモグロビン中の鉄のようにたんぱく質などの生体内有機化合物と結合しているもの，体液中に可溶性の塩としてイオンの形で存在して機能を発揮しているものなどがある。

(b)　無機質の機能

生体内における無機質の一般的な機能としては，次のようなことがあげられる。

① 難溶性の塩を形成して骨や歯などの硬組織の構成成分として機能する（カルシウム，リンなど）。

② 生体内有機化合物の構成成分となって，たんぱく質，酵素，核酸などとともにそれぞれ機能する（硫黄，リン，鉄，ヨウ素など）。

③ 体液中に可溶性の塩となって存在し，浸透圧や pH などの体機能調節に対し機能する（カリウム，ナトリウム，カルシウム，塩素など）。

④ 酵素の活性化剤としてイオンの形で機能している（マグネシウム，亜鉛，セレンなど）。

(c)　食品中の主な無機質

1)　ナトリウム

細胞内の浸透圧や pH の維持，神経や筋肉の活動に関与する。過剰症としては浮腫や高血圧が知られ，欠乏すると疲労感や低血圧が起こる。食塩として摂取することが多い。食品添加物や調味料などからの摂取にも注意する必要がある。食塩，魚介類，海草に多い。

2)　カリウム

ナトリウム同様，細胞内の浸透圧や pH の維持，神経や筋肉の活動に関与する。植物性食品に比較的多く含まれる。

3)　カルシウム

骨や歯の構成成分として，またイオンの形で血液凝固，筋肉の働きに作用し，細胞膜の透過性や酵素の活性化に関与する。カルシウムが不足すると骨や歯が弱くなり，成長が遅れる。また骨粗鬆症にもなりやすくなる。一般に日本人は不足しやすいと指摘されている。牛乳，乳製品，小魚や海草類に多い。

4)　マグネシウム

カルシウムとともにリン酸塩として骨に存在するが，カルシウムとマグネシウムの摂取比率は 2：1 がよいとされている。また，筋肉や体液中ではイオンとしてさまざまな酵素の活性化に関与し，細胞のエネルギー代謝やたんぱく質の合成などに関与する。神経系には抑制的に機能し，血管には拡張作用を示して血圧の降下をおこす。緑黄色野菜，豆類などに多い。

5）リ　ン

カルシウムとともに骨や歯の主要構成成分である。高エネルギーリン酸化合物としてエネルギー代謝に関与し，またリン脂質は細胞膜などを構成する。種々の食品に広く分布するが，過剰摂取はカルシウムの吸収を悪くする。牛乳，穀類など種々の食品に含まれる。

6）鉄

おもに血液中のヘモグロビンの構成成分として存在し，また，筋肉中のミオグロビンや細胞内のシトクロムの成分としても重要である。鉄の不足は，貧血，組織の活性低下をおこす。若い女性に多く見られる貧血は，鉄の摂取不足によるところが多い。獣鳥魚肉類からのヘム鉄の摂取は，同時にたんぱく質を伴うこともあり，植物性のヘム鉄にくらべて吸収がよく，貧血予防に適している。肉類，海藻，貝類などに多い。

7）亜　鉛

核酸やたんぱく質の合成に関与する酵素など多くの酵素の構成成分として重要である。欠乏症として成長遅延，性腺発育不全，味覚・嗅覚の低下などをおこす。肉類，魚介類（特にかき），卵類などに多く含まれる。

8）銅

シトクロム酸化酵素など多くの酵素の構成成分として知られ，その酵素のうちのいくつかは鉄の利用に関係しているため，銅の欠乏によっても貧血を呈する。それ以外の欠乏症としては，皮下出血，心肥大，生殖機能不全なども知られている。レバー，かき（牡蠣），アーモンドなどに多く含まれる。

9）マンガン

ピルビン酸カルボキシラーゼの構成金属元素として知られ，欠乏により骨の異常，耐糖能の低下などを引き起こす。肉類や豆類に多い。

10）ヨウ素

甲状腺ホルモンの構成成分であり，欠乏によって甲状腺刺激ホルモンの分泌を亢進し，甲状腺腫をおこす。こんぶ，いわしなど海藻類や魚介類に多く含まれるので，わが国では欠乏の心配は少ない。

11）セレン

活性酸素を消去させるグルタチオンペルオキシダーゼやヨードチロニン脱ヨウ素酵素の構成成分である。魚介類，海藻類などに多く含まれるが欠乏すると心筋障害がおこる（克山病（けしゃんびょう））。

12）　クロム

糖質や脂質（コレステロール代謝），たんぱく質の代謝に関与している。欠乏症として，長期間完全静脈栄養の場合に，耐糖能低下，体重現象，末梢神経障害などがおこる。野菜，海産物に多く含まれる。

13）　モリブデン

酸化還元酵素の補助因子として働く。欠乏症として，長期間完全静脈栄養の場合に，頻脈，多呼吸，夜盲症などがおこる。

(d)　酸性食品とアルカリ性食品

表 3-11
酸性食品とアルカリ性食品

酸性食品	アルカリ性食品
穀類：そば粉，白米，おおむぎ，小麦粉 魚介類：するめ，まぐろ，たこ，たい，かき，さけ，うなぎ，えび 肉類：鶏肉，豚肉，牛肉 鶏卵：卵黄 豆類：落花生，そらまめ，えんどうまめ 海藻類：ほしのり 乳類：チーズ し好品：ビール，清酒	野菜類：ほうれんそう，ちしゃ，にんじん，こまつな，ごぼう，キャベツ，だいこん，かぼちゃ，きゅうり，なす 果実類：干ぶどう，バナナ，いちご，みかん，りんご，かき，なし，ぶどう，すいか 豆類：いんげんまめ，だいず，あずき 海藻類：こんぶ，わかめ 乳類：牛乳 し好飲料：茶，コーヒー，ぶどう酒

食品を 550 ℃で灰化し，残った灰分を水に溶解して酸性を示すものを酸性食品，アルカリ性を示すものをアルカリ性食品という。酸性食品には無機質のリン，硫黄，塩素などが多く含まれ，アルカリ性食品にはナトリウム，カリウム，カルシウム，マグネシウムなどが多く含まれているためである。数値として示す場合には，通常 100 g の食品より得られる灰分を中和するのに必要な 1/10 規定の酸，または塩基の ml 数で表すことになっている。人間の血液は非常に強い緩衝能を有しているので，摂取した食品によってその pH はほとんど変化しない。ただ，体内代謝を反映する尿の pH は，食品によりかなり変化する。酸性食品は穀類や獣鳥魚肉類が多く，アルカリ性食品には野菜，果実，海藻などが多いので，バランスよく食品の組み合わせを考える必要がある。

3-1-6　ビタミン

ビタミンとは，現在の定義では栄養素のうち三大栄養素をのぞき，1日の必要量が微量の有機化合物を示す総称である。この「微量」という定義はあまり明確ではないが，ビタミンの場合成人で 1 日当たり最大数十 mg 以下で充分であり，中には数 μg で充足されるビタミンも存在する。量的にいえば前項のミネラルもこの範囲にはいるが，有機化合物と無機化合物の違いがある。現在ビタミンに分類されているものの中には，体内でわずかながら生合成されているものもあり（必要量を充足するには不十分），単純に生合成が不可能な有機化合物で必要量が微量なものというわけにはいかない。しかし，ビタミンは毎日摂取していないと欠乏症が起こるため，食物からの供給が必須な栄養素である。

(a)　ビタミンの分類

現在知られているビタミンは 13 種類である。これらビタミンは，その溶解性により，脂溶性ビタミンと水溶性ビタミンとに大別される。脂溶性ビタミンにはビタミン A，D，E，K の 4 種類がある。水溶性ビタミンは，ビタミン B 群と呼ばれる B_1，B_2，ナイアシン，B_6，B_{12}，葉酸，パントテン酸，ビオチンとビタミン C の 9 種類である。水溶性ビタミ

表 3-12　脂溶性ビタミンの生理作用と欠乏症

ビタミン	化学名	同族体の生理活性	生理作用	欠乏症
ビタミンA	レチノール	—	成長，生殖，感染予防，上皮組織の正常化，視覚の正常化	成長停止，生殖不能，感染症に対する抵抗性低下，暗順応低下，夜盲症，眼球乾燥症，失明
ビタミンD 〃 D_2 〃 D_3	カルシフェロール エルゴカルシフェロール コレカルシフェロール	ヒトでは D_2 と D_3 は同じ活性 鳥類では D_3 のみ活性	Ca吸収とCaの骨・歯への沈着。石灰化促進，細胞分化調節，体内で活性型に変えられて作用する	クル病（小児），骨軟化症（成人），骨粗鬆症（老人）
ビタミンE	トコフェロール（α，β，γ，δ）およびトコトリエノール（α，β，γ，δ）	α-トコフェロールの生理活性が最大	脂質の過酸化を阻止，細胞膜，生体膜の機能維持	神経機能低下，筋無力症，成人病の亢進，不妊
ビタミンK_1 〃 K_2	フィロキノン メナキノン（MK）	フィロキノンとMK-4はほぼ同じ活性	血液の凝固促進，血液中の凝固因子中のγ-カルボキシグルタミン酸の合成に関与	出血症，異常トロンビン・凝固因子の出現，止血時間の延長

表 3-13　水溶性ビタミンの生理作用と欠乏症

ビタミン	化学名	機能	欠乏症
ビタミンB_1	チアミン	コカルボキシラーゼ，ケトラーゼなどの補酵素；糖質の燃焼に不可欠	多発性神経炎（脚気），ウェルニッケ脳症
〃 B_2	リボフラビン	フラビン酵素の補酵素；FAD, FMNの構成成分；脂肪酸の燃焼に必要性大	成長障害，口唇炎，脂漏性皮膚炎，舌炎，表在角膜炎
ナイアシン （ナイアシンアミド）	ニコチン酸 ニコチンアミド	補酵素NAD，NADPの構成成分	ペラグラ
ビタミンB_6	ピリドキシン	ピリドキサールリン酸として，アミノ基転移反応などの補酵素として作用	乳児のけいれん症
パントテン酸	パントテン酸	補酵素A（CoA）の構成成分	知的障害，循環器障害
ビオチン	ビオチン	いくつかのカルボキシラーゼの補酵素	脂漏性皮膚炎（乳児），鱗屑状皮膚炎，感覚異常，悪心，嘔吐など（成人）
葉酸 （フォラシン）	プテロイルグルタミン酸	C_1 ユニットの代謝に関係	悪性貧血（巨赤芽球性貧血，小児）
ビタミンB_{12}	コバラミン（シアノ型，メチル型など数種類）	アデノシルコリノイド（補酵素）として種々の酵素反応に関与	悪性貧血（巨赤芽球性貧血，成人）
ビタミンC	アスコルビン酸	プロトコラーゲン中のリジン，プロリン残基などの水酸化反応に関与	壊血病

ンは，体内に貯蔵されにくく排泄されやすいので欠乏症をおこしやすい。一方，脂溶性ビタミンは，貯蔵されるため欠乏症は起こしにくいが，反面過剰症を起こすことがある。

(b) 脂溶性ビタミン

1) ビタミンA

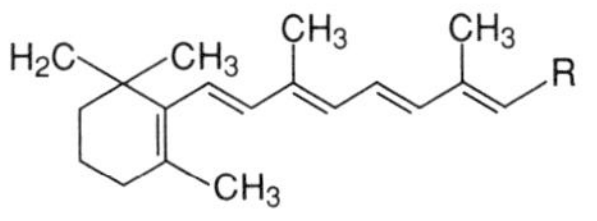

ビタミンAは，眼の網膜の感光色素の生成を促進し，また胃腸や気管支などの粘膜を正常に保ったり，健康な皮膚を作る働きがある。脂質含量の多い動物性食品に多く含まれる。また，プロビタミンAであるカロテンやクリプトキサンチンは，主に小腸での吸収の際にビタミンAに変化するため，良いビタミンA供給源である。α-，β-，γ-カロテンが存在し，β-カロテンがもっともビタミンAとしての作用を示す（p. 18参照）。

R：CH_2OH レチノール／CHO レチナール／COOH レチノイン酸

ビタミンA

ビタミンD_1

ビタミンD_1はWindausらによって研究の初期に命名された。しかし後になって，ビタミンD_2とルミステロールの混合物であることが判明したので，ビタミンD_1という化合物名はなくなった。

2) ビタミンD

ビタミンDは，カルシウムやリンの代謝に関係し，小腸におけるカルシウムやリンの吸収促進・骨からのカルシウム溶出や骨への沈着などの作用を有する。ビタミンDには，きのこなどの植物性食品に多く含まれるビタミンD_2と，魚類や卵などの動物性食品に含まれるビタミンD_3が存在する。これらビタミンDは，プロビタミンDであるエルゴステロールと7-デヒドロコレステロールに紫外線が照射することによって生じたものである。

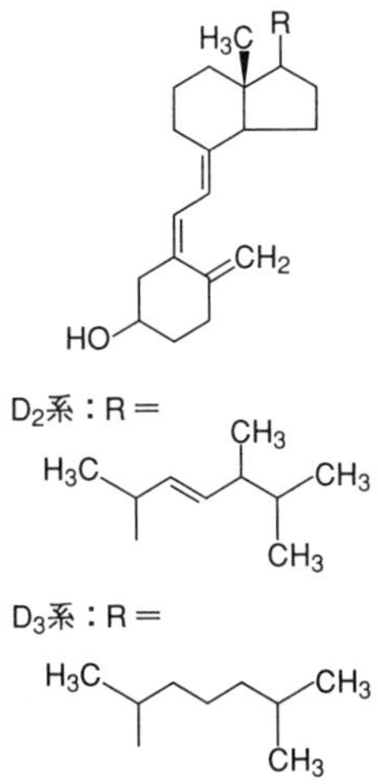

D_2系：R＝

D_3系：R＝

ビタミンD

3) ビタミンE

天然に存在するビタミンEは，トコフェロール類とトコトリエノール類の計8種類が知られているが，主なものはトコフェロール類の4種である。生体内での生理活性はα-トコフェロールが最も高い。ビタミンEは，クロマン環にフェノール性の水酸基を有していて，抗酸化剤としての活性を示し，食品の抗酸化剤として広く利用されている。

空気中に放置すると酸化されやすいため，安定化することを目的として，医薬用には酢酸，コハク酸，ニコチン酸などのエステル誘導体が用いられていることが多い。

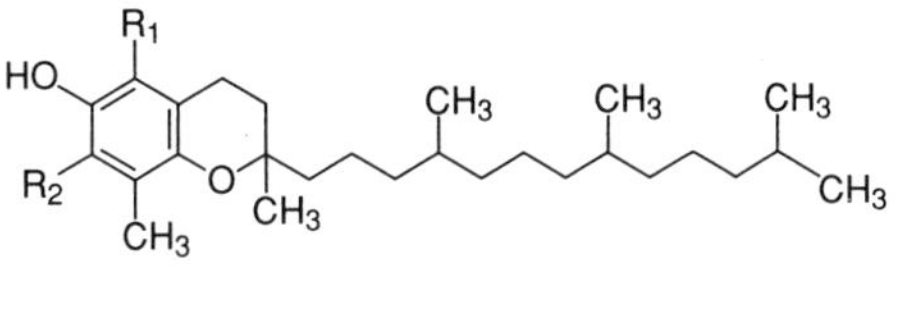

α-トコフェロール：$R_1=R_2=CH_3$
β-トコフェロール：$R_1=CH_3$，$R_2=H$
γ-トコフェロール：$R_2=CH_3$，$R_1=H$
δ-トコフェロール：$R_1=R_2=H$

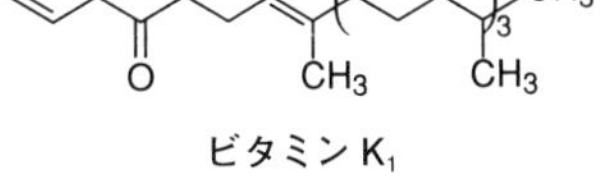

ビタミンK_1

4) ビタミンK

ビタミンKは血液凝固に関与するほか，骨の代謝にも関わっている。

天然に存在するビタミンKは，植物由来のフィロキノンと呼ばれるビタミンK_1と微生物由来のメナキノンと呼ばれるビタミンK_2が存在する。ビタミンK_1は一種類しか存在しないが，ビタミンK_2はその側鎖の長さの異なる同族体が多数存在し，その側鎖の長さによってその生物活性の強さが異なっている。緑葉や納豆に多く含まれ，また腸内細菌の合成量も多い。

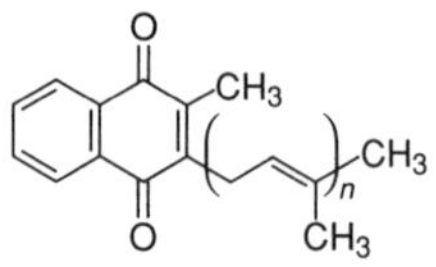

ビタミンK_2

(c) 水溶性ビタミン

1) ビタミンB_1

ビタミンB_1は，各種酵素の補酵素として糖質の代謝に関わっている。欠乏すると脚気や多発性神経炎，浮腫などが起こる。糖質摂取の多いときは不足しないように注意が必要である。穀類の胚芽部や外皮に多いので，精白度が増すとビタミンB_1含量は低下する。

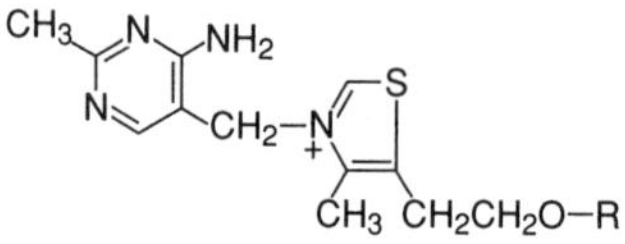

ビタミンB_1

2) ビタミンB_2

ビタミンB_2はフラビン酵素の補酵素の構成成分として，糖質，脂質，たんぱく質の代謝に関わっている。欠乏すると口内炎，舌炎，口唇炎などを起こす。小児では成長障害が起こる。魚介類，レバー，卵など多くの食品に含まれるが，含量が少ないため不足しがちである。

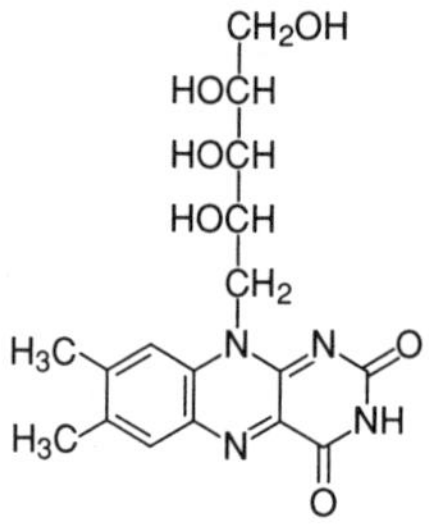

ビタミンB_2

3) ナイアシン

ナイアシンは，食品中にニコチン酸，ニコチンアミドとして含まれており，両者とも同様の作用を持つ。多数の酸化還元酵素の補酵素の構成成分として重要な作用をしている。また，人体内では必須アミノ酸であるトリプトファン60 mgからニコチン酸1 mgが合成される。欠乏症はペラグラとして知られる。食品全般に広く分布する。

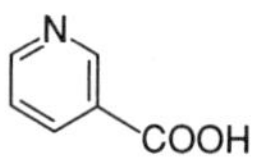

ニコチン酸 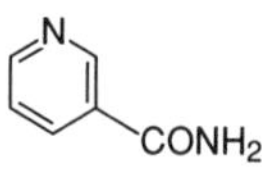　ニコチンアミド

4) ビタミンB_6

ビタミンB_6は，補酵素として，アミノ酸代謝や神経伝達物質の生合成に関与する。食品中に広く存在し，人の腸内細菌による合成もあるため欠乏症は起こりにくいが，たんぱく質の摂取量が著しく多いときには注意が必要である。

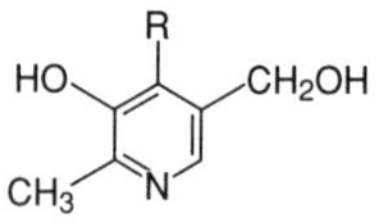

ピリドキシン　：R＝$-CH_2OH$
ピリドキサール：R＝$-CHO$
ピリドキサミン：R＝$-CH_2NH_2$

ビタミンB_6

5) ビタミンB_{12}

肝臓中に存在する抗悪性貧血因子として発見された赤色のビタミンで，中心にコバルト原子を有している。ビタミンB_{12}は補酵素として水素やメチル基転移の酵素反応に関与している。哺乳動物でのビタミンB_{12}の補酵素型は，アデノシンが結合したアデノシル-B_{12}である。

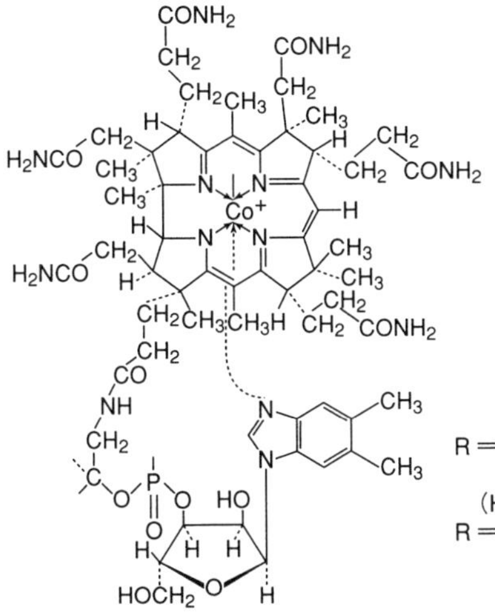

R＝CH_3：メチルコバラミン
R＝OH：ヒドロキシコバラミン
（H_2O：アクアコバラミン）
R＝CN：シアノコバラミン（ビタミンB_{12}）

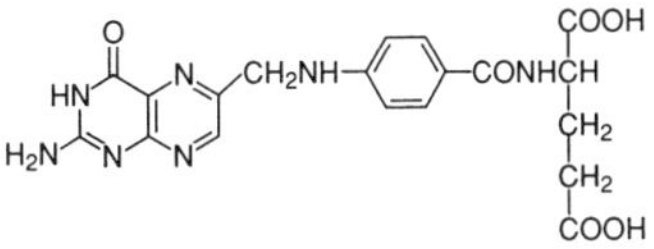

6） 葉　酸

葉　酸

葉酸は補酵素として，核酸の合成やメチオニン代謝などに関与している。欠乏すると悪性貧血を招く。緑黄色野菜やレバー，豆類などに多く含まれる。また，腸内細菌によっても合成される。特に胎児での葉酸の不足は，脳神経の形成に障害が生じる可能性があるため，妊娠前後では充分な摂取が必要である。

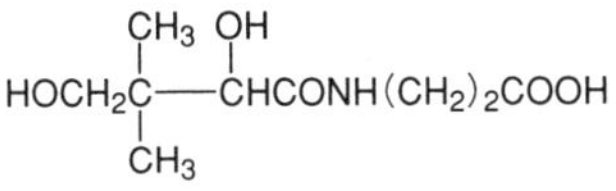

7） パントテン酸

パントテン酸

パントテン酸はコエンザイムＡの成分として糖や脂肪酸の代謝に関与している。腸内細菌による合成があり，また食品中にも多く分布しているため，ほとんど欠乏症は見られない。

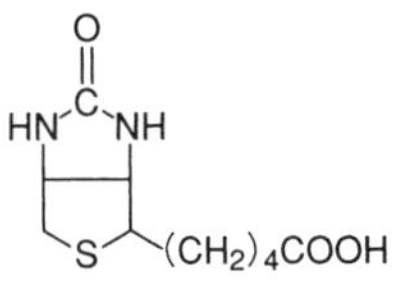

8） ビオチン

ビオチン

ビオチンは，カルボキシラーゼの補酵素として機能しているビタミンで，植物起源ではあるが，腸内細菌による合成もあるため，欠乏を起こしにくい。

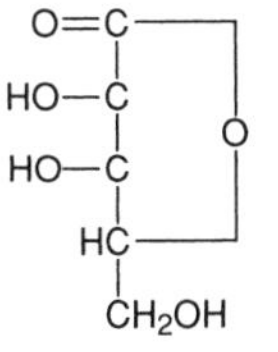

9） ビタミンC

ビタミンC

ビタミンCは，生体内の各種物質代謝，特に酸化・還元反応に関与している。また，重要な生理作用としてコラーゲンの生合成への関与がある。コラーゲンのポリペプチド鎖の生合成は遺伝子の支配下にあるがコラーゲンには特殊なアミノ酸である4-ヒドロキシプロリン，3-ヒドロキシプロリン，5-ヒドロキシリジンなどが含まれ，この3つの水酸化されたアミノ酸はポリペプチド鎖の合成後，それぞれに固有の酵素により水酸化される。この酵素反応にビタミンCが関与する。この反応自体はビタミンCがなくとも進行するが，その場合は徐々に反応速度が低下し，ついには反応停止に至る。このことはビタミンCは，コラーゲン生合成の際の酵素反応の補酵素ではなく，酵素反応の場を維持していくような働きがあると考えられる。さらにビタミンCは，チロシンからのドーパミンやノルアドレナリンなどの合成などにも関与している。欠乏すると壊血病を発症する。新鮮な緑黄色野菜や果実に豊富に含まれる。ビタミンCは，ぶどう糖から大量に合成され，食品の酸化防止剤などにも利用されている。

3-1-7 非栄養素成分

(1) 有害成分

(a) 植 物

アミグダリンはうめ，あんず，もも，びわ，アーモンドの種子に含まれている青酸配糖体である。β-グルコシダーゼなどの酵素により分解され，呼吸中枢を侵す猛毒のシアン化水素（青酸）を生成する（図3-21）。

リナマリン（ファゼオルナチン）も青酸配糖体で，タピオカでん粉の原料キャッサバや製餡原料として輸入しているあおい豆に含まれている。水さらしなどを十分におこない，除去する必要がある（図3-21）。

ソラニン（図3-22）は，じゃがいもの新芽部分と緑変部に含まれているアルカロイド配糖体である。胃腸障害や頭痛めまいなどを起こす。

アマニチンなどのアマトキシン類は，ドクツルタケやシロタマゴテングタケに含まれているきのこ毒で，環状ペプチド構造の猛毒物質である。ムスカリンはベニテングタケやアセタケ属のきのこの毒成分でアルカロイドである。

ゴイトリンは，キャベツに含まれているグルコシノレートにチオグルコシダーゼ（ミロシナーゼ）が作用して生成する化合物で，多量摂取を続けると甲状腺腫の原因となる（図3-23）。

サイカシンはソテツの実に含まれ，体内でメチルアゾキシメタノールを経て，発がん性物質のジアゾメタンを生じる。

わらびに含まれるプタキロシドは，加水分解により発がん性のジエノンを生じるが，アク抜きによりかなり除かれる。

変異原物質
変異原物質は，細胞に突然変異を起こさせる物質で，がんなどを発生させる可能性がある。

アフラトキシンはらっかせいやとうもろこしから発見されたカビ毒で，急性肝臓障害および肝臓がんの原因となる。カビが産生する毒を総称してマイコトキシンという。カビの栄養源になりやすい穀類やナッツ類は，貯蔵時のカビ汚染を防ぐ必要がある。

毒性物質ではないが，フィチン酸（穀類）やシュウ酸（野菜類）は，鉄やカルシウムなどの吸収を阻害するので有害である。豆類には生大豆のトリプシンインヒビターなどのプロテアーゼインヒビターや赤血球凝集素レクチン（ヘマグルチニン）を含むが，充分な加熱により失活す

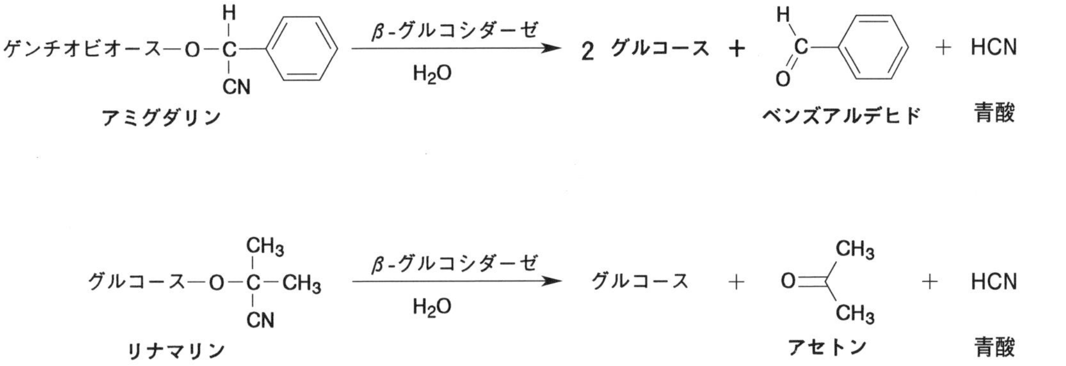

ゲンチオビオース—O—C(H)(CN)—C_6H_5 —(β-グルコシダーゼ, H_2O)→ 2 グルコース ＋ C_6H_5CHO ＋ HCN

アミグダリン　　　　ベンズアルデヒド　　青酸

グルコース—O—C(CH_3)(CN)—CH_3 —(β-グルコシダーゼ, H_2O)→ グルコース ＋ $O=C(CH_3)_2$ ＋ HCN

リナマリン　　　　アセトン　　青酸

図 3-21　アミグダリンとリナマリンの分解による青酸の生成

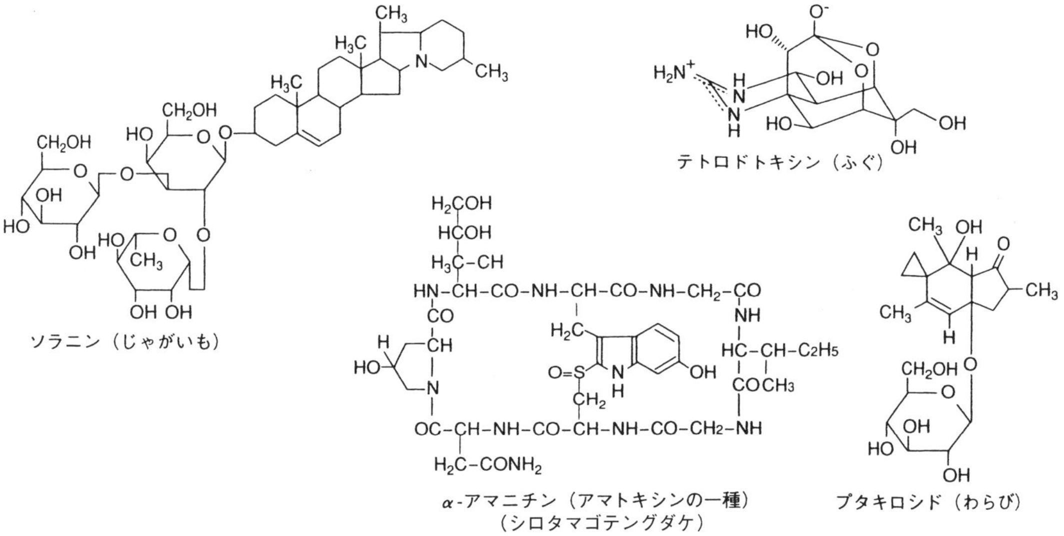

ソラニン（じゃがいも）

テトロドトキシン（ふぐ）

α-アマニチン（アマトキシンの一種）
（シロタマゴテングダケ）

プタキロシド（わらび）

図 3-22　有害成分

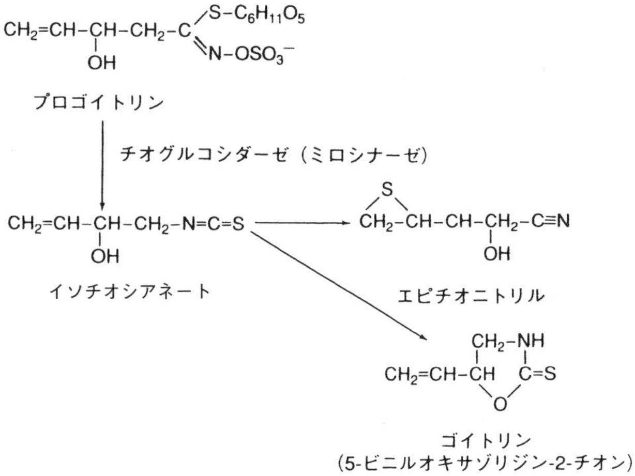

$CH_2=CH-CH(OH)-CH_2-C(S-C_6H_{11}O_5)=N-OSO_3^-$

プロゴイトリン

↓ チオグルコシダーゼ（ミロシナーゼ）

$CH_2=CH-CH(OH)-CH_2-N=C=S$

イソチオシアネート

→ $CH_2(S)CH-CH(OH)-CH_2-C≡N$

エピチオニトリル

→ ゴイトリン
（5-ビニルオキサゾリジン-2-チオン）

図 3-23　ゴイトリンの生成

る。

(b) 動　　物

テトロドトキシンは，ふぐの卵巣，肝臓，腸，皮に多く含まれ，麻痺性の神経毒である。致死量が約 2 mg/体重 50 kg の猛毒物質である。

貝の毒として，ホタテガイやアサリなどに発生する麻痺性貝毒のサキシトキシン，ムラサキイガイやホタテガイなどに発生する下痢性貝毒のオカダ酸やジノフィシストキシンなどがある。

熱帯から亜熱帯海域の魚の毒には，パリトキシンやシガテラ毒と呼ばれているシガトキシンやマイトトキシンがある。シガテラ毒魚は数百種におよぶといわれ，魚介類による世界の食中毒の主要原因である。

狂牛病（ウシ海綿状脳症・BSE）のウシには異常化したプリオンたんぱく質があり，ヒトに感染しクロイツフェルトヤコブ病を発症する。

鶏卵，牛乳，だいず，豚肉，さば，まぐろ，そば，こむぎ，こめなどのたんぱく質はアレルギーを引起こす抗原になりやすい。これらの未消化物の吸収を，香辛料や刺激性食品は増加させるといわれている。

特殊なものであるが，鉛，水銀，カドミウム，アルミニウム，ヒ素などの金属，残留農薬などの化学物質が，土壌や水質汚染由来の有毒物質として，食品中に移行すると有害である。

加工中に生成する物質では，肉や魚の焦げにあるベンゾ［a］ピレンやニトロソ化合物は変異原物質で，リジノアラニンは腎障害の原因となる。

(2) その他

(a) 核酸関連化合物

核酸には，RNA と DNA がある。プリン塩基またはピリミジン塩基，ペントース，リン酸からなるヌクレオチドを基本単位としたポリヌクレオチドである。糖部分が RNA ではリボース，DNA ではデオキシリボースである。核酸は生物のすべての細胞に存在しているのでほとんどの食品に含まれるが，レバー，アン肝，白子，麦芽など増殖が活発で細胞数の多いもので含有量が多い。

食品中の核酸関連化合物として，リボースを構成糖とするヌクレオチドが重要である。5′-グアニル酸（GMP）と 5′-イノシン酸（IMP）は，それぞれしいたけ，かつおぶしのうま味成分（76 頁参照）としてよく知られている。

ヌクレオチドにさらにリン酸が 2 分子結合した構造のアデノシン 5′-三リン酸（ATP）は，エネルギー代謝と筋肉の収縮弛緩に深く関与している物質で，アデノシン 5′-二リン酸（ADP），5′-アデニル酸（5′-AMP）を経て 5′-IMP を生成する。

食物連鎖

ふぐ毒や魚貝の毒の多くは，毒を産生する渦鞭毛藻類が起源といわれ，藻食魚が海藻と共に付着している渦鞭毛藻類を摂取し，これを捕食した肉食魚が毒を蓄積する食物連鎖による。

プリオン

プリオンはたんぱく質であるが，たんぱく分解酵素，熱，紫外線にも安定で，正常プリオンを異常化し増殖する。

プリン体

プリン環を持つ化合物。プリン塩基であるアデニンとグアニンは，DNA，RNA，ATP の構成成分で，消化・分解により生成する。水溶性なので，煮汁中に溶出し，鶏ガラスープや豚骨スープでは多く含まれる。プリン体は代謝されると尿酸になる。

ヌクレオチド

プリンまたはピリミジン塩基と糖がグリコシド結合したものをヌクレオシドといい，ヌクレオシドのリン酸エステルをヌクレオチドという。

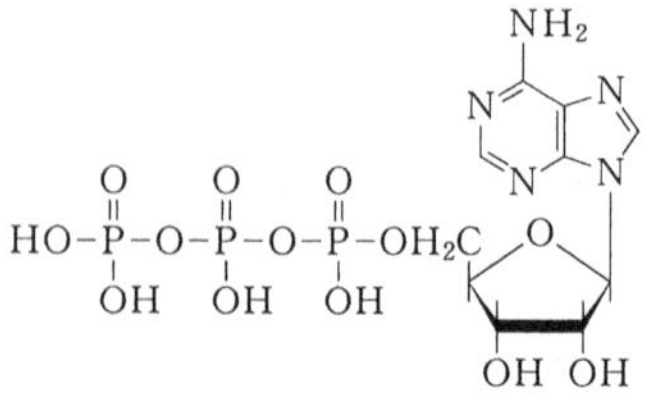

ATP

タンニン

元来は獣皮をなめす物質のことで，多数のフェノール性水酸基を持つ植物由来の化合物の総称。希酸で加水分解しにくいプロアントシアニジンポリマーなどの縮合型タンニンと加水分解により没食子酸やエラグ酸を生成する加水分解型タンニンに2大別される。水溶液は収れん性が強く渋味がある。茶ではカテキン類を含めてタンニンと呼んでいる。

タンニン含有量（100 g 中）
（五訂増補日本食品標準成分表備考より）

せん茶茶葉　13.0 g　浸出液 0.07 g，紅茶茶葉　11.0 g　浸出液　0.10 g，

コーヒー浸出液　0.25 g，インスタントコーヒー　12.0 g，純ココア　4.1 g　ミルクチョコレート　0.7 g

色はなぜ見える？

人間の目に光として感じる波長 380 nm～780 nm の光を可視光線という。太陽や白熱灯が物質にあたった時，分子構造に由来する電子状態によりある波長の光を吸収し，残りの光が色として見えている。とうがらしのカプサンチンは青色の 483 nm の光を吸収するので赤色にみえる。

可視光線の色

400～435 nm　紫，435～480 nm　青，480～490 nm　緑青，490～500 nm　青緑，500～560 nm　緑，560～580 nm　黄緑，580～595 nm　黄，595～605 nm　橙，605～700 nm　赤

＊1　ポルフィンは，ピロール環4個がメチン橋によって環状に結合した構造で二重結合がすべて共役系をとっている。

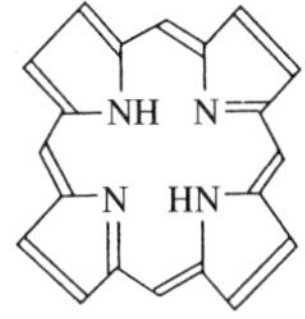

ポルフィン環

＊2　フェオフォルバイドは，過剰摂取により光過敏症の原因となる。

(b)　ポリフェノール

ポリフェノールは，ベンゼン環に水酸基が2つ以上結合している化合物で，カテキン類，アントシアニンなどのフラボノイドやタンニンなどがある。植物界に広く存在し，生体防御の役割を担い抗菌力，抗酸化性を示すものも多い。金属イオンとキレートを作り変色する，ポリフェノールオキシダーゼの反応基質となり褐変物質を生成するなどの性質がある。食品の色素や苦味，渋味の原因物質である。

緑茶の茶葉は，10～20 %のタンニンを含み，その 80 %はカテキン類で，主に (—)-エピガロカテキンガレート，(—)-エピガロカテキン，(—)-エピカテキンガレート，(—)-エピカテキンで苦みと渋みを呈する。紅茶は発酵過程でカテキン類から酸化生成した赤色色素のテアフラビンを含む。

果実ではカテキンやプロアントシアニジンが渋味成分であり未熟果に多く成熟につれ減少する。渋柿のカキタンニンは水溶性であるが，重合すると不溶化し脱渋する。たけのこのホモゲンチジン酸は苦みと渋みの混ざったようなえぐみの原因物質である。

3-1-8　し好成分

(1)　色素成分

食品の天然色素は，化学構造の分類によると，ポルフィリン色素，カロテノイド色素，フラボノイド系色素，ポリフェノール類が主である。

(a)　ポルフィリン色素

ポルフィリン色素は，ポルフィン*1 に側鎖の置換と金属イオンが配位したポルフィリン構造をもつ色素で，代表的なものに，ポルフィン環の中心にマグネシウムイオンが配位したクロロフィル（葉緑素），鉄イオンが配位したヘム色素がある（図 3-24）。

クロロフィル　光合成をおこなう緑色色素で，緑色野菜や果実，藻類の葉緑体中にたんぱく質と結合して存在している。高等植物の緑葉には，青緑色のクロロフィル a と緑色のクロロフィル b が約 3：1 の割合で含まれている。藻類ではクロロフィル c_1，c_2，d，e を含む。クロロフィルは分解しやすく特に酸性下では変色しやすい（図 3-25）。クロロフィルとたんぱく質の結合は，加熱変性により容易に切れる。緑葉中の酵素クロロフィラーゼが作用するとフィチル基（フィトール）が脱離しクロロフィリドになり，酸によりマグネシウムがとれると褐色のフェオフォルバイド*2 になる。弱酸性条件でもマグネシウムがとれるので，調理や加工の際，褐緑色のフェオフィチンになりやすい。さらにフィトールが脱離するとフェオフォルバイドになる。

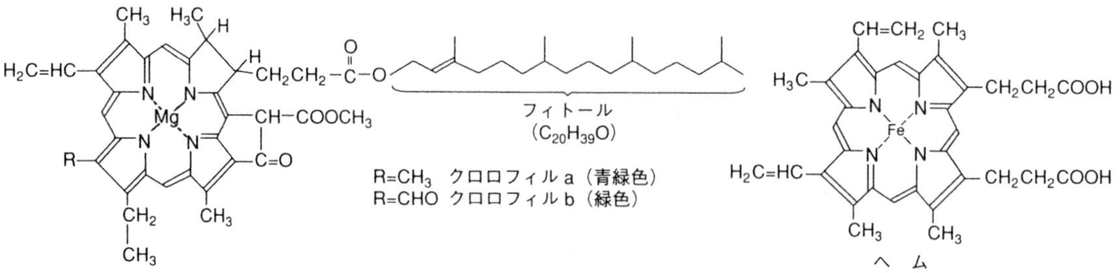

フィトール ($C_{20}H_{39}O$)

R=CH_3 クロロフィル a（青緑色）
R=CHO クロロフィル b（緑色）

ヘム

図 3-24　ポルフィリン色素

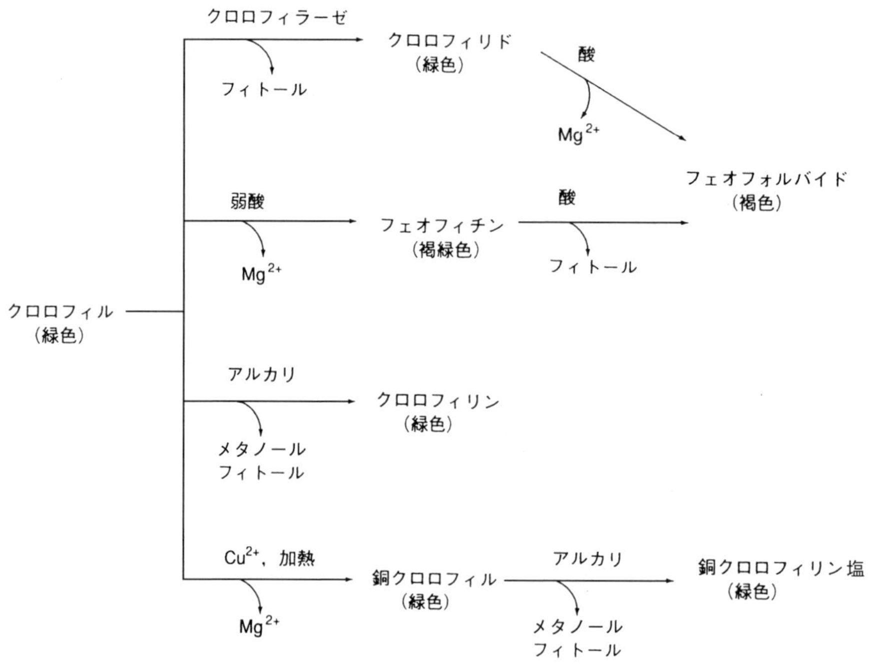

図 3-25　クロロフィルの変化

クロロフィルのマグネシウムを銅あるいは鉄に置換した化合物は安定で，緑色を保持する。銅クロロフィリンナトリウムや鉄クロロフィリンナトリウムは，食用色素として使用されている。

ヘム色素　たんぱく質と結合したヘムたんぱくとして広く存在している。特にミオグロビンは食肉や赤身魚の筋肉の赤色，ヘモグロビンは血液の赤色をもたらし，動物性食品の重要な色素である。

ミオグロビンではポルフィン環の中心の鉄が Fe^{2+}（フェロヘム）で，メトミオグロビンでは Fe^{3+}（フェリヘム）である。ミオグロビンは酸素に触れていない状態では紫赤色（暗赤色）である。市販の食肉の切断面の色は，空気中の酸素でオキシミオグロビン（酸素–ミオグロビン複合体）になり鮮赤色にみえる（図 3-26）。食肉を放置すると Fe^{2+} が容易に酸化され Fe^{3+} となり，褐色のメトミオグロビンになる。食肉を加

黒いノリにも色素がいっぱい

アサクサノリ（黒紫色）の色素たんぱく質フィコエリスリン（赤色）は，火であぶると分解しフィコシアニン（青色）になるので，共存しているクロロフィルの緑色が鮮やかに見える。ノリを放置すると，光や湿気によりクロロフィルが分解して，フィコエリスリンの赤色が目立ち赤紫色になる。

茹で野菜は緑あざやかに！

野菜中の酸の影響を除くため蓋をしないで多量の湯で茹でる，酵素を失活させるためブランチング処理する，重曹やグルタミン酸塩などの微アルカリ下で調理・加工する，などの方法で退色が防げる。

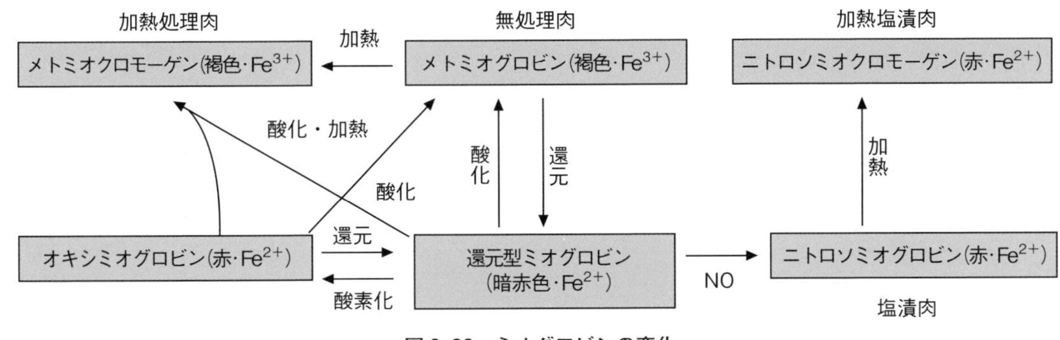

図 3-26　ミオグロビンの変化

熱するとたんぱく質の変性と酸化によりメトミオクロモーゲンになり，褐色に変化する。ハム，ソーセージなどの食肉製品の加工の際には，硝酸塩または亜硝酸塩を還元して生じた一酸化窒素（NO）によって処理し，ニトロソミオグロビンとする。これは加熱しても赤色のニトロソミオクロモーゲンとなり，この現象を肉色の固定という。

(b)　カロテノイド色素

カロテノイドは黄色～黄橙色～赤色の脂溶性色素で動植物界に広く存在しており，200 種以上の化合物が見出されている。1 つの食品に 20 種程度のカロテノイドが混在しているものも多い。主にイソプレン単位 8 個で構成されたイソプレノイド*で，分子中に多数の共役二重結合があるので，美しい色を呈する。カロテノイド炭化水素をカロテンと総称する。水酸基やカルボニル基など極性基をもつものをキサントフィルといい，柑橘類，かき（柿），とうもろこしのクリプトキサンチン，卵黄，とうもろこしのゼアキサンチン，緑色野菜，果実，藻類，卵黄のルテイン，とうがらしのカプサンチンなどがある。主なカロテノイド色素を表 3-14 に示した。

α-，β-，γ-カロテン，クリプトキサンチンは，体内でレチノールを生成するので，プロビタミン A と呼ばれる。食品中に多いプロビタミン A は，β-カロテンである。トマトやすいかの赤色色素であるリコピンは，プロビタミン A ではない。

葉緑体中ではクロロフィルとカロテノイドが共存していて，ほうれんそうなどの緑色野菜は，カロテンを含んでいても緑色にみえる。果実は，熟すとクロロフィルが分解してカロテノイド色素の黄橙色が現れる。

色素は，たんぱく質と結合しているものも多い。えび，かになどでは，アスタキサンチンはたんぱく質と結合していて赤色を示さないが，茹でると結合が切れて鮮やかな赤色になる。アスタキサンチンが酸化した構造のアスタシンも赤色色素である。糖と結合しているクロセチンは水溶性配糖体クロシンとしてサフランやクチナシに存在している。

酸素運搬係はヘム Fe^{2+}

ヘムは Fe^{2+} の状態で酸素分子を可逆的に配位結合することにより，生体内で酸素を運搬する。Fe^{3+} では酸素を運搬できない。

カロテノイドの生合成

カロテノイドはテルペン類で多くは炭素数 40 である。メバロン酸経路と呼ばれるすべての生物に共通な代謝系により生合成される。

$$H_2C=C(CH_3)-CH=CH_2$$

イソプレン

＊　イソプレノイドは，テルペン，テルペノイドともいう。構造がイソプレン（2-メチル-1,3-ブタジエン）単位からなる化合物でイソプレンを 2 個含むものをモノテルペン，3 個のものをセスキテルペンという。

カロテノイドのレチノール当量（単位はいずれも μg）

β-カロテン当量＝β-カロテン＋1/2（α-カロテン）＋1/2（クリプトキサンチン）
レチノール当量＝レチノール＋1/12（β-カロテン当量）

ビタミン A の機能

ビタミン A は，食物繊維，ビタミン C，ビタミン E などと同様に発がんイニシエーション抑制効果があるといわれている。

表 3-14 カロテノイド色素

	名　称	色	構　造	所　在
カロテン	α-カロテン (α-carotene)	黄橙色	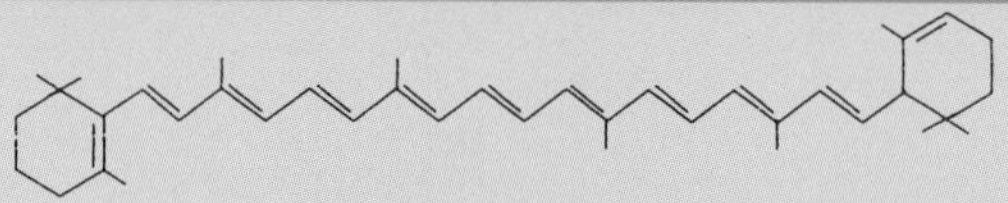	にんじん，オレンジ，緑葉，藻類
	β-カロテン (β-carotene)	黄橙色	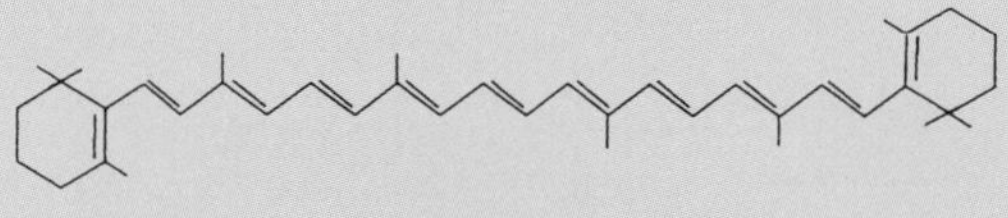	にんじん，さつまいも，かぼちゃ，卵黄，オレンジ，緑葉，藻類
	γ-カロテン (γ-carotene)	黄橙色	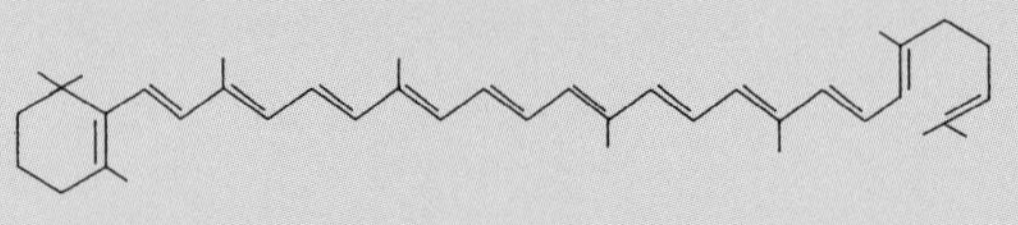	あんず
	リコピン (lycopene)	赤　色	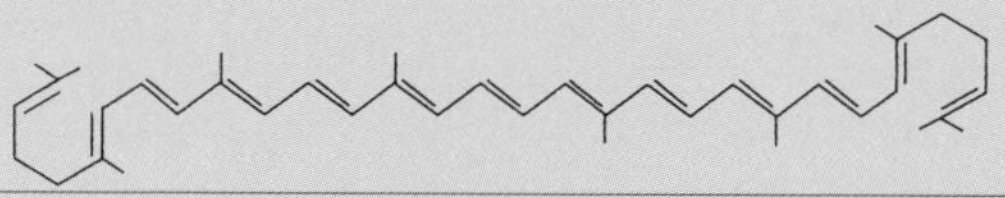	トマト，すいか，かき
キサントフィル	ルテイン (lutein)	黄橙色	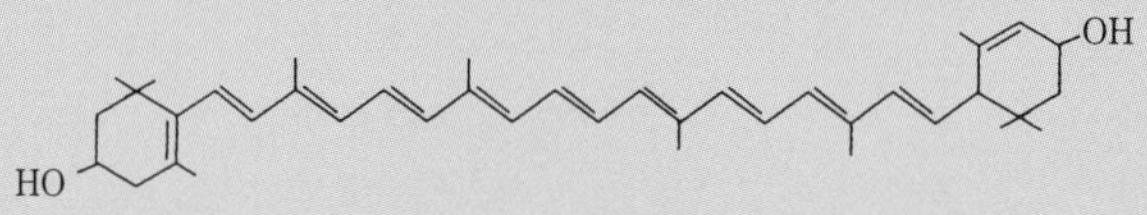 HO, OH	緑葉，卵黄，とうもろこし，オレンジ，かぼちゃ，緑藻類，紅藻類
	クリプトキサンチン (cryptoxanthin)	黄橙色	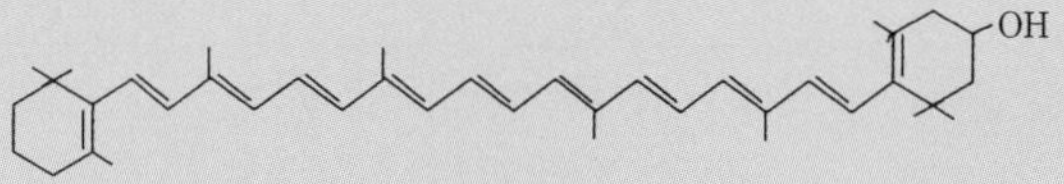 OH	かき，とうもろこし，オレンジ，みかん
	ビオラキサンチン (violaxanthin)	黄橙色	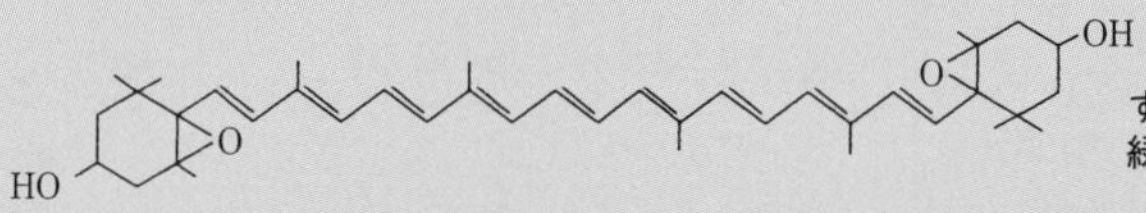 HO, O, O, OH	すもも，とうがらし，緑葉，柑橘類
	ゼアキサンチン (zeaxanthin)	黄橙色	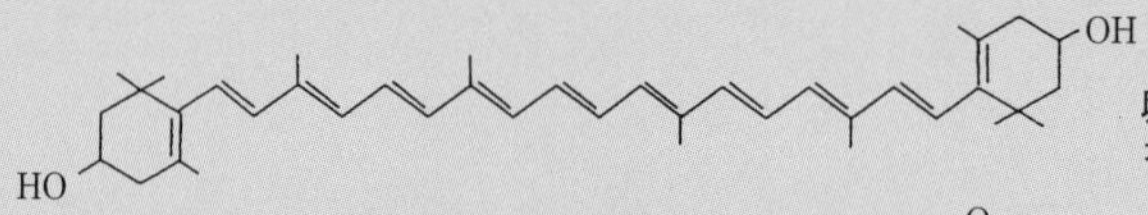 HO, OH	卵黄，とうもろこし，オレンジ
	カプサンチン (capsanthin)	赤　色	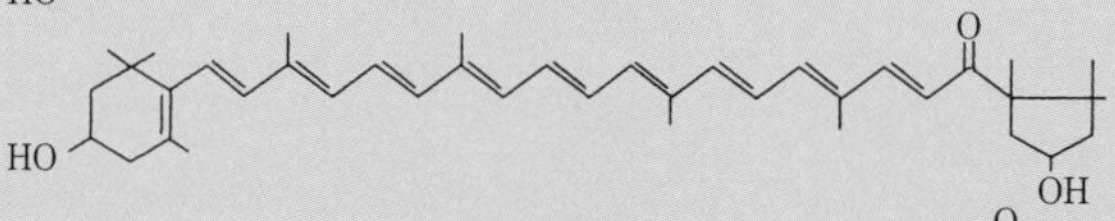 HO, O, OH	とうがらし，ピーマン
	アスタキサンチン (astaxanthin)	赤　色	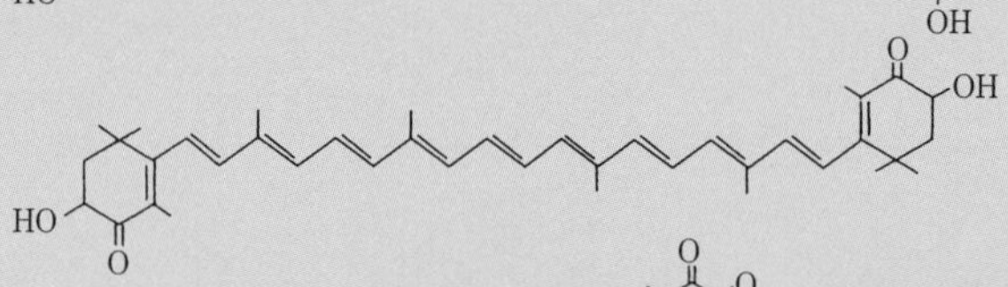 HO, O, O, OH	かに，えび，さけ，ます，おきあみ
	アスタシン (astacin)	赤　色	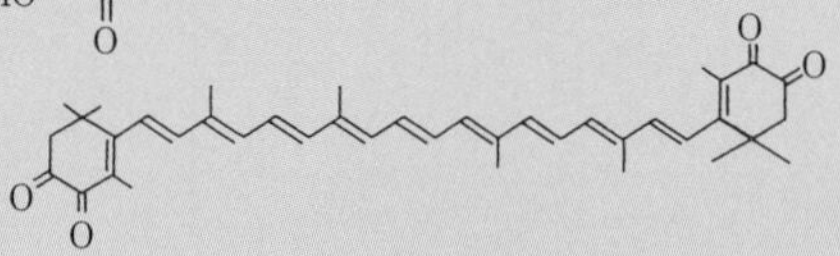 O, O, O, O	かに，えび，さけ，ます
	クロセチン (crocetin)	黄橙色	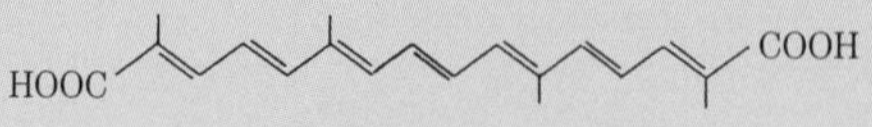 HOOC, COOH	サフラン，くちなし
	フコキサンチン (fucoxanthin)	黄橙色	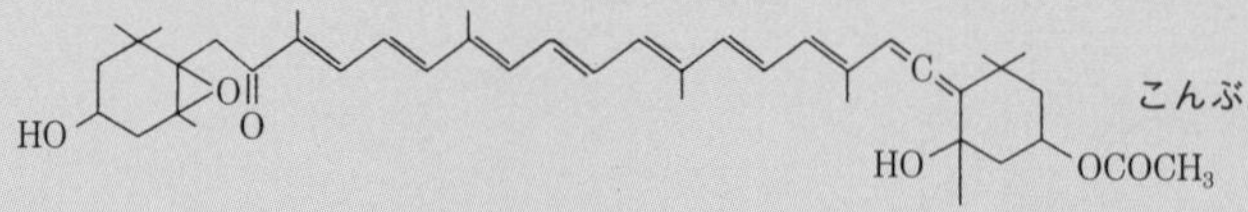 HO, O, O, C, HO, $OCOCH_3$	こんぶ，わかめ
	ビキシン (bixin)	赤　色	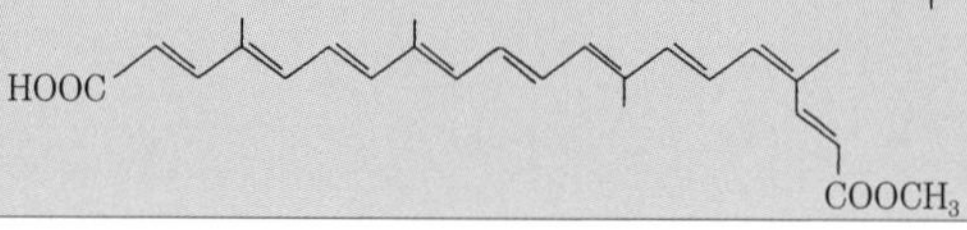 HOOC, $COOCH_3$	アナトー果実

表 3-15　フラボノイド色素

		基本骨格	アグリコン	所在（配糖体名）	色
フラボノイド系	フラボン		アピゲニン	コーリャン	黄
			アピゲニン	セロリ，パセリ（アピイン）	無色
	フラボノール		ケルセチン	たまねぎ	黄
			ケルセチン	そば，トマト，アスパラガス（ルチン）	無色
			ケンフェロール		黄
			ケンフェロール	だいこん葉，にんじん葉（アストラガリン）	無色
	フラバノン		ヘスペレチン	グレープフルーツの果皮，果実（ヘスペリジン）	無色
			ナリゲニン	柑橘類の果皮，果実（ナリンジン）	無色
アントシアン系	アントシアニン		ペラルゴニジン	いちご（カリステフィン）	赤
				ざくろ（ペラルゴニン）	赤
			シアニジン	くろまめの皮，チェリー（クリサンテミン）	暗赤色
				紫しそ（シソニン）	赤紫
				紫しそ，赤かぶ（シアニン）	赤
				クランベリー，リンゴ（イデイン）	赤紫
			デルフィニジン	なすの果皮（ナスニン）	紫
			ペオニジン	紫たまねぎ（ペオニン）	紫
			ペチュニジン	ぶどう（ペチュニジン，3-グルコシド）	赤
			マルビジン	ぶどう（エニン）	暗赤色

＊ペラルゴニジン系 R_1=H，R_2=OH，R_3=H　シアニジン系 R_1=OH，R_2=OH，R_3=H　デルフィニジン系 R_1=OH，R_2=OH，R_3=OH

食用色素として，天然物から抽出したカロテノイドを食品に添加しているものもある。ベニノキ科アナトーの種子の赤色色素ビキシンとノルビキシンは，バター，マーガリン，チーズなどの油性食品に，そのK塩あるいはNa塩にした水溶性色素はハム，ソーセージ，みそなどに使用されている。

カロテノイドは酸化されやすく，特に重金属は酸化を促進するので注意が必要である。冷凍・乾燥食品の加工および貯蔵中のカロテノイドの変色を防ぐためには，酸化酵素を失活させるためのブランチング処理（湯通し）が不可欠であり，さらに真空包装し空気を遮断し，光を避けて保存する必要がある。酸化によるカロテノイドの退色防止には抗酸化剤としてアスコルビン酸が用いられる。

わかめの色

わかめは緑褐色であるが，これはフコキサンチンがたんぱく質と結合して呈している赤色とクロロフィルの緑色による。加熱すると，たんぱく質との結合が切れて黄橙色になるので，茹でるとクロロフィルの緑色が鮮やかにみえる。

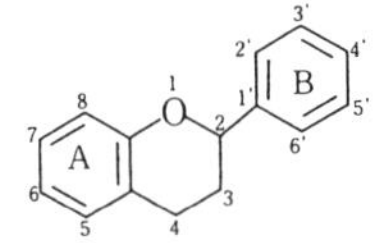

フラボノイドの基本骨格

ルチンの機能

ルチンは，ケルセチンをアグリコンとし，ルチノース（ラムノースとグルコース）を糖部分とした配糖体。ダッタンソバに多く含まれている。毛細血管を強化する作用があるといわれている。ビタミンPの1つ。

(c)　フラボノイド色素

フラボノイド関連化合物は，食用果実や花として植物界に広く存在する水溶性色素で，黄色のフラボノイド系色素と，赤または青色のアントシアン系色素に大別される。主なものを表3-15に示した。

フラボノイド系色素　フラバン（C6-C3-C6）を基本骨格とし，4位の酸化状態によりフラボン，フラボノール，フラバノン，フラバノノール，フラバノールに分類される。A環5，7位およびB環3′，4′位に水酸基があるものが多く，3位または7位の水酸基に糖が結合した配糖体＊で存在するものが多い。アグリコン

＊　グルコース，ガラクトース，ラムノースなどの糖に有機化合物の水酸基やアミノ基などがグリコシド結合している化合物を配糖体（グリコシド）という。糖以外の部分をアグリコンとよぶ。

は黄色を示すが，配糖体になると無色になるものもある。

アントシアン系色素　ぶどう，なすの紫色や，いちごの赤色などの水溶性色素である。アントシアニンとよばれる配糖体として存在しアグリコン部分をアントシアニジンという。構造によりペラルゴニジン系，シアニジン系，デルフィニジン系に分類される。アントシアン系色素は，pH や金属によって影響を受ける。酸性溶液中では A 環 1 位のオキソニウム酸素によって＋に荷電しているが pH が弱酸性から塩基性ではキノイド構造となり色調が変化する。シアニンは，酸性では赤，中性では紫，塩基性では青色を示す。一般に酸性では安定であるが中性から塩基性では不安定で退色しやすい。赤梅干は梅のクエン酸により赤しその色素シソニンが鮮やかな赤色を示す。金属イオンは，B 環に水酸基が 2〜3 個あると配位し，錯化合物となり色に影響を与える。なすの糠漬けにミョウバンや鉄クギをいれると金属イオンの Al^{+} や Fe^{+} がナスニンに配位し安定な色を呈する。

ブルーベリーのアントシアニン含有量

各種アントシアニンの配糖体が約 150 mg/100 g 含まれる。アルカリ性では酸化分解して褐変する。

カテキン類，カルコン類　フラボノイド関連化合物で，カテキン類はフラバノールの誘導体である。無色であるが，ポリフェノールオキシダーゼによる酸化で着色しやすい。紅茶の赤色色素は，茶葉中のカテキン類が発酵中に酸化されて生成したテアフラビン類である。カルコン類はフラボノイド系色素が開環した構造で，ベニバナの色素のサフロールイエロー（黄色），カルタミン（赤色）があり，食品着色料としても利用されている。

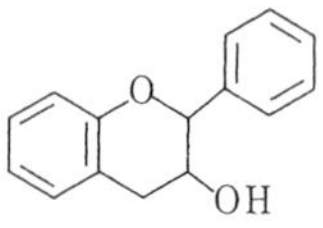

フラバノール 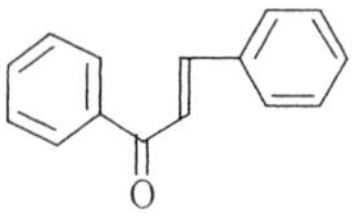　　カルコン

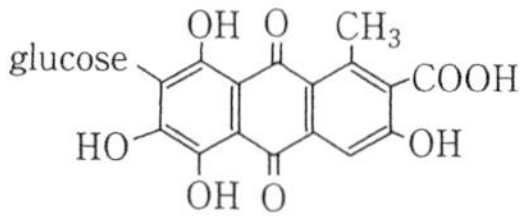

glucose, OH, O, CH_3, COOH, HO, OH, OH, O

カルミン酸

COOH, HOOC, O, OH, R, HO, OH, OH, O, OH

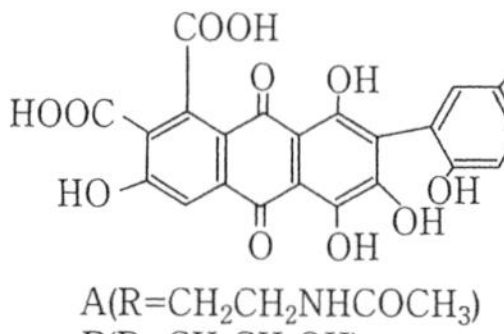

A($R=CH_2CH_2NHCOCH_3$)
B($R=CH_2CH_2OH$)
C($R=CH_2CH(NH_2)COOH$)

ラッカイン酸

H_3CO, HO, $CH=CHCOCH_2COCH=CH$, OCH_3, OH

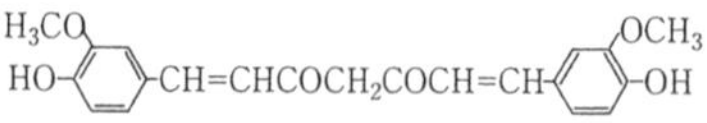

クルクミン

(d)　その他の色素

各種のフェノール化合物が植物に含まれていて，カテキン同様，酵素酸化によって食品の変色を起こしやすく，褐色から黒色を呈する。主なフェノール化合物を図 3-27 に示した。

コチニール色素（別名カルミン酸）やラッカイン酸は，カイガラムシ科の虫体から抽出した赤色色素で食品に使用されている。

カレー粉に用いられているターメリックはショウガ科植物ウコンの粉で，その色素は黄〜赤褐色のクルクミンである。ジケトン化合物で熱にも安定である。

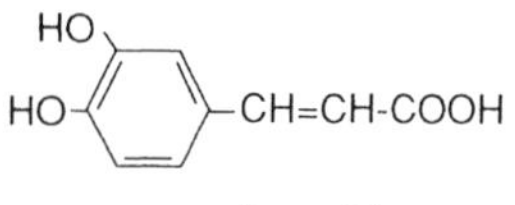

HO, HO, CH=CH-COOH
カフェ酸

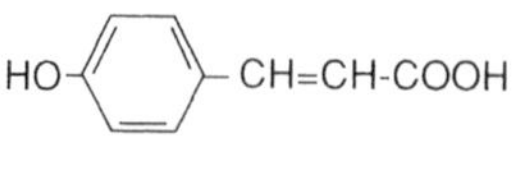

HO, CH=CH-COOH
p-クマール酸

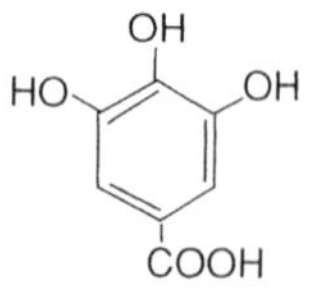

OH, HO, OH, COOH
没食子酸

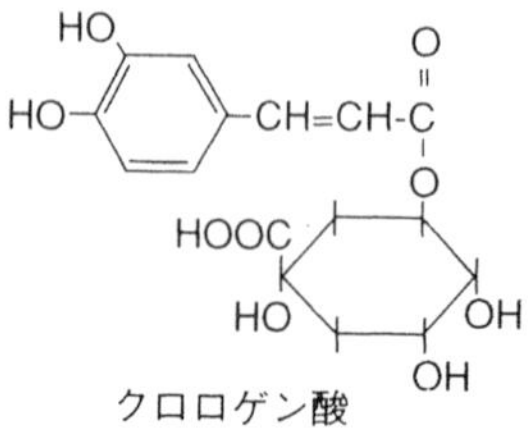

HO, HO, CH=CH-C(=O)-O, HOOC, HO, OH, OH
クロロゲン酸

図 3-27　フェノール化合物

合成着色料として，食用タール色素やクロロフィルの誘導体などがあり，使用基準が決められている。

(2) 呈味成分

味は，舌表面に分布している味蕾の味細胞から味神経を通じて大脳中枢に伝達され感知される。味は，甘，酸，塩，苦の4原味にわけられ，日本ではうま味を加えた5味を基本味とする。4原味に対する感受性は舌部位により異なり，舌先端部で甘味，舌根部で苦味，舌側部で酸味，舌中央以外の各部で塩味を感知しやすい。

(a) 甘　味

スクロース*をはじめとして，糖，糖アルコール，アミノ酸，その他多様な化合物が甘味物質として知られている。単糖と少糖類は，一般的に甘味があるものが多い。各種糖質の甘味度を表に示した。

スクロースは非還元糖なので，水に溶かしても甘味は変化しない。グルコースやフルクトースなどの還元糖は水溶液中ではα型とβ型の平衡混合物になり，その比は温度によって変化する。フルクトースの結晶はβ-ピラノース型であり，スクロースの1.8倍の甘味度であるが，高温水溶液中では，α-フラノース型が多くなり甘味は低下し，40℃でスクロースとほぼ同等，低温では甘くなる。果物などは，冷やしたほうがβ-ピラノース型のフルクトースが多いのでおいしくなる。

食品工業では，甘味料として，水あめ，コーンシロップや異性化糖，各種オリゴ糖が用いられている。水あめは，でんぷんを糖化して生成したものでグルコース，マルトース，デキストリンを含む。異性化糖は，でんぷんを糖化して得たグルコースにグルコースイソメラーゼを作用させて異性化しフルクトースにしたもので，グルコースとフルクトースの混合物である。清涼飲料水や乳製品などに利用されている。

オリゴ糖　単糖が2～10程度結合した化合物である。フルクトオリゴ糖は，スクロースにフルクトースが結合したオリゴ糖で，スクロースに似たさわやかな甘味がある。たまねぎやごぼうなどにも少量含まれるが，スクロースを原料とし酵素を利用して工業的に製造され，菓子などに利用されている。難消化性，抗う蝕性，腸内細菌ビフィズス菌増殖の作用をもつものが多用される。他にガラクトオリゴ糖やラクツロースにも，ビフィズス菌増殖作用があり，カップリングシュガーは抗う蝕性があるオリゴ糖類として利用されている。

糖アルコール　糖の1位のアルデヒドが還元された構造である。カルボニル基がないので，アミノカルボニル反応による褐変は起こらない。マンニトールはこんぶなどの褐藻類やきのこ類

* スクロースはしょ糖あるいはサッカロースともよぶ。砂糖は，スクロースの工業的製品の総称。原料は甘ショ（さとうきび）または甜菜が主である。グラニュー糖，上白糖，和三盆，氷砂糖，黒糖，楓糖など，原料由来の不純物や形により風味が異なる。

味覚の定量

味覚刺激の強さは，刺激閾値，弁別閾値，等価濃度によって定量的に表される。刺激閾値は味覚刺激を感じる最低濃度，弁別閾値は2種類の刺激を識別できる最低濃度，等価濃度は基準となる特定物質と等価の味刺激を与える濃度のことである。

味覚変革物質

ミラクリンは，西アフリカ原産のミラクルフルーツに含まれ，酸味の強いものと一緒に食べると，酸味を甘味に変える。糖たんぱくミラクリンの糖部分が甘味を感じる部分と相互作用して，たんぱく部分がその近辺に結合するためといわれている。ギムネマ酸は甘味感覚を一時的に消失させる物質である。

テクスチャー

食品のおいしさには様々な要因があるが，色，味，香りが化合物に由来するのに対し，口当り，舌ざわり，歯ごたえなどのテクスチャーは物理的性質による。テクスチャーとは食品を皮膚や舌などの触覚で触れた時の感覚的評価による物理的（主にレオロジー的）性質，組織学的性質（主に形や構造）のこと。

に含まれている。ソルビトールは植物や藻類に存在している。キシリトールとエリスリトールは，溶解による吸熱量が大きく清涼感ある食感をもつ。エリスリトールは，吸収後，そのまま排泄されるので，エネルギーはスクロースの 1/10 程度である。糖アルコールは一般に消化吸収や代謝がされにくいので低カロリー甘味料として，あるいは抗う蝕性甘味料として利用されているものが多い。

たんぱく質系甘味料　熱帯植物の果実に含まれるソーマチン（分子量約 21000）やモネリン（分子量約 11000）は，それぞれ 1600～3000 倍，3000 倍の甘味度を示す。アミノ酸では，グリシンのほか，D-トリプトファン，D-アラニン，D-セリンなどの非天然型アミノ酸にも甘味がある。

その他の天然甘味料　フィロズルチン（甘茶の発酵葉。甘味度はスクロースの 600～800 倍），グリチルリチン（甘草の根。甘味度 250 倍），ステビオシド（ステビアの葉中のジテルペン配糖体。甘味度 120～150 倍）がある。それぞれ独特の後味がある。

合成甘味料　サッカリンおよび Na 塩（甘味度約 500 倍）は，低エネルギー甘味料として使用されている。ジペプチドとして，α-L-アスパラチル-L-フェニルアラニンメチルエステル（アスパルテーム）は，スクロースの 200 倍程度の甘味があり広く用いられている（図 3-28）。

(b) 酸　味

酸味は，食品中の酸が解離して存在している水素イオン H^+ によって感じる味である。酸の種類によってそれぞれ独特の風味がある。主な酸および多く含む食品をあげると，酢酸（食酢），炭酸（炭酸飲料），リン酸（清涼飲料），クエン酸（レモン，梅），乳酸（ヨーグルト，漬け物），コハク酸（清酒，貝），リンゴ酸（リンゴ），酒石酸（ぶどう），L-アスコルビン酸（野菜，果実）などである。

(c) 塩　味

食塩（塩化ナトリウム）がもっとも代表的であり味も好まれている。他に塩化カリウム，リンゴ酸ナトリウム，塩化アンモニウムなどがある。塩味の質と強度は陰イオンの影響もあるが，陽イオン（Na^+，K^+）の種類によるところが大きい。塩化カリウムはやや苦味を感じる。

(d) 苦　味

チョコレート，コーヒー，ビールのような苦味が不可欠である食品もあるが，一般的には好まれない味である。苦味物質には植物の有毒物質に多いアルカロイドに属する化合物もあり，人間が毒物の害を避ける自己防御機能に由来するとも考えられている。

メープルシュガー（楓糖）

カエデの幹から集めた樹液には，スクロース 2～3 %と有機酸微量が含まれている。これを煮沸し濃縮すると加熱中に特有の色と香りが生成する。

サラリーの語源は塩！

古代から塩は給与として与えられてきた。塩はラテン語でサール，これに値段という言葉のアリウムがついてサラリーとなった。

食塩の摂取

Na^+ の過剰摂取は高血圧の原因となる。しかし，Na^+ と K^+ は，血液など体液の pH を調節し，一定の浸透圧を維持し，また Cl^- は胃液の塩酸の原料になり，人間に必須である。

飲料一杯中のカフェイン量（mg/150 ml）

コーヒー 110～150，インスタントコーヒー 60～108，紅茶 20～46，煎茶 15～30，コーラ 45.6。

各種糖質の甘味度

糖　質	甘味度
スクロース	100
グルコース	64～74
α-グルコース	74
β-グルコース	48
フルクトース	115～173
α-フルクトース	60
β-フルクトース	180
マルトース	40
ラクトース	16
パラチノース	42
カップリングシュガー	50
α-ガラクトース	32
β-ガラクトース	21
α-マンノース	21
β-マンノース	苦味
キシロース	40
ソルビトール	60
キシリトール	85
エリスリトール	80
パラチニット	45
マルチトール	80

（新家龍ほか編，『糖質の科学』，朝倉書店）

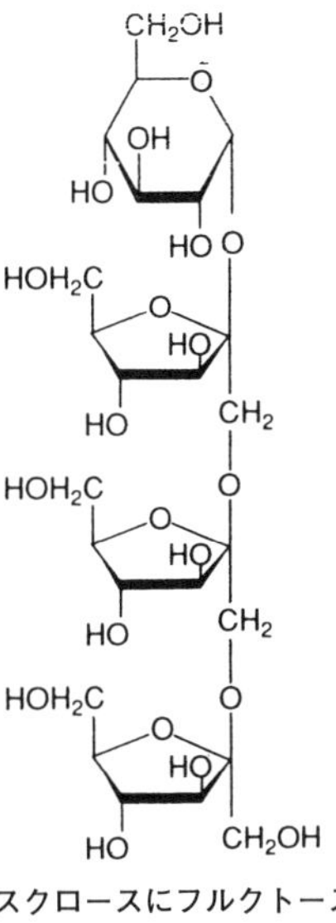

スクロースにフルクトースが2分子結合しているフルクトオリゴ糖

D-マンニトール　　D-ソルビトール

D-キシリトール　　エリスリトール

フィロズルシン

グリチルリチン

ステビオシド

サッカリン　　サッカリンナトリウム

アスパラチルフェニルアラニンメチルエステル（アスパルテーム）

図 3-28　甘味物質

＊1　カフェインやテオブロミンには，神経を興奮させる作用や利尿作用もある。

＊2　リモニンの前駆体には苦味がないが，柑橘類を搾汁後に，酸などの作用によりリモニンができて“遅れる苦味”を感じる。

主な苦味物質には，アルカロイドとしてカフェイン＊1（コーヒー，紅茶，緑茶）やテオブロミン（チョコレート，ココア），フラボノイド配糖体としてはナリンギン（夏みかん）やネオヘスペリジン（柑橘類），テルペン類としてはリモニン＊2（グレープフルーツ），ククルビタシン

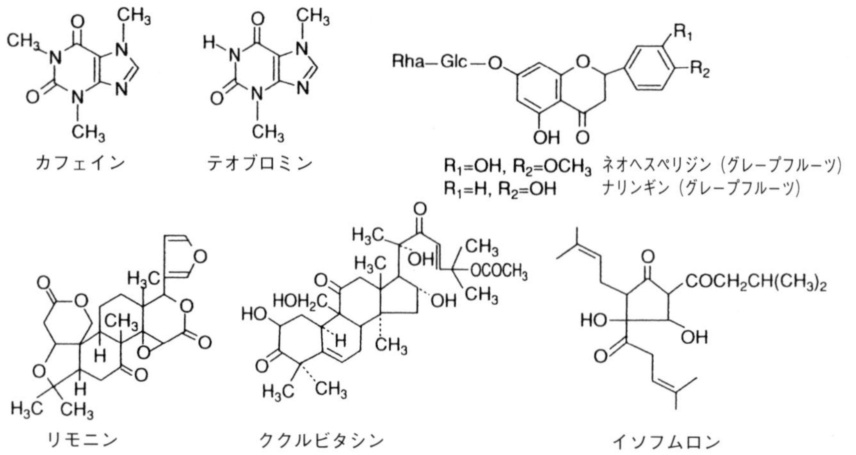

カフェイン　テオブロミン

R_1=OH, R_2=OCH_3 ネオヘスペリジン（グレープフルーツ）
R_1=H, R_2=OH ナリンギン（グレープフルーツ）

リモニン　ククルビタシン　イソフムロン

図 3-29　苦味物質

（きゅうり，ゴーヤ），モモルデシン（ゴーヤ），イソフムロン[*1]（ビール）などがある。アミノ酸は一般にL体が苦く，D体は甘い。たんぱく質の加水分解により生成したペプチドには苦味のあるものがあり，チーズやしょうゆの苦味の原因物質でもある（図 3-29）。

＊1　クワ科の植物 *Humulus lupulus* の雌花の乾燥物（ホップ）には，苦味のないフムロンがある。これを煮沸すると加熱により，フムロンが異性化して苦味物質イソフムロンになって美味しいビールができる。ホップには泡立ちにも効果がある。

(e)　うま味

うま味物質として最も代表的なのは，アミノ酸系化合物のL-グルタミン酸ナトリウム（**MSG**）と，核酸関連化合物のイノシン酸（5′-イノシン酸，**IMP**）やグアニル酸（5′-グアニル酸，**GMP**）である。

MSG は，こんぶのうま味物質として分離され，現在，調味料として広く使用されている。pH によってうま味強度が変化し，中性付近で最も強く感じる。他のアミノ酸系うま味物質としては，テアニン（γ-グルタミルエチルアミド）が，玉露のうま味物質である。

緑茶の味

テアニンは，一番茶や玉露，抹茶など被覆栽培した緑茶で含有量が多い。グルタミン酸やアスパラギン酸と共に茶の味を呈している。

IMP は，かつお節のうま味成分である。食肉や魚肉では死後 ATP（アデノシン三リン酸）が酵素により分解され，ADP，AMP を経て IMP を生成して，うま味をもたらす。GMP は干ししいたけのうま味成分で，きのこ類に多く含まれている。調味料としてはこれらうま味成分のナトリウム塩を使用している。

うま味物質は，それぞれ単独で用いるより MSG と核酸系うま味物質を併用すると，格段にうま味が増強されるという相乗効果を示す。こんぶとかつお節をあわせて使うと，単独で用いるよりもおいしいだしになる。混合する量によってもうま味の強度は変化する。MSG に IMP を加えた場合のうま味強度は，0～10 %添加では多いほど著しく強くなり，それ以上ではゆるやかに強くなり，30～70 %程度でほぼ一定の最高値を示す。市販調味料では，MSG に IMP などの核酸系うま味物質を添加しているものが多い。

いか，たこのうま味はイノシン酸（IMP）ではなく，ベタインの1種であるトリメチルグリシンによる。その他，コハク酸塩はわずかな酸味をもつうま味成分として貝類や清酒に含まれている（図3-30）。

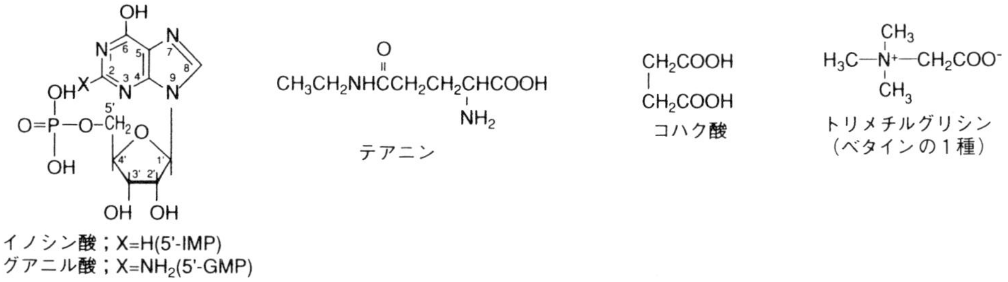

イノシン酸；X=H(5'-IMP)
グアニル酸；X=NH_2(5'-GMP)

$CH_3CH_2NHC(=O)CH_2CH_2CH(NH_2)COOH$
テアニン

CH_2COOH
CH_2COOH
コハク酸

$H_3C-N^+(CH_3)_2-CH_2COO^-$
トリメチルグリシン
（ベタインの1種）

図3-30　うま味成分

(f)　辛　味

辛味は，味覚と異なり味細胞だけでなく，舌全体にわたって感じられる神経の刺激による感覚である。辛味は，唾液の分泌を促進し食欲を増進させる，食品の臭みを消す，防腐するなどの役割もある。

辛味物質の構造により分類すると，酸アミド類として，とうがらしのカプサイシン，こしょうのシャビシン，ピペリン（ピペリン類），バニリルケトン類として，しょうがのショウガオールとジンゲロンなどがある（表3-16）。

アブラナ科の植物による辛味成分はイソチオシアネート類が多い。黒からしやわさび中のシニグリンは配糖体であるが，水と練るか，すりおろすことによって，組織が破壊され酵素チオグルコシダーゼ（ミロシナーゼ）が作用して分解し，辛味物質のアリルイソチオシアネートが生成する（図3-31）。

にんにく，たまねぎなどのネギ類では，スルフィド類が独特の香りとともに辛味をもたらす。

(g)　その他の味

渋味は，舌の粘膜の収斂による感覚である。タンニンとよばれるポリフェノール類が主であるが，アルデヒド類や遊離脂肪酸なども渋味の原因となる。主な渋味物質として，柿渋のシブオール（タンニン類），茶のカテキン，コーヒーのクロロゲン酸，栗のエラグ酸がある。

えぐ味は，いわゆる“あく”の味で，ホモゲンチジン酸（たけのこ），タンニン類，シュウ酸，アルカロイドなどによるとされている。

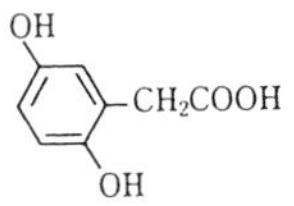

(3)　香り成分

香り成分は分子量が約300以下の低分子で，分子内に水酸基，カルボキシル基，エステル基，カルボニル基などの官能基や不飽和結合を持つ

カプサイシンの生理作用

カプサイシンには，エネルギー代謝の亢進を引き起こす，腸管のぜん動運動を亢進させるなどの生理作用があるといわれている。

わさびとからしの辛さの出現

わさびとからしをなるべく辛くするには，ミロシナーゼをよく働かせれば良い。わさびは，鮫皮のような目の細かいものでゆっくりおろす。カラシは，酵素の適温40℃くらいの温湯で練り，辛味成分が揮発しないように容器を伏せる。

柿の渋抜き

アルコールを用いる。これは，アルコールが果実中の酵素によりアルデヒドになり，これがシブオール（水溶性タンニン）と反応して，不溶性化合物となるので，渋味を感じなくなる

OH, CH_2COOH, OH
ホモゲンチジン酸

表 3-16 辛味物質

	物質名	構造式	所在（前駆体）
酸アミド	カプサイシン	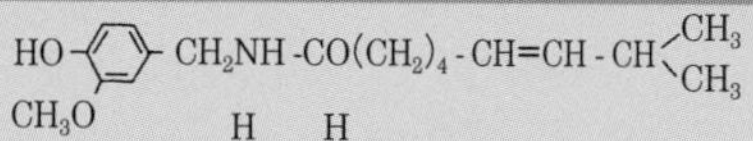 $HO-C_6H_3(OCH_3)-CH_2NH-CO(CH_2)_4-CH{=}CH-CH(CH_3)_2$	とうがらし
	ピペリン	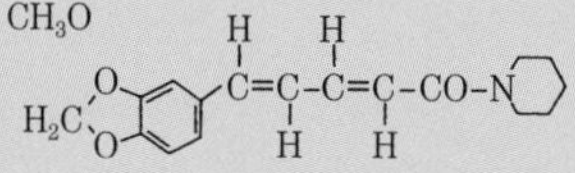 $H_2C(O)_2C_6H_3-CH{=}CH-CH{=}CH-CO-N(C_5H_{10})$	こしょう
	シャビシン	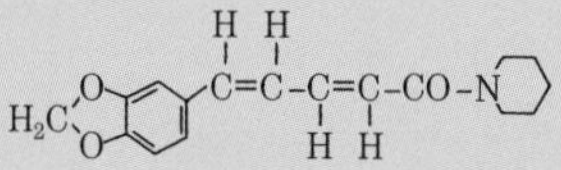 $H_2C(O)_2C_6H_3-CH{=}CH-CH{=}CH-CO-N(C_5H_{10})$	こしょう
	サンショオール	$CH_2-CH_2-CH{=}CH-CH{=}CH-CH{=}CH-CH_3$ / $CH{=}CH-CO-NH-CH_2-CH(CH_3)_2$	さんしょう
バニリルケトン	ジンゲロン	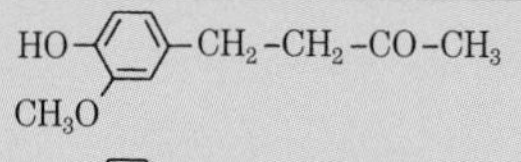 $HO-C_6H_3(OCH_3)-CH_2-CH_2-CO-CH_3$	しょうが
	ショウガオール	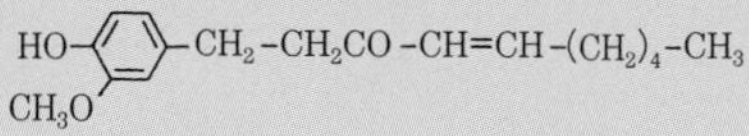 $HO-C_6H_3(OCH_3)-CH_2-CH_2CO-CH{=}CH-(CH_2)_4-CH_3$	しょうが
イソチオシアネート	アリルイソチオシアネート	$CH_2{=}CH-CH_2-N{=}C{=}S$	わさび 黒からし（シニグリン）
	ρ-ヒドロキシベンジルイソチオシアネート	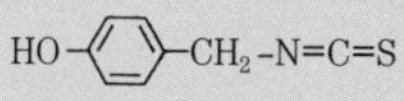 $HO-C_6H_4-CH_2-N{=}C{=}S$	白からし（シナルビン）
	4-メチルチオ-3-ブテニルイソチオシアネート	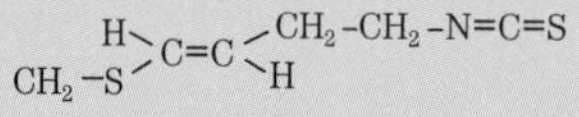 $CH_3-S-CH{=}CH-CH_2-CH_2-N{=}C{=}S$	だいこん（4-メチルチオ-3-ブテニルグルコシノレート）
スルフィド	ジアリルジスルフィド	$CH_2{=}CH-CH_2-S-S-CH_2-CH{=}CH_2$	にんにく
	ジプロピルジスルフィド	$CH_3-CH_2-CH_2-S-S-CH_2-CH_2-CH_3$	たまねぎ

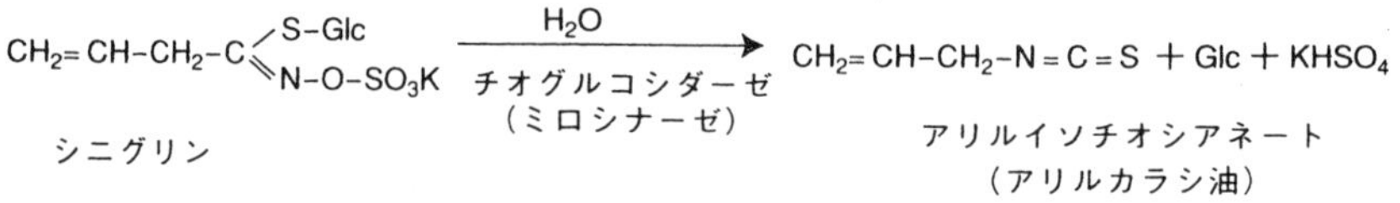

$$CH_2{=}CH-CH_2-C(S-Glc){=}N-O-SO_3K \xrightarrow[\text{チオグルコシダーゼ（ミロシナーゼ）}]{H_2O} CH_2{=}CH-CH_2-N{=}C{=}S + Glc + KHSO_4$$

シニグリン　→　アリルイソチオシアネート（アリルカラシ油）

図 3-31 辛味物質の生成（Glc はグルコース）

ものが多い。特定の物質が特徴的なにおいをもたらすものもあるが，一般的に，多数の化合物によってその食品固有のにおいが構成されている。食品の香り成分の種類は数が多く，においの質*もさまざまで，においと化学構造の関係の一般則はない。炭素鎖の長さ，芳香環，不飽和結合の有無などによる影響も大きいが，おおまかに官能基の種類により分類し表 3-17 に示した。

* 同一物質でも濃度によってにおいの質が変化する。

(a) 野菜の香り

野菜には，アルコール，アルデヒド，ケトンを香り成分として含むものが多い。野菜の青臭いにおいは炭素数 6 と 9 の化合物が多く，(3 *Z*)-ヘキセノールと (2 *E*)-ヘキセナールは，それぞれ，青葉アルコール，青葉アルデヒドとよばれていて特徴的な香り物質である。これは，(2 *E*,

6 *Z*)-ノナジエノール（きゅうりアルコール）や（2 *E*, 6 *Z*)-ノナジエナールとともに，植物中の α-リノレン酸とリノール酸から酵素作用により生成され，**みどりの香り**とよばれるものである（図 3-32)。

せり，春菊，しょうがなどの香りには，テルペン類が多い。

キャベツ，だいこん，わさびなどのアブラナ科の植物はグルコシノレート類を含み，酵素ミロシナーゼにより糖がとれると，香りと辛み物質

表 3-17　食品中の主な香り成分

化合物の種類	構　造	多く含む食品	香り成分と所在
アルコール	R-OH	野菜 香辛料	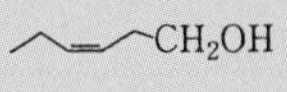 CH_2OH (3*Z*)-ヘキセノール（青葉アルコール） 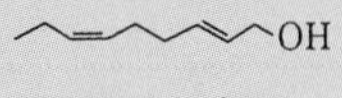 OH (2*E*,6*Z*)-ノナジエノール（きゅうり） 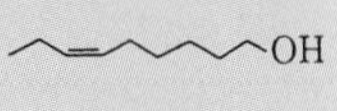 OH (6*Z*)-ノネノール（メロン） 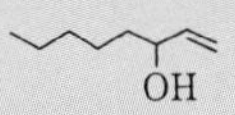 OH 1-オクテン3-オール（まつたけ） 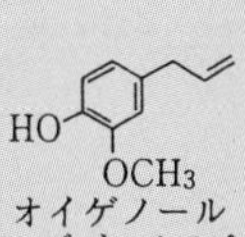 HO, OCH_3 オイゲノール（クローブ, オールスパイス）
有機酸	R-COOH	乳製品	CH_3COOH 酢酸（食酢） $CH_3CH_2CH_2COOH$ 酪酸（チーズ） CH_3CH_2COOH プロピオン酸（チーズ）
エステル	R-COOR′	果実	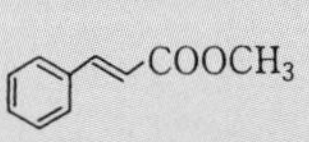 $COOCH_3$ 桂皮酸メチル（まつたけ） 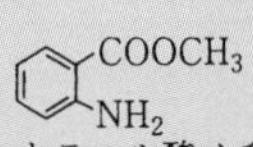 $COOCH_3$, NH_2 アントラニル酸メチル（ぶどう） 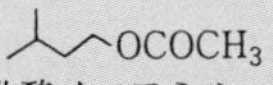 $OCOCH_3$ 酢酸イソアミル（バナナ） $CH_3SCH_2CH_2COOCH_3$ 3-メチルチオプロピオン酸メチル（パインアップル） 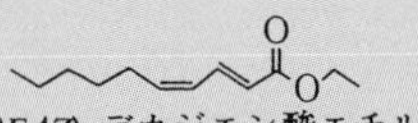 O, O (2*E*,4*Z*)-デカジエン酸エチル（洋なし） 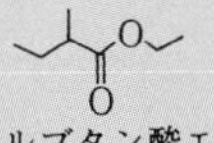 O, O 2-メチルブタン酸エチル（りんご）
アルデヒド	R-CHO	野菜	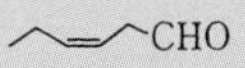 CHO (3*Z*)-ヘキセナール（大豆油戻り香） 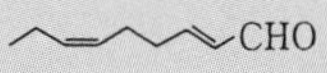 CHO (2*E*,6*Z*)-ノナジエナール（きゅうり） 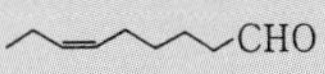 CHO (6*Z*)-ノネナール（メロン） 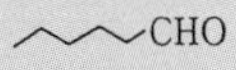 CHO ヘキサナール（米ぬか） 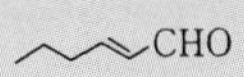 CHO (2*E*)-ヘキセナール（青葉アルデヒド） 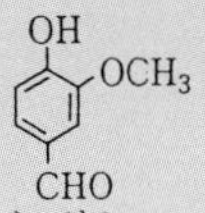 OH, OCH_3, CHO バニリン（バニラ豆）

表 3-17 食品中の主な香り成分

化合物の種類	構造	多く含む食品	香り成分と所在
ケトン	R-CO-R	野菜 乳製品	フキノン（ふき） 4-(4-ヒドロキシフェニル)-2-ブタノン（ラズベリー） ジアセチル（発酵バター）
ラクトン		果実	γ-ウンデカラクトン δ-デカラクトン（乳脂肪）
硫黄化合物	R-SH R-S-R′ R-S-S-R′ R-(S→O)-S-R	野菜 のり	CH_3SH メチルメルカプタン（だいこん，たまねぎ） $CH_3CH_2CH_2SH$ プロピルメルカプタン（ねぎ） $CH_2{=}CHCH_2SCH_2CH{=}CH_2$ アリルスルフィド（にんにく） $H_3C{-}S{-}CH_3$ ジメチルスルフィド（のり） $H_3C{-}S{-}S{-}CH_3$ ジメチルジスルフィド（キャベツ） $H_2C{=}CHCH_2{-}S(\rightarrow O){-}S{-}CH_2CH{=}CH_2$ アリシン（にんにく） レンチオニン（シイタケ）
窒素化合物	RNH_2 R_3N	魚介類	ピペリジン（淡水魚） $H_2N{\sim}CHO$ δ-アミノバレラール（淡水魚） $H_2N{\sim}COOH$ δ-アミノ吉草酸（淡水魚） $(CH_3)_3N$ トリメチルアミン（海水魚）
テルペン類		野菜 果実 香辛料	ミルセン（せり） α-ピネン（春菊，ナツメグ） カンフェン（しょうが，ナツメグ） リナロール（しょうが） ゲラニオール（しょうが） リモネン（オレンジ） シトラール（レモン） シトロネラール（サンショウ） ヌートカトン（グレープフルーツ） チモール（タイム） メントール（はっか）

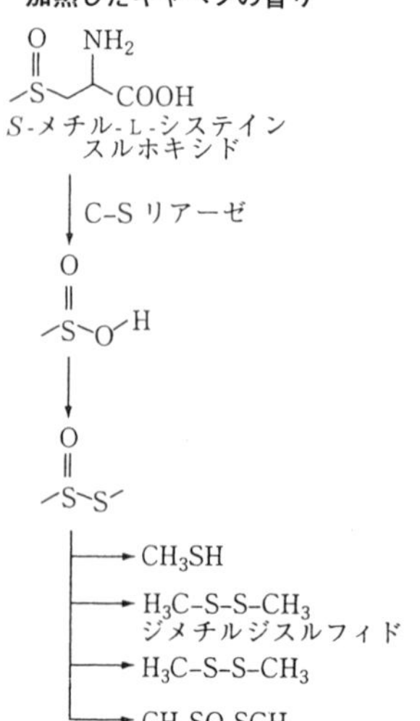

であるイソチオシアネート類を生成する。

キャベツを加熱した時のにおいは，キャベツ中の S-メチル-L-システイン スルホキシドの酵素分解により生成したジメチルジスルフィドな

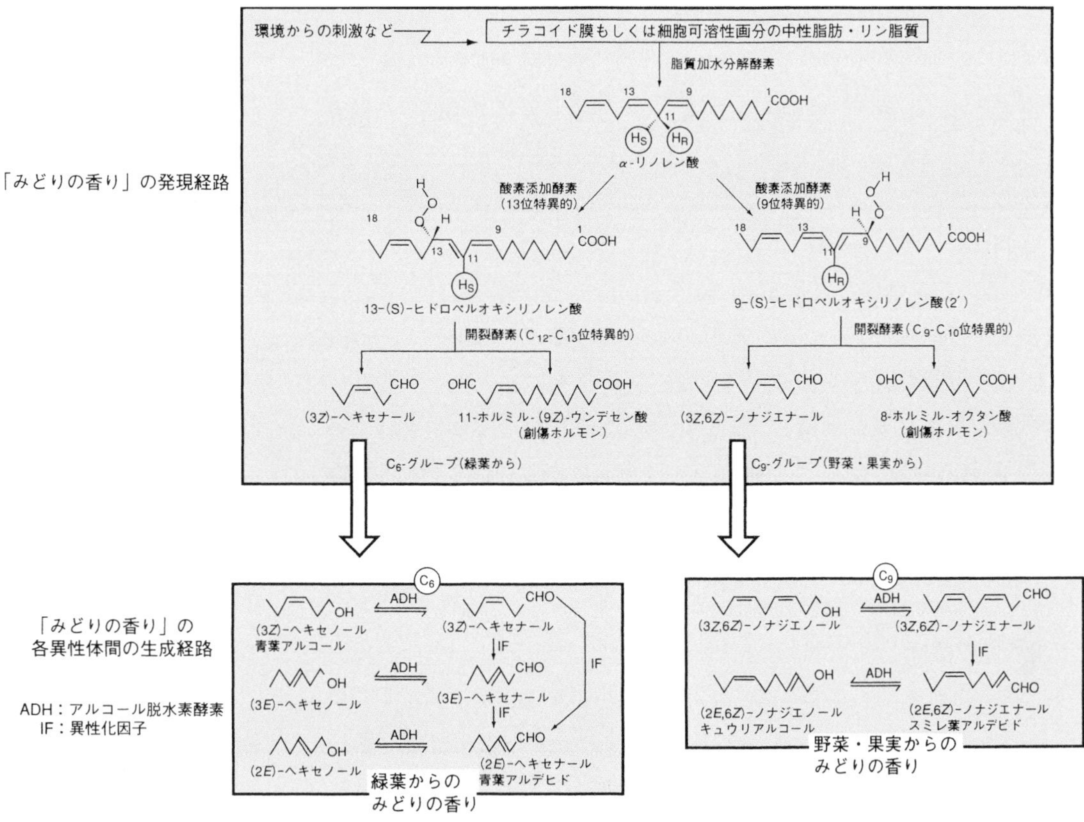

図 3-32　みどりの香りの生成

（畑中顯和，化学と生物，31，827（1993）より一部改変）

どの硫黄化合物である。

だいこん，たまねぎの刺激臭はメチルメルカプタンなどである。

にんにくのアリイン（*S*–アリル–L–システイン スルホキシド）は，切る，すりおろすことで組織を傷つけられると酵素アリイナーゼが作用し，にんにく特有の香り物質であるアリシン（アリル–2–プロペンチオスルフィネート）を生成し，さらににんにく臭のジアリルジスルフィドが生成する。

アリインとアリシンの生理作用

血圧を低下させ，心疾患を予防するなどの生理作用があるといわれている。アリシンには殺菌作用もある。

たまねぎなどねぎ類も，*S*–アルキル–L–システインスルホキシドを含有し，にんにく同様，酵素によって独特の香りのジスルフィド類を生成する。

たまねぎの催涙性物質

たまねぎの *trans*–*S*–(1–プロペニル)–システインスルホキシドがアリイナーゼにより分解して生成するチオプロパナール *S*–オキシドである。

$CH_3CH_2CH=S=O$

(b)　果実の香り

エステルとラクトンが主要な成分で，柑橘類ではテルペン類が多い。ぶどうの香りは，アントラニル酸メチル，バナナは酢酸イソアミル，パインアップルはメチルチオプロピオン酸メチルが主体である。

桃の甘い香りは，γ–ウンデカラクトン，γ–デカラクトンである。

柑橘類の香りは，リモネン，シトラール，ゲラニオール，シトロネロール，ピネンなどのモノテルペンが多い。

果実は，熟すにつれてエステルなど香り成分が増加する。追熟する果実の場合には，追熟時に増加する。例えば，洋なしでは，追熟中に果実の呼吸量が増加するに伴い香気も増加し，最大呼吸量の 2〜3 日後に香り成分の（2*E*，4*Z*)-デカジエン酸エチル（洋なし）含有量が最大となる。これは食べ頃とも一致している。

(c) きのこの香り

まつたけの特徴的な香りは，マツタケオール（1-オクテン-3-オール）と *trans*-ケイ皮酸メチルである。マツタケオールは，きのこ中のリノール酸から酵素により生成し，まつたけ以外のきのこにも含まれている。光学異性体のうち（—）体が（+）より香りが強い。しいたけの香気成分は環状硫黄化合物であるレンチオニンである。前駆物質のレンチニン酸から酵素作用により分解して生成するもので，生しいたけを傷つけたり干ししいたけにすることで香りが強くなる。

(d) 魚の香り

魚臭といわれる香りは種々の化合物からなり，鮮度や加工により，変化しやすい。新鮮な魚に比べて，冷凍した場合にはカルボニル化合物が増加し，乾燥するとカルボニル化合物，酸が増加する。煮た場合には，カルボニル化合物とアミン類が増加する。

一般に鮮度が落ちると，アミン化合物が生臭い香りの原因となる。

海水魚の生臭さとしては，魚に含まれるトリメチルアミンオキシドが細菌の酵素作用により還元されて生じるトリメチルアミンが主である。トリメチルアミンは死後増加するので鮮度の指標にもなるが，魚種によりトリメチルアミンオキシド含有量が異なるので，これの少ない淡水魚には，適用できない。

淡水魚の生臭さは，塩基性アミノ酸のリジンが分解して生じるピペリジンによる。鮮度の悪い魚では，分解により δ-アミノバレラールや δ-アミノ吉草酸などが生成し，悪臭の原因となる。さらに古くなると，魚の脂質が分解して生じた低級脂肪酸や，酸化により生成したアルデヒドも悪臭をもたらす。

(e) 香辛料の香り

クローブやオールスパイス中のオイゲノール，タイムに含まれるチモールなどアルコール類が多い。はっか中のメントール，サンショウのシトロネラールなどのテルペン類も多い。

アイスクリーム，ケーキなどの菓子はバニラの香りが添加されているが，主要な成分はバニリンである。バニラ豆に含まれ，バニラの香りをなす他の成分とともに芳香族化合物である。バニラ豆収穫後の発酵・乾

にんにくの香りの生成

R-S(→O)-CH_2CH(NH_2)-CO_2H（R : CH_2=$CHCH_2$-）
アリイン

↓ アリイナーゼ

〔R-SOH〕 スルフェン酸 + CH_2=C(NH_2)-CO_2H α-アミノアクリル酸

〔R-SOH〕 ↓ $-\frac{1}{2}H_2O$ → $\frac{1}{2}$(R-S(→O)-S-R) アリシン

α-アミノアクリル酸 ↓ $+\frac{1}{2}H_2O$ → CH_3CO-COOH + NH_3 ピルビン酸

アリシン ↓ 不均化 → $\frac{1}{2}$(R-S-S-R + R-S(=O)(=O)-S-R) ジアリルジスルフィド

魚の生臭さ

トリメチルアミンはトリメチルアミンオキシドの熱分解によっても生成され，ヘモグロビンとミオグロビンは熱分解を促進する。血合い肉では，ヘモグロビンとミオグロビンが多いので，生臭さが強い。生臭いにおいをとるために，酒や酢を加えて調理するのは，トリメチルアミン（塩基）を日本酒中のコハク酸や酢（酸）と反応させて揮発しにくくするためである。

燥中に，香り成分が生成する。合成したものも多く用いられている。

(f)　加工による香り

アミノカルボニル反応の生成物は，多様な香りを生成し，いろいろな食品を特徴づけている。アミノカルボニル反応で生成した1,2-ジケトンとアミノ酸のストレッカー分解によってアルデヒドやケトンが生成し，さらには，ピラジン類などのヘテロ環状化合物を生成する。例えば飯の焦げのにおいはホルムアルデヒドやアセトアルデヒドである。らっかせい，ごま，コーヒー，麦茶などの香ばしい香りは，煤焼中にエナミノールが2分子縮合して生成するピラジン類で，クッキーの甘い香りは，シッフ塩基からジメチルケトンを経て生成するフラノン類である。

発酵食品では，微生物の代謝産物が香気の原因になる。ジアセチルは，発酵バターの主要香気で，乳酸菌によって生成される。

貯蔵中の香りの変化として**古米臭**がある。これは，*n*-ペンタナール，*n*-ヘキサナールでこめの脂質の酸化により生成する。

大豆油の**戻り香**は，精製した大豆油が数日後に酸敗臭とは異なる青臭い大豆のような不快なにおいを発するもので，(3*Z*)-ヘキセナールなどが主で，リノレン酸やリノール酸が関与しているといわれている。

ゆで卵のにおいは，加熱によって，卵白たんぱく質中に多い含硫アミノ酸から硫化水素（腐敗臭）を生成したものである。

加工食品のにおい

くさやのにおいは，主にプロピオンアルデヒドと*n*-酪酸による。棒だらのにおいは，イソバレルアルデヒド，*n*-酪酸，イソ吉草酸。かつおぶしの香り成分は多数あり，特定できないが，燻煙煤乾中にフェノール化合物が移行し香気の特徴となっている。

ゆですぎた卵

加熱により生成した硫化水素が卵黄中の鉄と結合し，卵黄表面に黒色の硫化鉄を生成する。

3-2　食品成分の変化と栄養

食品成分が変化する主な要因としては，1）空気中の酸素による酸化作用，2）加熱による変化，3）酵素による変質，4）非酵素的褐変などの食品成分間の相互作用，5）微生物による変化，などがあげられる。この章ではこの順番に沿って食品成分の変化を考えていく。

3-2-1　酸　化[*1]

食品成分の中には酸化されやすい物質があり，様々な原因で酸化がおこって風味を損ない，食品の品質を低下させることがある。酸化を受けやすい食品成分としては，油脂，ビタミン類，ポリフェノール類などがあげられる。酸化は一般的には空気中の酸素によって引き起こされるが，熱，光，金属，酸化酵素などの存在によって促進される。ここでは，(a) 脂質の酸化，(b) ビタミンの酸化，について述べる。

(a)　脂質の酸化

油脂または脂質を多く含む食品を空気中に長期間放置すると，脂質は酸化されて風味が悪くなる。このような劣化現象を変敗，あるいは酸化

＊1　ある物質が酸素と反応することを一般に酸化という。還元の逆反応で水素を失うことも酸化という。広い意味では，化合物が電子を失い，構成原子の原子価（酸化数）が大きくなることをいう。

的腐敗の略で酸敗とよんでいる。酵素酸化や熱酸化重合などもあるが，ここでは，1）自動酸化，2）光増感酸化，3）酸化防止法，について述べる。

1）　自動酸化

油脂を空気と接触させておくと，油脂中の不飽和脂肪酸が何らかの原因でラジカル*1 になり，空気中の酸素を取り込みながら自己触媒的に酸化を次々に進行させていくので，この反応を自動酸化とよんでいる。自動酸化の反応機構は図 3-33 のように示される。

＊1　不対電子を有する粒子（原子，分子，イオン）のことで，遊離基ともよばれ反応性がある。

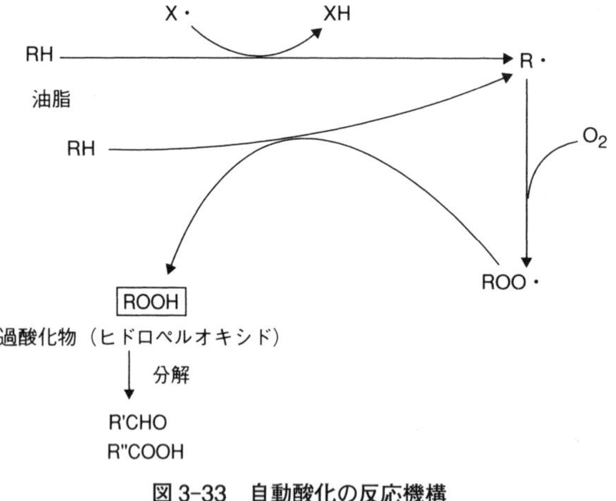

図 3-33　自動酸化の反応機構

この反応の初期（誘導期）には油脂 RH から水素が引き抜かれて油脂のラジカル R･ が生成する。R･ が生成すると空気中の酸素と容易に結合してペルオキシラジカル ROO･ になる。ROO･ は他の油脂 RH の水素を引き抜いてヒドロペルオキシド（過酸化物*2）ROOH と R･ を生成する。新しく生成した R･ は ROO･ になり，反応が次々と継続していく（連鎖反応）。このように反応が進行するとヒドロペルオキシドが蓄積して，油脂の品質判定の指標* である過酸化物価の値が高くなる。一例としてリノール酸の自動酸化を図 3-34 に示す。

＊2　ペルオキシ構造-O-O-を有する化合物を過酸化物という。下に示すようなものがある。

R-C(=O)-O-O-H
過　酸

R-C(=O)-O-O-CH_2-R′
過酸エステル

R-C(=O)-O-O-C(=O)-R′
ジアシルペルオキシド
（過酸エーテル）

R-O-O-H
ヒドロペル
オキシド

R-(O—O)-R′
エンドペル
オキシド

いずれも不安定で容易に分解してラジカルを形成したり，活性酸素を放出したりする。もっとも簡単なものは過酸化水素（H-O-O-H）である。

しかし，油脂があまり古くなりすぎると，ヒドロペルオキシドが分解して匂いや味の悪いアルデヒドやカルボン酸が生成して，みかけ上，過酸化物価が低くなる。またラジカル同士が結合して二量体を生成し，さらには重合体を生成することがある。そうすると粘度が増大するとともに栄養価の低下をもたらす。

自動酸化を促進する因子には次のようなものがある。

① 脂肪酸の種類：不飽和脂肪酸は飽和脂肪酸に比べ酸化を受けやすい。また二重結合の数が多くなるにつれて酸化が促進される。

② 温度：温度が高くなるにつれて酸化の速度は上昇する。

＊　品質判定の指標になる化学的特数には酸価，過酸化物価，カルボニル価などがある。また物理的性質の比重，屈折率，粘度，融点，発煙点，引火点，燃焼点なども油脂の変敗に影響を受けるので，それらの値の測定も品質判定に必要である。

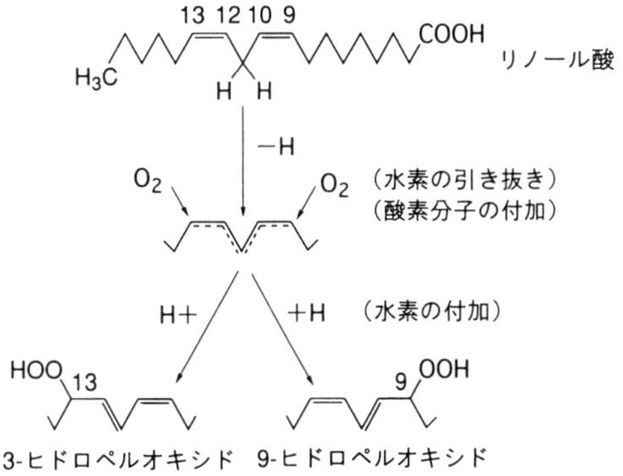

リノール酸

（水素の引き抜き）
（酸素分子の付加）

（水素の付加）

13-ヒドロペルオキシド　9-ヒドロペルオキシド

図 3-34　リノール酸の自動酸化

③　光：光のうち特に紫外線は酸化を促進する。

④　金属：鉄，銅，ニッケルなどの金属は酸化を促進する触媒になる。

2)　光増感酸化

光のエネルギーを吸収して活性化状態になった原子や分子が，基底状態に戻る時にエネルギーを他の物質に与えて化学反応を進行させる反応を光増感反応といい，この時の光吸収性の物質を光増感剤，あるいは光増感物質という。食品中の光増感剤には，ビタミン B_2（リボフラビン）やクロロフィルのほか各種の色素などがある。

光増感剤が進行させる酸化反応を光増感酸化というが，これには光増感剤がラジカルを生成させて自動酸化と同様に酸化が進行するものと，三重項酸素（$^3O_2$，基底状態の酸素）にエネルギーをあたえて一重項酸素（$^1O_2$，活性酸素* の一種）に励起させ，その一重項酸素により引き起こされるものとがある。一般に後者の場合を光増感酸化といい，酸化速度は自動酸化の 1000 倍以上であるという。

油脂中にほんのわずかのクロロフィルやその誘導体が存在すると，これらが光増感剤になって一重項酸素を生じさせ，この活性酸素が不飽和脂肪酸の二重結合に付加して二重結合数の倍のヒドロペルオキシドを生成する。図 3-35 にその例を示す。

このようにして生成したヒドロペルオキシドの構造や組成は，自動酸化と光増感酸化の場合で違う（表 3-18)。

3)　酸化防止法

脂質の酸化を防ぐには，酸化を促進する因子を除去すればよいわけであるが，具体的には食品を光を遮断するような容器に入れること，また脱酸素保存，低温保存，様々な抗酸化剤* の添加が有効である。

脱酸素の方法としては，真空パックや窒素ガス充填がなされているが，鉄粉を利用した脱酸素剤の使用もある。鉄の酸素吸収反応は次のよ

＊　酸素分子は二原子分子で一般に反応性に乏しい基底状態の三重項酸素 $^3O_2$ である。エネルギーを得て励起状態になった一重項酸素（$^1O_2$），酸素分子が 1 電子還元されたスーパーオキシドラジカル（$O_2\cdot$），2 電子還元された過酸化水素（H_2O_2），3 電子還元されたヒドロキシラジカル（OH･），これらは強力な酸化力を持っており，一般に活性酸素と呼ばれている。また不飽和脂肪酸の酸化物（ROO･）も同じ作用があるため，広い意味での活性酸素はこれも含める。

活性酸素は生体内で量は少ないが，必ず生成しているとみてよい。例えば，一重項酸素は紫外線や色素で生成し，ヒドロキシラジカルは放射線で生成する。スーパーオキシドラジカルと過酸化水素は酸化酵素で生成する。

活性酸素は DNA やたんぱく質を攻撃して損傷を与えるといわれ，がんや老化の原因の 1 つに活性酸素があげられている。

＊　抗酸化剤のことを酸化防止剤（アンチオキシダント）ともいう。

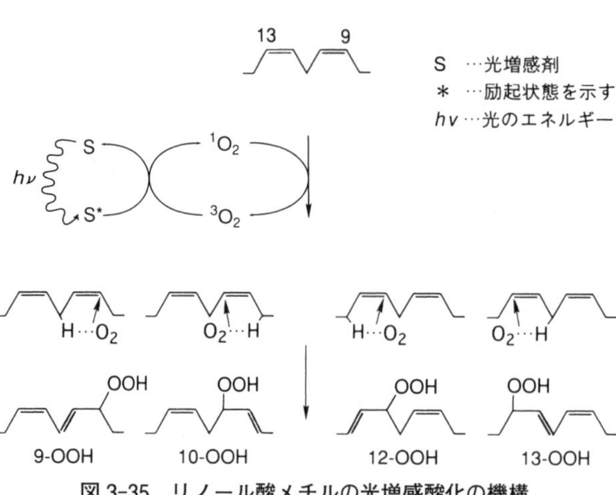

図 3-35　リノール酸メチルの光増感酸化の機構
（松下雪郎：栄養と食糧，35，375～390（1981）の図を改変）

表 3-18　不飽和脂肪酸の自動酸化と光増感酸化（クロロフィル）におけるヒドロペルオキシド異性体の割合

		組成比（%）								
		8-OOH	9-OOH	10-OOH	11-OOH	12-OOH	13-OOH	14-OOH	15-OOH	16-OOH
自動酸化	18：1	23.9	24.7	23.6	27.8	—	—	—	—	—
	18：2	—	47.4	—	—	—	52.6	—	—	—
	18：3	—	31.1	—	—	11.2	14.6	—	—	43.1
光増感酸化	18：1	—	49.1	50.8	—	—	—	—	—	—
	18：2	—	30.2	19.7	—	19.8	30.1	—	—	—
	18：3	—	21.6	14.3	—	15.3	15.7	—	12.0	21.1

（青柳康夫，筒井知己，『標準食品学総論（第2版）』，医歯薬出版）

うに行われ，安価で少量ですむのが利点である。

$$Fe \longrightarrow Fe^{2+} + 2\,e^-$$

$$1/2\,O_2 + H_2O + 2\,e^- \longrightarrow 2(OH)^-$$

$$Fe^{2+} + 2(OH)^- \longrightarrow Fe(OH)_2$$

$$Fe(OH)_2 + 1/4\,O_2 + 1/2H_2O \longrightarrow Fe(OH)_3$$

また次に示すような様々な抗酸化剤が使われている。

①ラジカル捕捉剤：ラジカルに電子を与えて安定にする物質でフェノール化合物などがある。合成のBHA（ブチルヒドロキシアニソール），BHT（ジブチルヒドロキシトルエン），没食子酸プロピルはその代表で天然物のポリフェノール類（茶葉中のカテキン類やコーヒー中のクロロゲン酸など）と同様の抗酸化能がある（図3-36）。

②活性酸素除去剤：一重項酸素 $^1O_2$ のエネルギーを消去して安定な三重項酸素 $^3O_2$ にする物質があり，例として *β*-カロテン，トコフェロール（ビタミンE），アミン類などが知られている。

③過酸化物分解剤：過酸化物を非ラジカル的に分解するもので，過酸化物の分解によるラジカル生成を抑制することによって，酸化防止効果

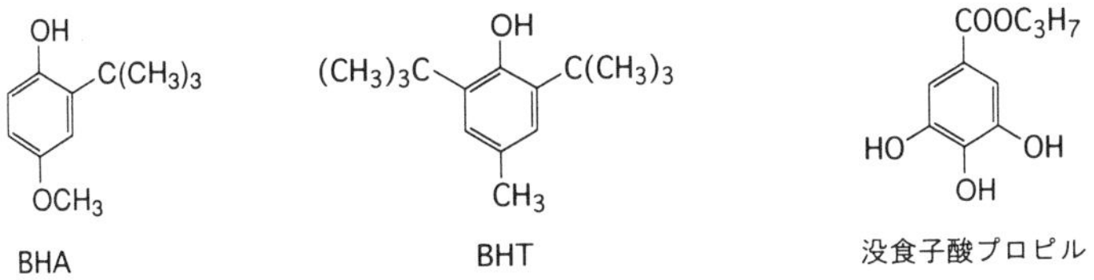

BHA　BHT　没食子酸プロピル

図 3-36　合成の抗酸化剤

を示す。例として硫黄化合物があるが，メイラード反応による褐変物メラノイジン（108 頁参照）や，リン脂質の褐変物に過酸化物分解作用が認められている。

④酵素阻害剤：L-アスコルビン酸はリポキシゲナーゼの阻害剤となる。

また，ラジカル捕捉剤と併用して使うと抗酸化力を高める物質があり，シネルギスト（相乗剤）といわれ，クエン酸，リン酸，L-アスコルビン酸，酒石酸などがある。これらはヒドロペルオキシドラジカルと反応して生ずる抗酸化剤ラジカルに電子を与え，元の抗酸化剤に戻すと考えられている。これらの物質は金属キレート剤としても働く。

(b)　ビタミンの酸化

1)　ビタミン A の酸化

ビタミン A は，その構造の中に多数の共役二重結合を含むので，反応性があり空気中の酸素によって酸化されやすい。光に対しても不安定で，光や酸素にさらされたビタミン A は容易に酸化分解されて生理的効果を失う。バターやマーガリンには抗酸化剤が添加されることがあるが，これはビタミン A の損失を防ぐためである。

しかしビタミン A は加熱に対しては比較的安定で，普通の加熱調理においてその損失はほとんどないといわれる。これは一般に調理時間が短く，天然の抗酸化剤が存在したり，空気との接触が少ないことなどによる。酸素存在下での長時間加熱は当然ビタミン A の破壊が促進される。

2)　ビタミン B_1（チアミン）の酸化

ビタミン B_1 は空気中で比較的安定である。しかしその水溶液はアルカリ性で加熱すると分解する。とくにアルカリ溶液に光をあてて酸化がおこると，蛍光物質のチオクロームが生成する（図 3-37）。ビタミン B_1

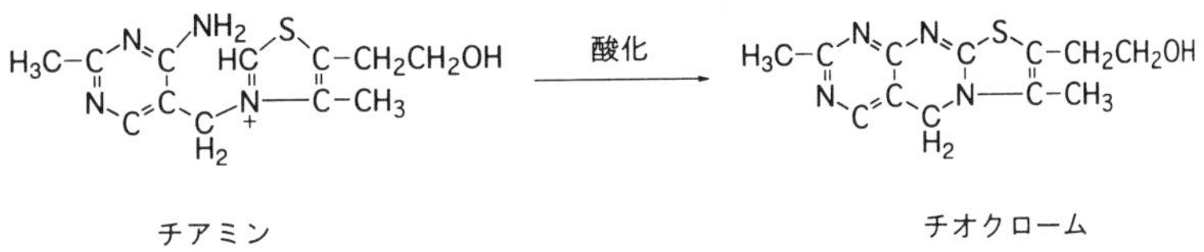

酸化

チアミン　チオクローム

図 3-37　ビタミン B_1 の酸化

の定量*では，アルカリ性臭化シアン酸化によって生成するチオクロームの蛍光強度を測定している。

* ビタミン B_1 の定量法には，ビタミン B_1 をアルカリ性で酸化してチオクロームとしてその蛍光を測定する方法と，ビタミン B_1 をパラアミノアセトフェノンと反応させて得られる赤紫色の色素を比色定量する方法がある。

3）ビタミン B_2（リボフラビン）の酸化

ビタミン B_2 は熱に対して安定であるが，光によって分解されやすい。中性から酸性域で光を当てるとルミクロームに，アルカリ性ではルミフラビンに変化し，ビタミン B_2 の生理活性を失う（図 3-38）。

牛乳を 2 時間日光に当てると，牛乳中のビタミン B_2 の半分以上が光分解される。しかし抗酸化剤のビタミン C が共存すると，ビタミン B_2 の分解が抑制されるとともにビタミン C 自身は分解される。これは，ビタミン B_2 が光増感剤として働くからであり，食品中のビタミン B_2 はその光増感作用により光が当たると酸素を励起させて活性酸素を生成させることがある。

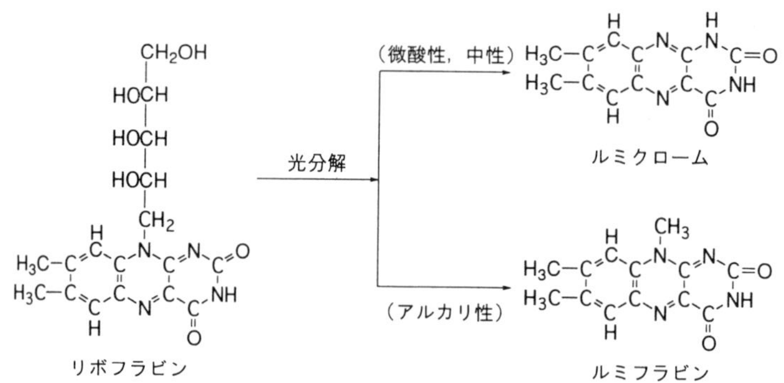

図 3-38　ビタミン B_2 の分解

4）ビタミン C の酸化

ビタミン C（L-アスコルビン酸）の水溶液は光，熱，酸素，そして酸化酵素によって酸化分解される。L-アスコルビン酸は還元型ビタミン C のことでこの物質は容易に酸化され，酸化型ビタミン C であるデヒドロアスコルビン酸になる。還元型と酸化型とは可逆的で生体内の酸化還元反応に役立っており，両者ともビタミン C 活性を有している。酸化型ビタミン C がさらに酸化を受けると，ビタミン C 活性のない 2,3-ジケトグロン酸になり，これはさらに分解して低分子化合物になる（図 3-39）。この場合，金属イオンが存在すると酸化が促進されるほか，温度や光の影響も強く受ける。

キャベツやきゅうり，なす，にんじん，かぼちゃなどには，L-アスコルビン酸を酸化する酵素，アスコルビナーゼが存在し，組織が傷つくと L-アスコルビン酸を酸化してデヒドロアスコルビン酸を生成する。一方で，L-アスコルビン酸は強い還元力を有しているので，抗酸化剤として食品に添加され，酸化の防止，褐変の抑制，肉色の保持などに使われている。

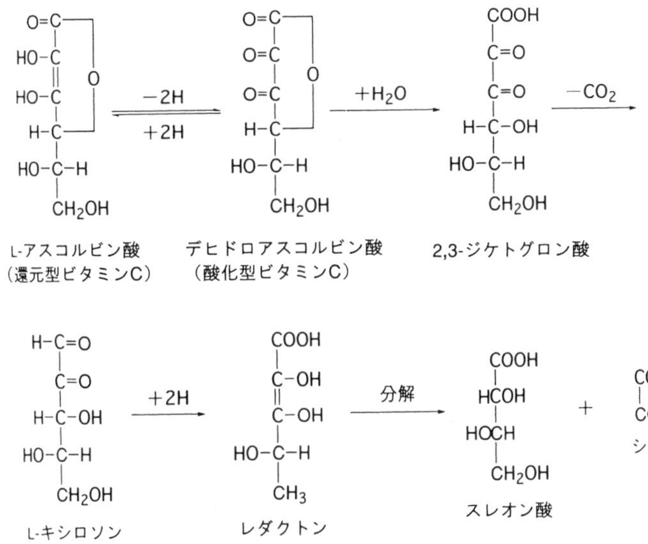
−2H
+2H
+H2O
−CO2
L-アスコルビン酸
（還元型ビタミンC）
デヒドロアスコルビン酸
（酸化型ビタミンC）
2,3-ジケトグロン酸
+2H
分解
L-キシロソン
レダクトン
スレオン酸
シュウ酸

図 3-39　ビタミン C の酸化と分解

5)　ビタミン E の酸化

ビタミン E（トコフェロール）は熱に対しては安定であるが，酸化剤の存在や紫外線の照射で容易に酸化される。ビタミン E は不飽和脂肪酸の酸化で生じるラジカルに水素を与えて安定化させ，油脂の自動酸化を防止する抗酸化剤となる。その際，ビタミン E はフェノール性水酸基が酸化されてクロマンオキシラジカルになる（図 3-40）。油脂の酸化によって生成する過酸化脂質* は生体の細胞膜を傷つけるが，ビタミン E は過酸化脂質の生成を防ぐということで，バター，マーガリン，サラダ油などの油脂食品には抗酸化剤としてよく添加される。

＊　過酸化した脂質のことで，脂質過酸化物ともいう。過酸化を受けている部分は脂肪酸であり，酵素的に生成する場合と非酵素的に自動酸化で生成する場合がある。

過酸化脂質は一般に不安定でラジカル反応の連鎖を引き起こし，生体内での組織障害の原因と考えられており，がんや多くの疾病と関連がある事が明らかにされつつある。

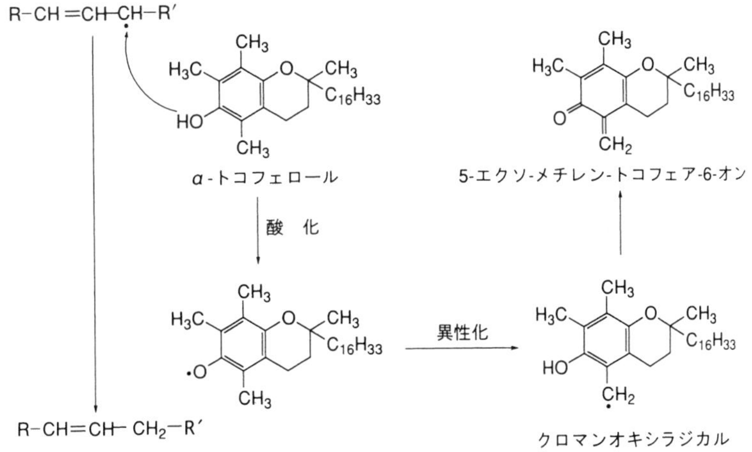
α-トコフェロール
5-エクソ-メチレン-トコフェア-6-オン
酸　化
異性化
クロマンオキシラジカル

図 3-40　ビタミン E の酸化

3-2-2 加熱変化

食品成分は加熱によって様々な変化をする。その加熱変化を知っておくことは，食品の調理，加工，製造などに大いに役立つ。ここでは，食品成分として炭水化物，脂質，たんぱく質に焦点をしぼる。たんぱく質のところでは加熱変化も含め，変性について述べていく。

(a) 炭水化物の加熱変化

1) でんぷんの糊化

生でんぷんはその構造上アミロースとアミロペクチンが規則正しく並んでミセル[*1]を形成しており，このミセルは水素結合などによって緊密になっているので常温では水分子が入ることができない。しかし，水とともに加熱すると熱エネルギーのために分子運動が盛んになり，ミセル構造がゆるんででんぷん分子間の水素結合を弱めて隙間をつくる。この隙間から水分子がでんぷん粒の内部に侵入して，でんぷん分子と水和する。これが非晶質部分から晶質部分に及ぶとミセルはくずれて，でんぷん粒は膨潤し，形がくずれてコロイド[*2]状態になるとともに溶解度の増加や粘度の上昇などの状態変化が起きる。このような物理的変化をでんぷんの糊化またはα化とよんでいる（図3-41）。

＊1 コロイド分散状態の1つで，溶液において溶質がある濃度に達してつくる会合状態をいう。同一分子中に非極性原子団と極性原子団をもつ物質はミセルをつくることがある。

＊2 コロイドとは特殊な分散状態にある物質あるいはその分散状態をいう。でんぷんのような天然高分子の場合，分子それ自体がコロイド粒子の大きさであるが，これを分子コロイドという。そして分散媒が水であるので，親水性コロイドである。

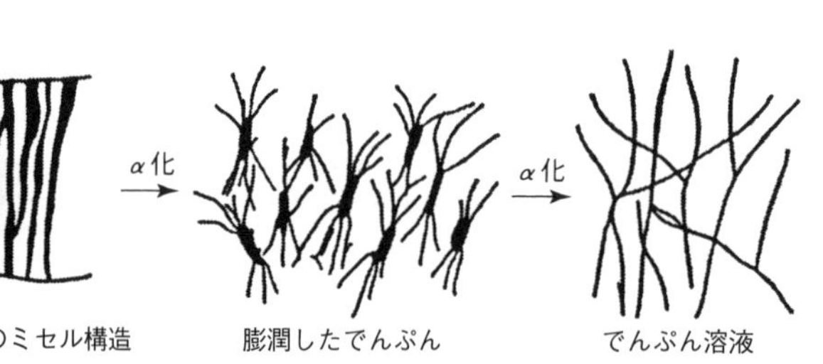

図3-41 でんぷんの糊化

さらに加熱を続けると，ミセルは全部くずれて多量の水分子とでんぷん分子が水和した状態になる。アミロースやアミロペクチンの分子の形は長鎖状や分岐状になっており，互いに接触しあっているので1つの分子が動けば他の分子も動く粘度の高いコロイド溶液になる。このような状態の溶液をでんぷん糊という。

生でんぷんはβ-でんぷんといい，消化酵素による分解を受けにくいが，糊化したでんぷんはα-でんぷんといって消化酵素による分解を受けやすくなっている。両者はX線干渉図[*3]で区別することができる。生でんぷんは規則的な分子配列を持っているため明確なX線干渉図（A，B，C図型）を示すが，糊化でんぷんは分子配列が不規則でX線干渉図（V図型）はぼんやりしたものになる（図3-42）。

＊3 結晶構造を持ったものにX線をあてると，その結晶格子によりX線が干渉を起こして回折現象を示すが，これを写真にとったものがX線干渉図である。

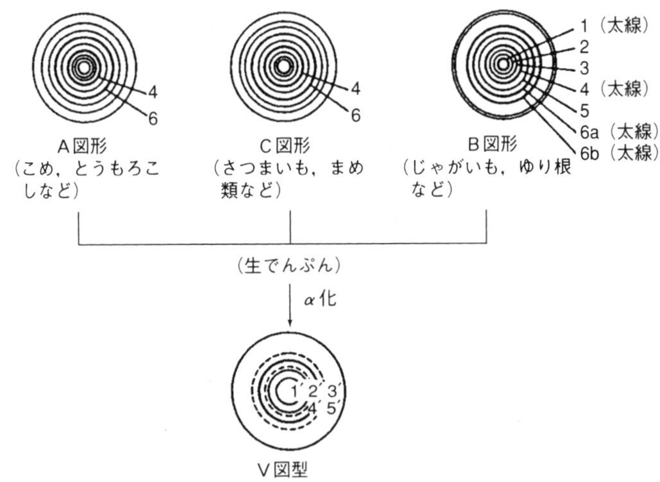

図3-42　でんぷんのX線干渉図

でんぷんの糊化に影響する因子としては以下のことがあげられる。

1）でんぷん粒の大きさ：一般に粒が大きくなるに従い，早く膨潤する。

2）でんぷんの結晶化度*：結晶化度の低いものほど糊化しやすい。じゃがいもでんぷんは水で練って沸騰させるだけで糊化するが，こめの炊飯ではあらかじめ水に浸漬してからでないと糊化しにくい。

* 結晶性高分子は部分的に結晶化する場合があるが，全体に対する結晶領域が占める割合を結晶化度という。

各種でんぷんの糊化温度

でんぷん粒の大きさ・結晶化度・水分含量などがでんぷんの糊化温度に影響するためでんぷんの種類によって，糊化温度には表のように違いがある。

でんぷんの種類	糊化し始める温度	完全糊化温度
うるち米	59℃	61℃
もち米	58	63
おおむぎ	58	63
こむぎ	65	68
とうもろこし	55	63
そば	69	71
じゃがいも	59	63
さつまいも	65	69

（青柳康夫，筒井知己，『標準食品学総論（第2版）』，医歯薬出版）

3）水分合量：一般に水分含量が多くなるにつれて糊化しやすくなり，糊化温度が低くなる。パンの製造では水分含量が少ないため，高温で焼いて糊化させている。

4）pH：でんぷんをアルカリ溶液に漬けておくと，分子間の水素結合が切れて室温で完全に糊化する。

5）有機溶媒：ジメチルスルホキシドは水素結合を切断して常温ででんぷんを溶解する。

6）圧力：でんぷん溶液は加熱されなくても，常温で超高圧を数時間加えるだけで糊化する。これは圧力をかけることによって，でんぷん分子と水分子の間で水素結合が生じて，立体構造がこわれることによると考えられている。

7）共存物質：脂質や無機物質などが共存すると，糊化は影響される。でんぷんにステアリン酸やモノグリセリドを添加すると，アミロースと脂質の複合体を形成して糊化しにくくなる。一方，低濃度の無機イオンを添加すると糊化か促進される。

2）　でんぷんの老化とその防止

糊化でんぷんを長時間放置しておくと，次第に硬くなりもろくなってくる。例えば，ごはんでは炊き立ての時は軟らかく粘りのあるものが，冷えると硬くなって粘着性も低下する。このような現象をでんぷんの老化または戻りとよんでいる。

この老化の現象は次のように説明できる。糊化したでんぷんの分子は多量の水分子と水和してほぐれた状態になっているが，温度が低下すると運動性が弱まり，でんぷん分子同士が接触して水素結合で結ばれてくる。水分子がでんぷん分子間に介在する場合もあれば，でんぷん分子の水酸基間の水素結合による引き合いの場合もある。このようなでんぷん分子間の接触が起こると，水素結合による引き合いが多数できてきて，隣接するでんぷん分子の配列化をもたらしミセルを作り，部分的に結晶性を回復する。

老化したでんぷんは部分的に結晶性があるため，X 線干渉図は少し不鮮明ではあるが生でんぷんのそれと似ている。

老化の速度は，温度，水分含量，アミロース含量などに影響される。一般に温度が低温（2～5℃）で，水分 30～60 %で起こりやすい。水分が 10 %以下であったり，水分が多くても凍結すると老化しにくい。また，アミロース含量が多いほど老化が速い。これは，アミロペクチンに比べアミロースのほうが直鎖構造なので，立体障害が少ないことによる。

でんぷんの老化を防ぐには，次のようなことがなされている。

1）糊化でんぷんを 60℃以上で保温する。ごはんは炊飯の後に保温すると粘りが長持ちする。

2）糊化でんぷんを 80℃以上で乾燥する。即席麺，α 化米，膨化米は自由水を乾燥で少なくしている。

3）糊化でんぷんを－20℃以下に急速冷凍する。冷凍米や冷凍麺は冷凍により自由水を少なくしている。

4）多量の糖を加える。ようかんなどの菓子類は砂糖が加えられて，自由水を少なくしている。

5）老化防止剤*を加える。パンやケーキにはモノグリセリドやしょ糖脂肪酸エステルを加えることがある。これは脂肪酸の炭化水素鎖がアミロースと複合体を形成して，でんぷん分子間の水素結合を弱くさせ，老化を遅らせているのである。

＊　本来の性質が変化して劣化することを老化というが，老化防止剤は油脂の酸化やでんぷんの老化，さらにはたんぱく質の変性を防ぐ，あるいは遅らせる物質をいう。

一方，でんぷんの老化を利用した食品がある。その代表的なものがはるさめで，これは緑豆やじゃがいもでんぷんを糊化して麺状にした後に凍結乾燥した食品で，でんぷんを老化させて組織を硬くして煮くずれしないようにしている。

3)　でんぷんのデキストリン化

でんぷんの部分分解物をデキストリン（糊精）というが，でんぷんに水を加えないで高温で加熱すると，でんぷん分子は少し切断されて分子量の小さいデキストリンが生じる（図 3-43）。

［でんぷん］ $\xrightarrow{分解}$ ［可溶性でんぷん］ $\xrightarrow{分解}$ ［アミロデキストリン］分解
（ヨウ素でんぷん反応の色）　青　色　　　青　色

［エリトロデキストリン］ $\xrightarrow{分解}$ ［アクロデキストリン］ $\xrightarrow{分解}$ ［マルトデキストリン］
赤かっ色　　無　色　　無　色

図 3-43　でんぷんの分解過程で生成される各種デキストリン

ポップコーンのように穀類を炒ったり，パンをトーストした場合には，でんぷんは部分的にグリコシド結合が分解されてデキストリンを生じる。

4)　糖のカラメル化

糖類を高温で加熱すると次第に粘調になって褐色を帯びてくる。この褐色物質をカラメルといい，カラメルが生成する現象をカラメル化という。カラメル化とは，糖が分子内で脱水を起こしヒドロキシメチルフルフラールを生成し（図 3-44），それらが重合して褐色になる現象である。

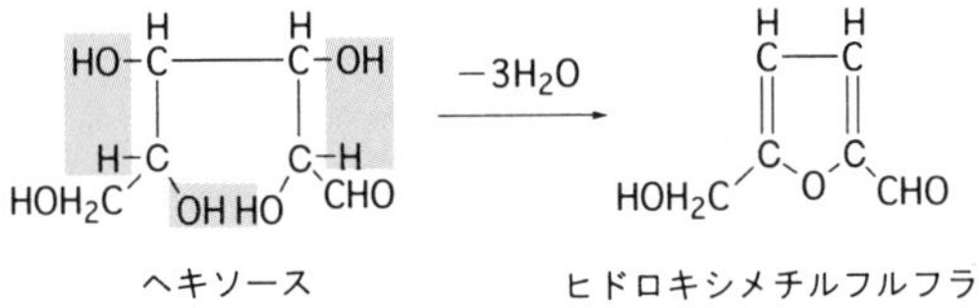

ヘキソース $\xrightarrow{-3H_2O}$ ヒドロキシメチルフルフラール

図 3-44　カラメル化の初期反応

しょ糖，転化糖，はちみつからのカラメルは，清涼飲料，プリンのソース，のりの佃煮などに，着色や香味づけを目的として広く用いられている。

(b)　脂質の加熱変化

1)　熱酸化

油脂が高温で空気と接触すると油脂の酸化が起こるが，この反応を熱酸化という。表 3-19 に加熱によるトウモロコシ油の変化を示すが，加熱時間とともに油の化学的特数や物理的特数が変化して油が劣化することがわかる。

加熱時間とともにヨウ素価は減少し，ケン化価，酸価，粘度は増加する。過酸化物価はあまり増加していないが，これは加熱温度が高いために過酸化物が分解することによる。長時間加熱して油が劣化すると，小さな泡が生じてきて揚げ物の油切れも悪くなる。こうした状態を「油が

表 3-19 加熱によるトウモロコシ油の変化（200 ℃）

加熱時間	ヨウ素価	ケン化価	過酸化物価	酸価	粘度
0時間	115	186	1.1	0.20	0.65
8	112	196	1.6	0.42	0.85
16	108	200	1.7	1.23	1.25
24	102	200	2.0	1.44	3.00
48	90.9	—	—	1.66	7.55

（菅原，福澤，『新・食品学―総論・各論―』，建帛社，2002）

疲れた」といい，この劣化現象の原因は熱酸化である。

熱酸化には重合と分解が伴う。油脂が酸化されて生成する過酸化物（ヒドロペルオキシド）は，高温ですぐにアルデヒドやケトンなどの低分子カルボニル化合物やラジカルに分解される*[1]。またラジカル同士は結合して二量体や三量体などの重合体を生成する（図 3-45）*[2]。

＊1 ヒドロペルオキシドの分解物のうち，カルボニル化合物や炭化水素は不快な臭いをもつが，酸化が初期の段階でのこれらのわずかな臭いを戻り臭という。酸化がかなり進んだ状態の臭いは変敗臭と呼んでいる。

＊2 熱酸化重合によって生成した二量体や三量体は栄養価の低下をもたらし，ネズミの成長を阻害することが知られている。過酸化脂質も栄養価を低下させる。過酸化脂質がたんぱく質と反応すると，たんぱく質はラジカルとなって重合して不溶化し，結果的に消化性が低下する。またビタミンや色素も過酸化脂質により変化を受けて，活性を失ったり変色したりする。

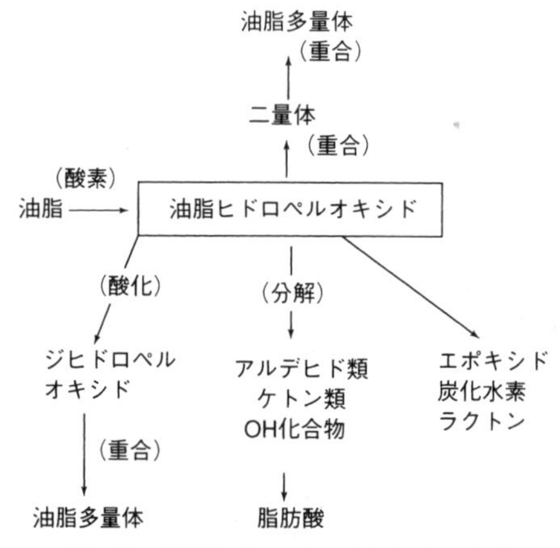

図 3-45 油脂ヒドロペルオキシドの変化
（金田尚志，化学と生物，**21**，174（1983））

加熱時間とともにヨウ素価が減少するのは，重合によって二重結合が減少するからである。しかしその変化は，反応温度，水分や触媒の有無，空気との接触状態などによりかなり変動する。また，油脂と水が高温下で反応して非酵素的に加水分解が起こると，遊離脂肪酸が生じて酸価が高まる。

2) 熱重合と熱分解

油脂を空気の存在しない状態で高温に加熱しても重合や分解を起こす。この反応を熱重合や熱分解とよんで，酸素の存在する場合の熱酸化重合および熱酸化分解と区別することがある。この反応は多価（高度）不飽和脂肪酸の多い魚油などで起こりやすく，熱重合で六員環構造を有する二量体や三量体を生じる。熱分解は 180 ℃程度の加熱では起こらないが，230 ℃以上（発煙点*[3] 以上）の加熱で急激に起こり，油は劣化す

＊3 油脂の分解により連続的に発煙し始める温度で，油脂の精製度，遊離脂肪酸の量，酸敗の程度，異物の存在などにより変化する。

る。

＊　変性とは，天然のたんぱく質が物理的，化学的，生物的に変化することである。

(c)　たんぱく質の変性*

たんぱく質は加熱，凍結，乾燥といった物理的作用，および酸，アルカリ，有機溶媒，重金属などの化学的作用によって，その立体構造が変化し，また溶解性や機能特性が低下し，ときには生理活性を喪失する。このような現象をたんぱく質の変性という。

変性には，変性の原因をとり除くともとの状態に戻る可逆的変性と，もとの状態に戻らない不可逆的変性とがある。いずれにせよたんぱく質の立体構造の変化を伴う。たんぱく質変性の機構は次のように説明できる。たんぱく質の立体構造は二次構造であるα-ヘリックスやβ-シート構造を支える水素結合やジスルフィド結合，そして疎水結合などによって安定化されている。しかし，なんらかの要因でポリペプチド鎖間のそれらの結合が緩んで，たんぱく質の二次，三次あるいは四次構造が緩み，ときにはジスルフィド結合が切断され，立体構造が壊れることになる。この結果，もとの構造とは異なったものになり，新たな疎水結合やジスルフィド結合を形成するともとの状態には戻らなくなるのである（図3-46）。

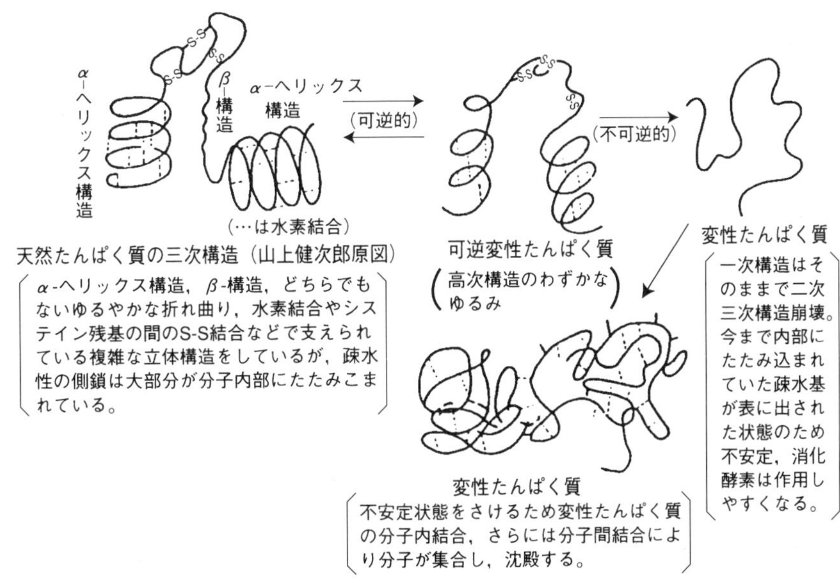

図3-46　たんぱく質変性の模式図（一～三次構造の変化）
（山上健次郎原図は，ブリタニカ国際大百科事典による）

1)　加熱変性

たんぱく質に熱を加えていくと，大部分のたんぱく質は55～75℃で凝固して元に戻らなくなる。このように，加熱によってたんぱく質が変性することを加熱変性という。加熱変性の温度や速度は，たんぱく質の種類や濃度，共存物質などで異なり，一般に等電点で加熱変性の速度は速まる。

アルブミンやグロブリンは加熱変性しやすく，肉や魚，卵といったたんぱく質食品における加熱による変化は，これらに含まれるたんぱく質が凝固したものである。たとえば，肉や魚のグロブリンであるアクチンとミオシンは40〜50℃で凝固するし，卵白の主要たんぱく質であるオボアルブミンは58℃で白濁しはじめ，62〜65℃で流動性を失い，70℃で完全に凝固する。

しかし，卵白の糖たんぱく質であるオボムコイドや卵黄のリンたんぱく質であるホスビチンは加熱凝固しにくい。またアルカリ側に等電点があるプロタミンやヒストンは加熱変性を受けにくい。

たんぱく質の加熱変性は水分含量によっても影響を受ける。オボアルブミンは加熱凝固しやすいが，乾燥状態では120℃で5時間の加熱でも変性しない。しかし120℃の水蒸気に曝すと5分間で不溶性になる。表3-20に示すように，オボアルブミンの水分合量は凝固温度に影響を及ぼすのである。

表3-20　卵白アルブミンの水分と凝固温度との関係

水分含量	凝固温度（℃）
アルブミン+50％水	56
アルブミン+25	74〜 80
アルブミン+16	80〜 90
アルブミン+ 6	145
アルブミン+ 0	160〜170

（青柳康夫，筒井知己，『標準食品学総論（第2版）』，医歯薬出版）

また逆に，不溶性のたんぱく質が水溶性になることもある。コラーゲンは硬たんぱく質で硬いが，長時間加熱することによって軟らかくなり，ゼラチンとなる。

2)　冷凍による変性

たんぱく質は冷凍によって変性することがある。冷凍による変性はとくにゆっくり凍結した場合や，あまり低くない温度（－20℃以上）で貯蔵した場合に起こりやすく，急速凍結して低温で貯蔵すれば起こりにくい。

凍り豆腐の製造においてだいずのたんぱく質は冷凍によって変性する(図3-47)。また卵黄や牛乳を冷凍後解凍すると，ゲル化や凝固を起こすことがあるが，これらもたんぱく質の冷凍による変性である。

食肉も冷凍したものは保水性の低下を引き起こして，生鮮物より品質

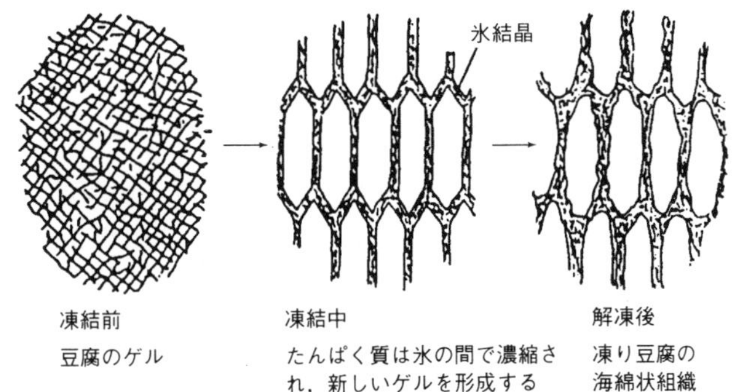

図 3-47　凍り豆腐の海綿化と氷結晶の役割
（橋詰和宗，化学と生物，**15**，301（1997））

が低下する。冷凍によって氷ができて，たんぱく質濃度や塩類濃度の増加をひきおこし，結果的にたんぱく質が変性する。

3）　乾燥による変性

乾燥すると脱水されてたんぱく質は変性する。干物などでわかるように魚介類を乾燥すると肉質が硬くなり，加熱して軟らかくしても生鮮肉とは異なった触感や風味がでてくる。乾燥が進むと，特に筋肉のたんぱく質であるアクトミオシンが変性して，溶解性が低下する。図 3-48 でわかるが，乾燥して脱水することによりアクトミオシンの溶出量が変化する。変性したアクトミオシンは水に浸してももとにはもどらない。

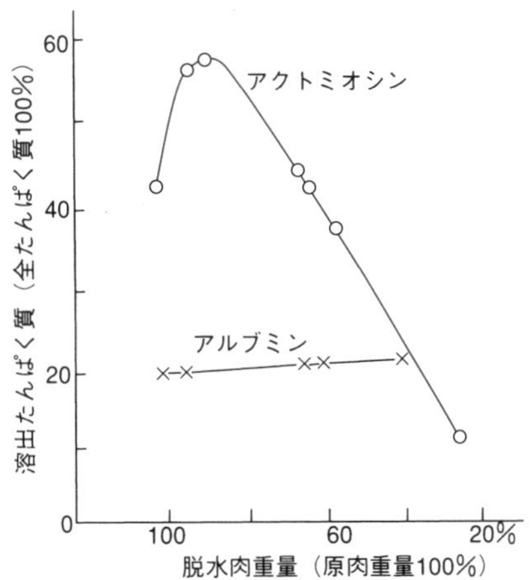

図 3-48　脱水によるひらめ肉たんぱく質の変性
（右田正男，食品たんぱく質と水，日本食品工業学会誌，**13**（9），395-401（1966））

4）　表面変性

たんぱく質には親水性と疎水性の領域があり，たんぱく質の溶液を激しく撹拌すると，疎水性の領域が集まってきて泡が立つことがある。また油とともに撹拌すると，疎水性の領域が界面に配向して乳濁液になったりする。これは界面における表面張力によりたんぱく質が変性して起こる現象である。

スポンジケーキを作る時に卵を泡立てたり，マヨネーズを作る時に乳化させるのは，たんぱく質の表面変性を利用している。牛乳の加熱で表面に膜ができたり，豆乳の加熱により湯葉を形成するのも，たんぱく質の表面変性の一種と考えることができる。

5) 酸・アルカリによる変性

一般のたんぱく質は強い酸やアルカリで変性する。ヨーグルトは牛乳に乳酸菌を作用させて製造するが，乳酸によりカゼインというたんぱく質が変性を受けて沈殿する。しめさばでは，酢酸により魚肉たんぱく質が変性している。一方，分離大豆たんぱく質の調製においては，脱脂大豆粉をアルカリで処理してたんぱく質を抽出することもあるが，アルカリ処理の時間や温度によりたんぱく質は変性を受ける。ピータンは卵をアルカリ処理して作るが，卵のたんぱく質は変性している。

たんぱく質をアルカリ処理するとリジノアラニン*が生成するが（図3-49），このことは消化性の低下やリジンの非有効化につながり，たんぱく質の栄養価の低下をもたらす。

＊ リジノアラニンとは，アルカリ条件下で加熱処理したたんぱく質にしばしば見られる非通常のアミノ酸である。アルカリ性で加熱するとたんぱく質中のシスチン，システイン，リン酸化セリンなどの残基からデヒドロアラニン残基が生成し，近傍のリシン残基のε-アミノ基が求核攻撃をすることによりリジノアラニンが形成される。

食品たんぱく質にリジノアラニンが形成すると，その分だけリジンが損失するので栄養価が低下する。またこのたんぱく質を摂取した場合，リジノアラニンは腎臓に蓄積されて腎細胞の肥大を誘起することがわかっており，食品加工においてアルカリの使用が規制されている。

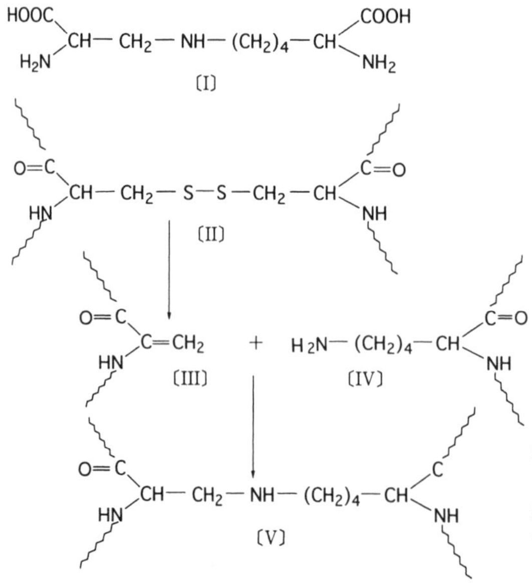

HOOC(H₂N)CH—CH₂—NH—(CH₂)₄—CH(COOH)NH₂
〔I〕

O=C(HN)CH—CH₂—S—S—CH₂—CH(C=O)NH
〔II〕

O=C(HN)C=CH₂ ＋ H₂N—(CH₂)₄—CH(C=O)NH
〔III〕　〔IV〕

O=C(HN)CH—CH₂—NH—(CH₂)₄—CH(C)NH
〔V〕

Ⅰ：リジノアラニン
Ⅱ：シスチン残基
Ⅲ：デヒドロアラニン残基
Ⅳ：リジン残基
Ⅴ：リジノアラニン残基

図 3-49　リジノアラニンの生成

6) 金属・塩類による変性

塩濃度が増すと脱水されて，たんぱく質は凝集沈殿する（塩析）。苦汁による豆腐の製造は大豆たんぱく質の塩析を利用している。

食塩は食品の貯蔵によく使われるが，食塩の濃度が高くなるにつれて水分活性が低下し，食肉の場合にはたんぱく質のアクトミオシンが変性して不溶性になる。

3-2-3　酵素による変化

(a)　酵素とは

酵素とは触媒活性を有するたんぱく質（例外としてRNAのリボザイム*1がある）の総称である。基質から反応生成物に至る化学反応において，その反応開始にエネルギー（活性化エネルギー）が必要となるが，酵素が存在すると活性化エネルギーが少なくても反応を進行できる*2.

酵素と基質の反応式は，酵素（E），基質（S），生成物（P）とすると，以下のような反応式になる。

$$E+S \rightleftarrows ES \longrightarrow E+P$$

酵素と基質の結合した酵素-基質複合体（ES）を形成し，それよりPを生じる。

酵素はEC番号で系統的に分類されている。すなわちEC1は酸化還元酵素（オキシドレダクターゼ），EC2は転移酵素（トランスフェラーゼ），EC3は加水分解酵素（ヒドロラーゼ），EC4は脱離酵素（リアーゼ），EC5は異性化酵素（イソメラーゼ），EC6は合成酵素（リガーゼ）というように分類されている。

EC3の加水分解酵素は，高分子成分の末端部分を加水分解する酵素を基質がたんぱく質やペプチドの場合にはエキソペプチダーゼといい，炭水化物の場合にはエキソグリコシダーゼという。また，末端以外のたんぱく質のペプチド結合や炭水化物のグリコシド結合を加水分解する酵素を，それぞれエンドペプチダーゼ（プロテイナーゼ），エンドグリコシダーゼをいう*3。

(b)　酵素反応の性質

1)　基質特異性

酵素のほとんどは特定の基質とのみ反応する。酵素はたんぱく質であるため，高次構造をとっている。触媒活性が発現するには，その活性中心が立体構造の中にある。その活性中心近傍に基質がはまりこむことによって，基質-酵素複合体が形成される。その後，活性中心のアミノ酸残基によって種々の触媒反応を進行させる。したがって，酵素と基質の関係は鍵（酵素）と鍵穴（基質）の関係にたとえられる。消化酵素のトリプシンが基質のたんぱく質を加水分解する反応を図3-50に示した。

＊1　RNAを構成成分とする触媒の総称で，RNA酵素ともいう。生体ではマグネシウム存在下で働き，RNAを基質として，RNAを切断する。

＊2

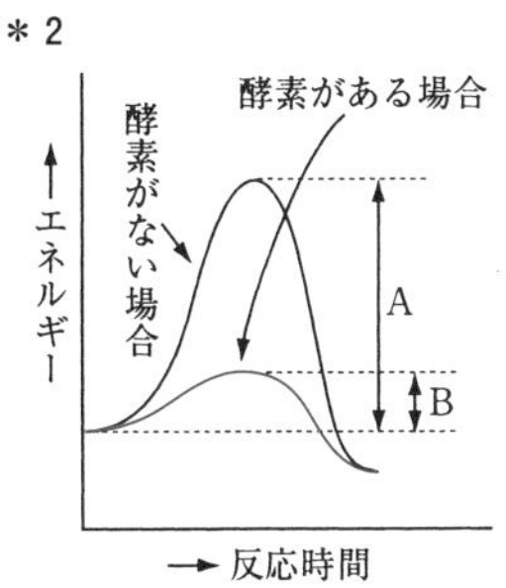

A，B：反応をはじめるのに必要なエネルギー（活性化エネルギー）

＊3

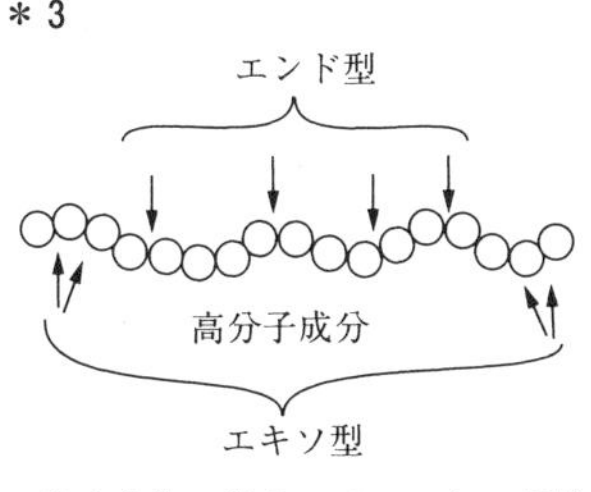

炭水化物の場合には，一般に多糖類（グリカン）を分解するという意味でグリカナーゼといい，エンドグリカナーゼとエキソグリカナーゼがある。ここではグリコシド結合を分解するという意味でグリコシダーゼと表記する。

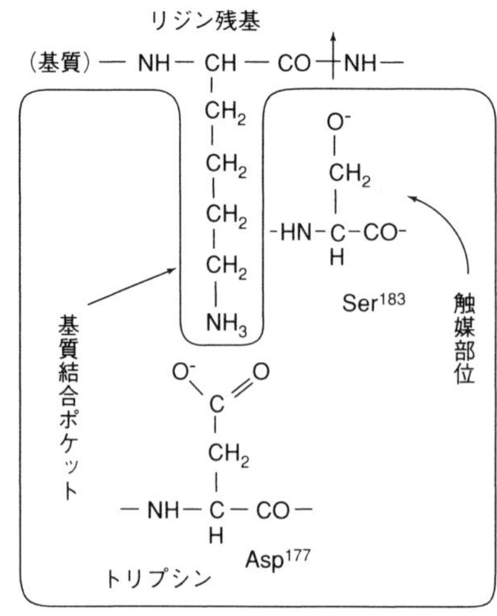

図 3-50　トリプシン-基質複合体

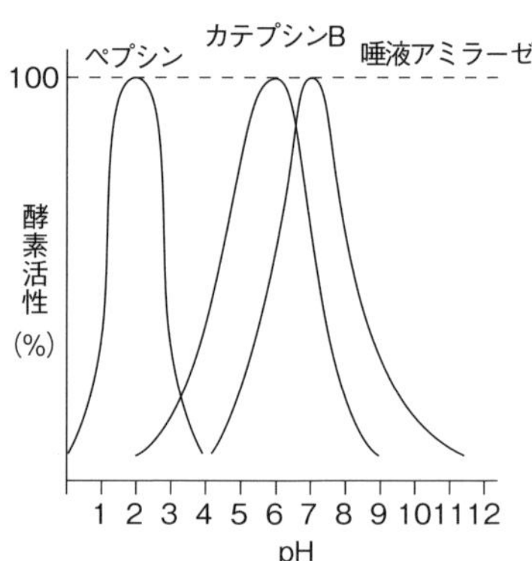

2)　温　度

酵素は 10 ℃の温度上昇で約 2 倍の反応速度となる。しかし熱により酵素の高次構造が壊れ，変性することにより不活性化されるので，温度上昇に伴い，反応速度の上昇と酵素の不活性化の 2 つの因子が働く。一般に，動物の酵素は 30～40 ℃，植物の酵素は 50～60 ℃で作用が最も強くなり，このような温度を最適温度（至適温度）という。

3)　最適 pH

基本的に酵素基質反応は水の存在下で進むため，酵素が基質に効率よく作用する pH の範囲がそれぞれの反応にある。その中でも最も良く反応する pH を最適 pH（至適 pH）という。

4)　活性化剤，阻害剤

酵素反応を促進させる物質を活性化剤（賦活剤）といい，それを阻害する物質を阻害剤という。活性化剤の一例として，酵素反応には無機イオンを必要とする場合がある。たとえば ATP の関与する酵素は，ほとんどすべて Mg^{2+} を必要とする。

阻害剤と酵素の反応式は，酵素（E），阻害剤（I），生成物（I^*）とすると，以下のような反応式になる。

$$E + I \rightleftarrows EI \rightleftarrows E + I^*$$

酵素と阻害剤の結合した酵素-阻害剤複合体（EI）は非常に安定で，$E + I^*$ に分解しない。I^* を生成しても I^* は阻害剤活性をもち，再び EI を形成すると考えられている。

5)　補酵素

補酵素はある種の酵素の活性中心となる補欠分子族であり，そのような酵素では酵素たんぱく質とともに複合たんぱく質として酵素活性を発現する。この場合の酵素全体をホロ酵素といい，それから補酵素を取り除いたたんぱく質部分をアポ酵素という。多くの補酵素には，ビタミンB群が構成成分として含まれている。

(c) 酵素の種類

1) 糖質に作用する酵素

(1) グルコースオキシダーゼ

グルコースを酸化する酵素の一種で以下の反応を触媒する。

$$\beta\text{-D-グルコース} + O_2 \rightleftarrows \text{D-グルコース-}\delta\text{-ラクトン} + H_2O_2$$

食品中に含まれる微量のグルコースや酸素を除去し，防腐にも使われている。

(2) α-グリコシダーゼ

① α-アミラーゼ[*1]　エンドα-グリコシダーゼの代表的酵素で，でんぷんのα-1，4結合を加水分解し，デキストリン，マルトースを生成する。

動物，植物，微生物に広く分布しており，でんぷんの糖化などに利用されている。

② β-アミラーゼ[*2]　でんぷんの非還元末端を加水分解し，β-マルトースを生成する。おおむぎ，こむぎ，豆類，さつまいもなどに多く含まれている。

③ グルコアミラーゼ[*3]　でんぷんをグルコースに加水分解する。微生物中に見いだされており，アルコール発酵前の糖化酵素や，グルコースの製造などに利用されている。

④ 枝切り酵素[*4]　アミロペクチンやグリコーゲンのα-1,6結合を特異的に加水分解する。動物，高等植物，微生物に見いだされている。

⑤ インベルターゼ　スクロースをグルコースとフルクトースに加水分解する。転化糖の製造に利用されている。

⑥ ペクチナーゼ（ポリガラクツロナーゼ）　ペクチン酸やペクチンのα-1，4結合を加水分解する。微生物，高等植物に存在し，果汁を清澄させる工程に用いられている。

(3) β-グリコシダーゼ

① セルラーゼ　エンドβ-グリコシダーゼの代表でセルロースを加水分解する。カビやきのこに存在し，野菜の加工などに用いられている。

② ヘミセルラーゼ　ヘミセルロースを加水分解する。カビ，穀類に存在し，野菜の加工や果汁の清澄工程に利用されている。

＊1　α-アミラーゼの作用部位

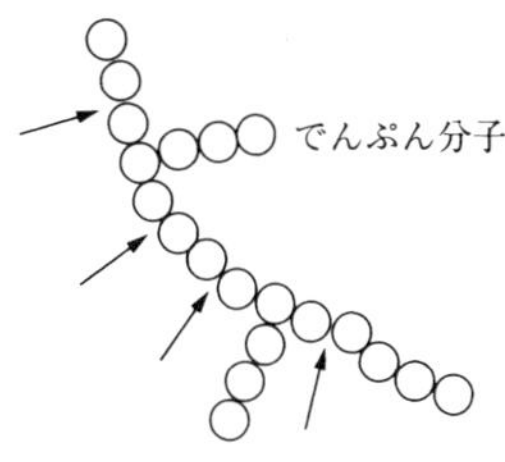

○グルコース分子
↑酵素の作用位置

＊2　β-アミラーゼの作用部位

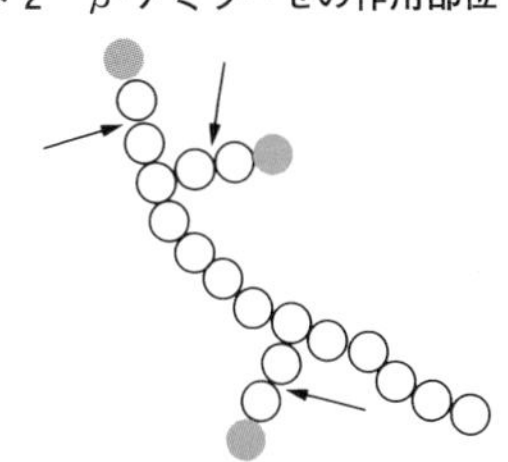

● 非還元末端

＊3　グルコアミラーゼの作用部位

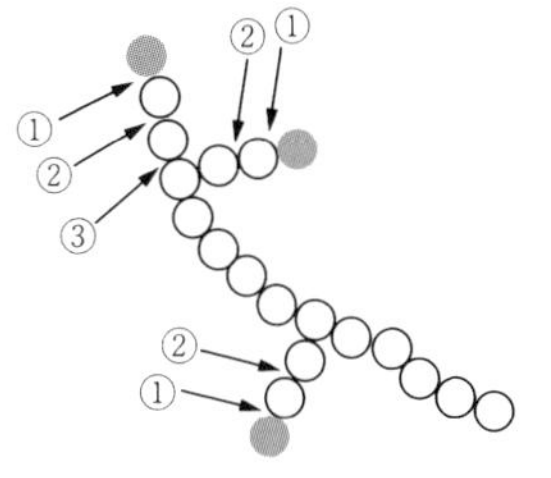

● 非還元末端から①②③の順に切断

＊4　枝切り酵素の作用部位

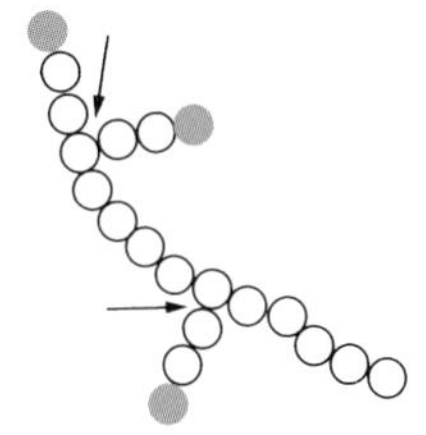

③　ラクターゼ（β-ガラクトシダーゼ）　ラクトースをグルコースとガラクトースに加水分解する。動植物，微生物などに広く分布しており，加工乳やアイスクリームの製造に利用されている。

④　ナリンギナーゼ　　ナリンギンをナリンゲニンと糖に加水分解する。菌類に存在し，夏みかん果汁の苦味除去に利用されている。

⑤　ヘスペリジナーゼ　　ヘスペリジンをヘスペレチンと糖に加水分解する。菌類に存在し，みかん缶詰の白濁防止に利用されている。

⑷　キシロースイソメラーゼ

グルコースをフルクトースに異性化する。工業的に製造する場合，通称グルコースイソメラーゼともいう。菌類，麦芽に存在し異性化糖の製造に用いられている。

2）　脂質に作用する酵素

⑴　リパーゼ

脂肪のエステル結合を加水分解し，脂肪酸とグリセロール（グリセリン）にする。動物，植物，微生物に広く分布している。カビ産生のリパーゼはバターフレーバーの製造に利用されている。

⑵　リポキシゲナーゼ

二重結合を2つ以上合む不飽和脂肪酸（リノール酸など）に作用し，脂肪酸ヒドロペルオキシドを生成する。だいずなどのマメ科植物の種子，アスパラガス，じゃがいもなどに存在する。食品の変色や，香気生成に関与する。

3）　たんぱく質に作用する酵素

⑴　プロテアーゼ

①　カテプシン　　代表的プロテアーゼで，動物組織に存在し，カテプシンB，D，H，Lは酸性側に至適pHを持つエンドペプチダーゼである。また，酸性エキソペプチダーゼとしてカテプシンA，B_2，Cが知られている。これらはカルシウムによって活性化されるカルパインとともに，肉の熟成に関与する酵素群である。

②　パパイン　　エンドペプチダーゼで，パパイアの乳液中に存在する。食肉の軟化，魚肉の可溶化，ビールの混濁防止に利用されている。

4）　食品のフレーバーに関する酵素

⑴　アリイナーゼ

アリインをアリシンに変換する酵素である。にんにく，たまねぎ，ねぎなどに存在し，特有の香気を生成する。

⑵　リアーゼ，イソメラーゼ，アルコールデヒドロゲナーゼ

脂肪酸ヒドロペルオキシドに開裂酵素であるリアーゼが作用し，低分子量のアルデヒドが生成する。また，イソメラーゼやアルコールデヒド

* 茶に含まれるグリコシド配糖体
↓ β-グリコシダーゼ
テルペンアルコール
（ゲラニオール
リナロール
2-フェニルエタノール
ベンズアルコール
など

ロゲナーゼによって異性体やアルコール化合物が生成し，きゅうりや茶などの新鮮な緑の香りを呈する。

(3)　β-グリコシダーゼ

植物中には色素や揮発性成分と糖が配糖体の形で存在していることが多い。グリコシダーゼが作用して配糖体の非糖部分（アグリコン）が生成し，香りを呈する場合がある*。

(d)　酵素反応の制御と食品保存，酵素による食品成分の変化

1)　酵素作用の抑制

酵素作用を抑制するには，酵素を失活させるか，酵素作用の最適条件から大きくずらし，反応を抑制させる必要がある。酵素を失活させる方法に高周波加熱や，熱湯あるいは蒸気によって短時間加熱する処理方法（ブランチング）がある。

酵素活性を低下させるには，加工，貯蔵中に食品を低温下に貯蔵すると良い。ただし，低温障害を起こすさつまいもなどには不適である。また，酸素の除去や，不活性なガスの充填によって食品の貯蔵性を高めるCA 貯蔵などが知られている。さらに乾燥や塩蔵などの貯蔵も酵素活性を抑制する。

2)　酵素作用の利用

アントシアナーゼ（色素のアントシアニンを加水分解し，糖とアグリコンであるポリフェノールのアントシアニジンを生成する酵素）はもも缶詰の脱色や白ワイン製造時のぶどう果汁色素の脱色に用いられている。グルコースオキシダーゼはその酸素除去作用を利用して，缶，びん詰の腐敗，変質防止などに用いられている。食品のオフフレーバーの発生防止に種々の酵素の利用が試みられている。たとえば，牛乳の酸化臭の発生防止にホスホリパーゼの利用が試みられている。

からしやわさびにはカラシ油配糖体であるシニグリンが含まれる。からしを練ったり，わさびをすりおろすと，チオグルコシダーゼ（ミロシナーゼ）が遊離し，シニグリンをアリルイソチオシアネートと糖に加水分解し，前者が辛みを与える。

3)　酵素的褐変と褐変防止

ポリフェノールを酸化する酵素にはポリフェノールオキシダーゼとパーオキシダーゼがある。ポリフェノールオキシダーゼはカテコールオキシダーゼ（カテコラーゼ），ラッカーゼ，チロシナーゼなどの酸化酵素の総称である。チロシナーゼはさらにオキシゲナーゼ（チロシンのようなモノフェノールをジフェノールに酸化する酵素，クレソラーゼともいう）やオキシダーゼ（ジフェノールなどのポリフェノールをキノンに酸化する酵素，基質がカテコールの場合カテコールオキシダーゼともい

う）などを含む酵素の混合物である。

りんごなどが褐変するのは，りんごのなかのポリフェノール類（クロロゲン酸，カテキンなど）がカテコールオキシダーゼによって酸化され，キノン類に変化し，さらにキノン類は酸化，重合して，褐色の着色物質を生成することによる。

また，じゃがいもが褐変するのは，チロシナーゼにより，チロシンからDOPA（3，4-ジヒドロキシフェニルアラニン）が生成し，さらに重合体のメラニンという黒褐色の着色物質を生じるためである。ポリフェノールオキシダーゼの基質とそれを含む食品を表3-21に示した。

チロシナーゼの作用

フェノール —オキシゲナーゼ→ o-ジフェノール —オキシダーゼ→ o-キノン

表3-21　ポリフェノールオキシダーゼの基質とそれを含む食品

基　質	食　品
クロロゲン酸	コーヒ豆，カカオ豆，りんご，もも，なし，なす，トマト，さつまいも，じゃがいも，きのこ，ごぼうなど
カテキン類	茶，カカオ豆，りんご，もも，なし，いちご，れんこん，やまいもなど
ロイコアントシアニン	もも，りんご，れんこん，ぶどう，バナナ，かきなど
カフェ酸	さつまいも，カカオ豆，ぶどうなど
チロシン	じゃがいも，ビート，きのこなど

紅茶はポリフェノールオキシダーゼを積極的に利用し，カテキン類を酸化させて，紅茶の赤色色素であるテアフラビンを生成させている。

また，果汁や乾燥野菜の褐変には，アスコルビン酸をデヒドロアスコルビン酸に酸化するアスコルビン酸酸化酵素が関与している。デヒドロアスコルビン酸はそれ自身またはアミノ化合物などと非酵素的に反応し，褐変する。

豆類や穀類の褐変は，リパーゼおよびリポキシゲナーゼの作用によって，リノール酸やリノレン酸などが酸化され，カルボニル化合物が生成し，縮合やアミノ化合物との反応によって起こる。

酵素的褐変には，酸素・酸化酵素・基質の3者の存在が必要であるから，褐変を防止するには，そのうちの1つでも除去するか，酵素を阻害すれば良い。実用上有効なのは，前述したように加熱処理，いわゆるブランチングである。たとえば，果実や野菜の加工中に蒸煮加熱し，酵素を不活性化させる。

ポリフェノールオキシダーゼの阻害剤として，二酸化硫黄，亜硫酸塩，食塩などが利用されている。ワインの褐変防止には二酸化硫黄や亜硫酸塩が用いられる。じゃがいもの場合，細切りにして水に浸して褐変を防止できる。これはポリフェノールオキシダーゼが溶出されるためである。ポリフェノールオキシダーゼの至適pHは6～7なので，クエン酸などの有機酸やアスコルビン酸でpHを3以下にすることによって作用を抑える方法もある。アスコルビン酸のような還元剤を添加することによって，ポリフェノールをキノン型からフェノール型に還元し，褐変反応を遅らせることが可能である。

4）酵素による脂質の変化

前述したようにリポキシゲナーゼは穀類や豆類などの植物に多く存在し，リノール酸，リノレン酸，アラキドン酸などの不飽和脂肪酸やそれらを含むトリグリセリドを基質とする。それらの基質に共通な構造である２つの二重結合にはさまれた活性メチレン基（シス-シス，1，4-ペンタジエン構造）にリポキシゲナーゼは酸素存在下で作用し，特異的なヒドロペルオキシドを生成する[*1]。たとえば，だいず中のリノール酸がリポキシゲナーゼによって 13-ヒドロペルオキシドを生成する。また，とうもろこし胚芽のリポキシゲナーゼは 9-ヒドロペルオキシドを生成する。これらのヒドロペルオキシドはさらに分解し，カルボニル化合物を生じる。だいずの場合はヘキサナールを生じ，豆臭の主成分の１つとなる。

＊1　リポキシゲナーゼの作用

シス-シス，1,4-ペンタジエン構造

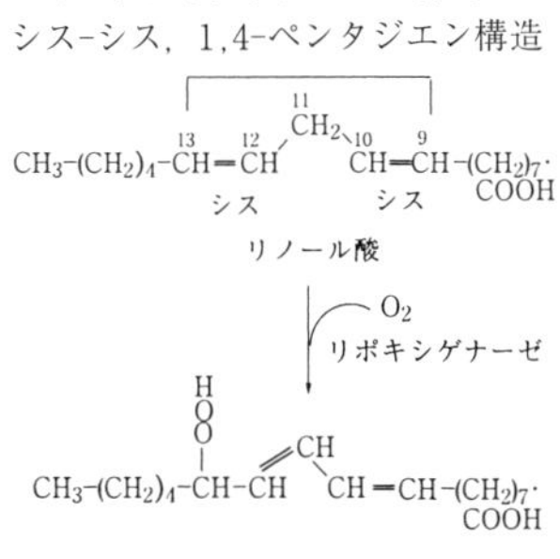

リノール酸 13-ヒドロペルオキシド

リポキシゲナーゼは高度不飽和脂肪酸以外に β-カロテンにも作用し，ビタミン A の分解や変色の原因になる。

食品工業での応用としては，製パンなどの小麦粉の漂白や風味の向上に適量のリポキシゲナーゼが利用されている。

5）呈味成分の変化

食肉の熟成には遊離アミノ酸やペプチドの増加が呈味性向上に寄与しているが，これは熟成中に筋肉たんぱく質がカテプシン群やカルパインの作用によって分解され，さらにアミノペプチダーゼ（アミノペプチダーゼ C と H[*2]）によってアミノ酸にまで加水分解されるためといわれている。

＊2　アミノペプチダーゼ C

メタロエキソペプチダーゼで分子量 100 kDa，至適 pH は 7

アミノペプチダーゼ H

チオールエキソペプチダーゼで分子量は約 400 kDa，50 kDa のサブユニットの８量体から構成されている。至適 pH は 7.5～8

哺乳動物や魚介類の筋肉エネルギー源である ATP は，死後，自己消化酵素（ATP アーゼ，ミオキナーゼ，AMP デアミナーゼ）によって次のように分解される。

ATP ⟶ ADP ⟶ AMP ⟶ IMP（イノシン酸，うま味あり）

IMP はさらに

HxR（イノシン）⟶Hx（ヒポキサンチン，苦味あり）⟶キサンチン
⟶尿酸

へと酵素的に変換される。

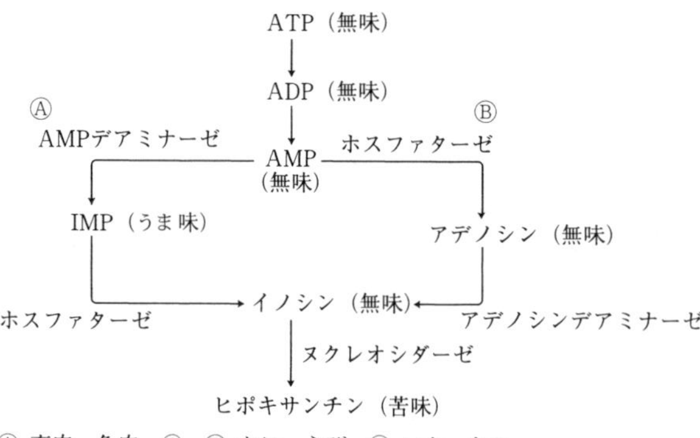

ATP から IMP までの分解は速く，蓄積された IMP は徐々に分解して HxR から Hx へと分解する。IMP は呈味向上に寄与している。また，新鮮度の指標に K 値が用いられている。

$$K\text{値} = \frac{\mathrm{HxR + Hx}}{\mathrm{ATP + ADP + AMP + IMP + HxR + Hx}} \times 100$$

魚では貯蔵日数に従って直線的に K 値が上昇する。K 値が 40 までは食用可能とされる。20 以下であると生食（刺身）可能で新鮮であると判断できる。

(e) 食品の生産と加工における酵素の利用

1) 食品工業での酵素の利用

(1) プロテアーゼによるチーズの製造

キモシン（レンニン）はエンド型プロテアーゼでチーズ製造に用いられ，牛乳を凝固させる凝乳酵素ともよばれている。キモシンは κ-カゼインの N 末端から 105 番目のフェニルアラニンと 106 番目のメチオニンのペプチド結合を加水分解し，パラ-κ-カゼイン（水不溶性）とマクロペプチド（水可溶性）を生成する。子牛の第 4 胃に存在するが，最近では微生物に遺伝子を組み込んで生産させたキモシンが用いられている。

(2) 微生物による発酵

発酵食品には様々な微生物が利用されている。これは微生物が持っているアミラーゼ，プロテアーゼや解糖系関連酵素など多くの酵素を利用して，食品の貯蔵性とし好性を高めるためである。たとえば，*Saccharomyces cerevisiae* によるパンやビール，ワイン，清酒の製造，*Aspergillus oryzae* などを用いたしょうゆの製造，*Zygosaccharomyces rouxii* を用いたみその製造である。また，*Acetobacter xylinum* などを用いた酢の製造，*Lactobacillus bulugaricus* などを用いたヨーグルトなど発酵乳の製造を含め，様々な発酵食品が製造されている。

その他，納豆の製造に用いられた *Bacillus natto* の γ-グルタミルト

酵素，微生物の固定化法

●：酵素または微生物

① 担体結合法

吸着法

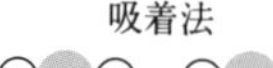

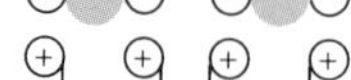

イオン結合法

共有結合法

② 包括法

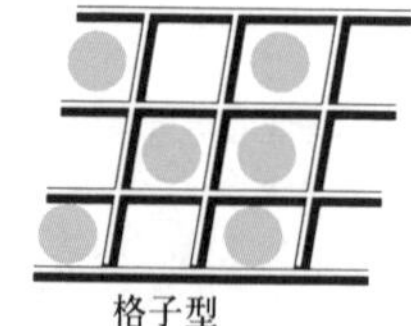

格子型

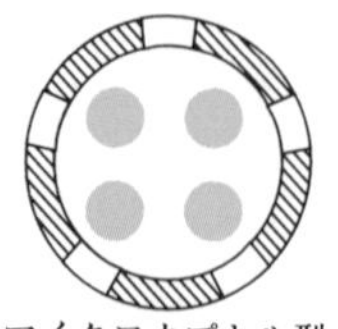

マイクロカプセル型

③ 架橋法

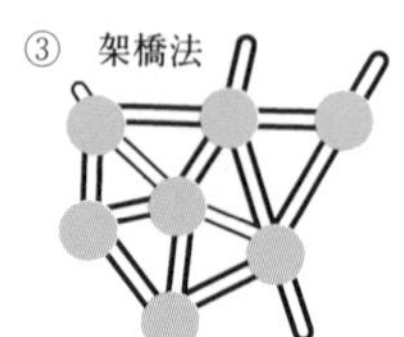

ランスペプチダーゼによって粘質物のγ-ポリグルタミン酸が生成されるとともに，*B. natto* のプロテアーゼやペプチダーゼによって風味が付与される。

2)　固定化酵素

酵素反応は，一般的には酵素を水に溶解して基質と反応させる。この反応系では生成物をその溶液から単離することが困難であったり，酵素を再利用することが難しい。そこで，酵素活性を維持したまま，酵素を水に不溶性の担体に架橋試薬などを用いて結合させたり，マイクロカプセルや格子中に酵素を包括し，不溶性の酵素とする技術，すなわち固定化酵素の技術が開発されている。これによって，酵素の回収や，再利用，連続使用が可能となった。

たとえば，固定化酵素として先述したようにグルコアミラーゼはでんぷんの糖化，インベルターゼはスクロースからグルコースとフルクトースを産生，ペプシンはヘモグロビンの加水分解，パパインはカゼインの加水分解，グルコースイソメラーゼはグルコースの異性化糖であるフルクトースの製造に用いられている。また，アミノアシラーゼはL-アミノ酸の製造，AMP-デアミナーゼはイノシン酸の製造，ラクターゼは牛乳中のラクトースからグルコースとガラクトースへの加水分解に用いられている。

3-2-4　成分間の反応

(a)　非酵素的褐変

食品は，加工，貯蔵，調理などによって着色することが多い。これを一般に褐変とよんでいる。褐変には，酵素の関与しない褐変（非酵素的褐変）と酵素の関与するものとに大別できる。

1)　褐変に関与する化合物

(1)　アミノ化合物（図 3-51 の● $-NH_2$）

多くの食品に含まれているアミノ酸，ペプチド，たんぱく質やリン脂質，核酸関連化合物，魚貝類などに含まれているアミン類などのアミノ化合物はすべて非酵素的褐変に関与している。

(2)　カルボニル化合物

アルドースやケトースなどの還元糖，脂質の自動酸化などで生じるアルデヒド化合物やケトン化合物，アスコルビン酸などのレダクトン類，植物体に存在するポリフェノール類などが関与している。

2)　カラメル化反応

糖類を融点以上に加熱すると，カラメルとよばれる褐色物質が生成する。みそ，しょうゆ，パン，ビスケットの褐変の一因となる反応である。糖類としては果糖やぶどう糖を用いる場合が多い。この反応は酸素がなくても進行する。

3) アミノカルボニル反応

アミノ化合物とカルボニル化合物の反応をアミノカルボニル反応という。とくにアミノ化合物と還元糖の反応をメイラード反応（マイヤー反応，マヤール反応）という。

アミノ酸，ペプチドやたんぱく質と還元糖が反応してメラノイジンとよばれる褐色の物質が生成する。この反応は，1912 年 Maillard が発見したことからメイラード反応とよばれている。図 3-51 は，アルドースとアミノ化合物のメイラード反応について，最終生成物で褐色高分子生成物のメラノイジン生成に至る経路を示している。アマドリ転位生成物までの前期段階とそれ以降の後期段階からなる。

前期段階のイミンの pK_a は 5〜7 であり，中性付近では容易にプロトン化される。プロトン化されたイミンはさらに 1, 2-エナミノールを経て，安定なアマドリ転位生成物を生成すると同時に，中間体のオソンや

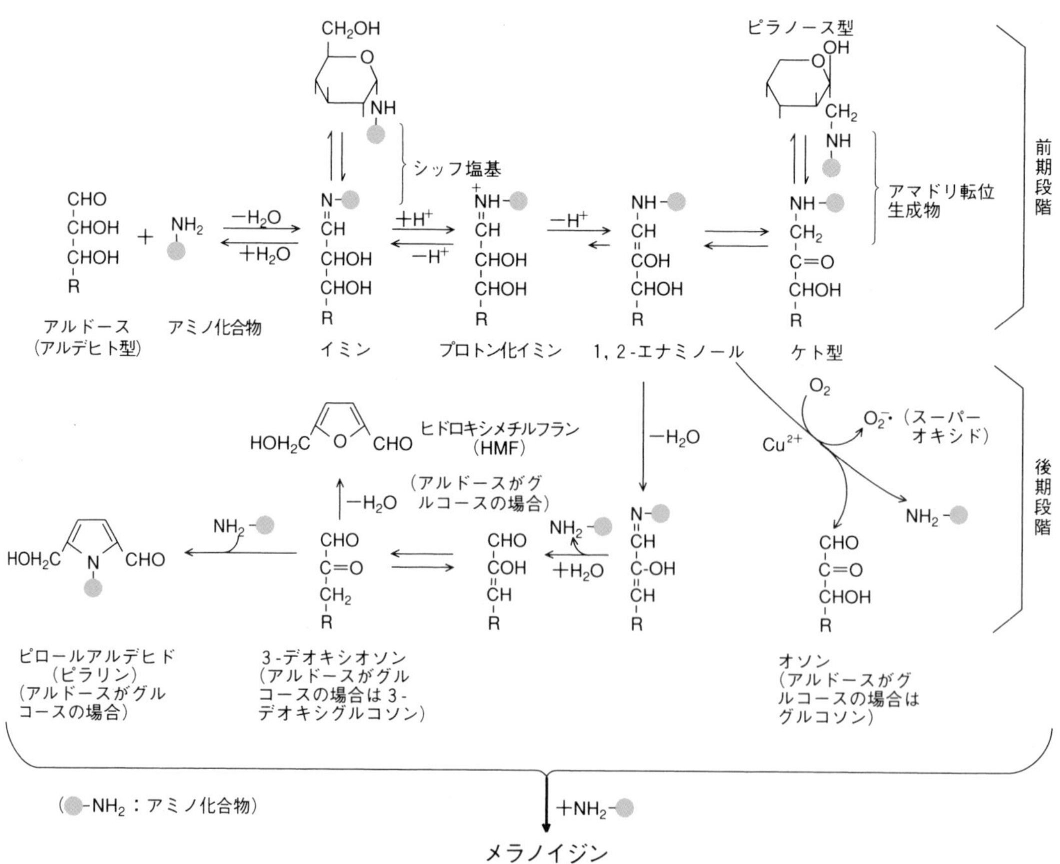

図 3-51　メイラード反応の反応経路

3-デオキシオソンを生じる。これら以外にも別経路で 1-デオキシオソンなどの α-ジカルボニル化合物が生成する。これらの α-ジカルボニル化合物は反応性が高く，アミノ化合物と反応し，後期段階へとすすみ，ピラリン・HMF（ヒドロキシメチルフラン）・メラノイジンなど後期段階生成物の AGE（Advanced glycation endproducts）を生成し，きわめて複雑な反応形態をとっている。また，オソンの生成に伴い，酸素が還元され，活性酸素種の1つのスーパーオキシドが生成する。

この反応はみそ，しょうゆの褐変の主要な反応の1つである。また乳製品の褐変（ラクトースとたんぱく質の反応が主体）や，パン，焼き肉，コーヒー，ビスケット，果汁，乾燥果実などの褐変も，メイラード反応によるところが大きい。

4）酸化による着色

みそ・しょうゆの褐変は，ポリフェノールの自動酸化が一因である。果実・乾燥野菜の褐変にはアスコルビン酸の酸化が関与している。油が酸化するときにみられる褐変化は，脂質の自動酸化より生じる不飽和アルデヒドが酸化重合することによる。これらの褐変は，鉄・銅などの金属イオンやアミノ酸などのアミノ化合物によって促進される。

また，筋肉たんぱく質の1つであるミオグロビンは空気中の酸素により酸化されるとメトミオグロビンに変化し，褐色化する。

5）金属との結合による着色

茶の着色のように，茶のタンニンと鉄が結合して，黒色のタンニン鉄を生じることが知られている。

6）非酵素的褐変に影響する諸因子

褐変に影響を及ぼす諸因子としては，カルボニル化合物やアミノ化合物の種類，反応温度，時間，pH，水分活性，酸素の有無，金属などがあり，これら種々の因子により影響を受けると予測できる。還元糖の場合，褐変の速度は，水溶液中における開環型のカルボニル基の存在割合によると考えられている。したがってアルドースのなかでは，一般的に五炭糖の方が六炭糖より褐変しやすい。また，アルドースはケトースに比べて褐変しやすいが，果糖の場合は別で，pH の低いときには，ぶどう糖より褐変速度が速い。低分子のグリセルアルデヒドやグリコールアルデヒドなどは，非常に褐変化しやすい。

褐変に対して pH の影響は大きい。一般的に酸性領域では褐変速度は遅いが中性からアルカリ性になるにしたがい速くなる。中性からアルカリ性では，図 3-51 の反応様式以外に糖の開裂が起こり，ラジカル化合物や炭素鎖の短いカルボニルの生成を経由し，メラノイジンが蓄積する。

非酵素的褐変は，室温でも起きる。これは，生体内でも還元糖とたんぱく質の間でアミノカルボニル反応が進行する可能性を示している。事実，生体内の多くのたんぱく質は，非酵素的にメイラード反応を受けていて糖尿病などの成人病や老化によってメイラード反応の程度が増大していることが証明されている。反応温度が10℃上昇すれば3〜5倍反応速度が速くなる。

水分の影響も著しく，水分活性が高い場合（0.8以上）と低い場合（0.4以下）に褐変化は遅く，中間の水分活性では速い。鉄や銅イオンの混在は，褐変を促進させる。

7） 加熱香気

食品を加熱したときに生成する匂いには，加熱前の食品中に本来有している香気のほかに，新たに食品成分の相互作用によって生成してくるものがある。後者の加熱香気の形成に関与する食品成分はいろいろあるが，最も重要なものとして知られているのがメイラード反応にかかわる還元糖とアミノ酸もしくはペプチドである。

カラメルの甘い香りは，マルトール，シクロテン，4-ヒドロキシ-2,5-ジメチル-3（2*H*-フラノン*1などがグルコースから生成するためと考えられている。アミノ酸と還元糖を加熱すると好ましい香りが生成する。還元糖よりも，アミノ酸の種類によって香りは著しく異なる。加熱時間や温度によっても異なってくる。これらの匂いが生成するのは，アミノカルボニル反応やストレッカー分解が重要である。アミノカルボニル反応で生じる中間体のα-ジカルボニル化合物（3-デオキシグルコソンやグルコソンなど，図3-51参照）や不飽和カルボニル化合物の反応性が高いために，これら自身の環化反応やさらにアミノ化合物と反応してヘテロ環の形成が起きるためである。ストレッカー分解は図3-52のように進行し，生成したエナミノール類が2分子縮合してピラジンなどを生成する*2。ピラジン類は一般的に好ましい焙焼香気を与える。

牛肉を焼いたときに生成する香気中には，各種のカルボニル化合物，アルコール類，フラン類，有機酸，エステル類，ラクトン類，アミノ化合物，ピロール類，ピラジン類，含硫化合物など200種類以上の揮発性

＊1

マルトール

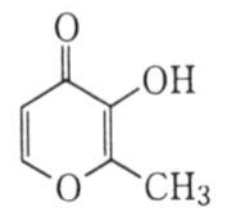

（構造式：O, OH, O, CH_3）

シクロテン

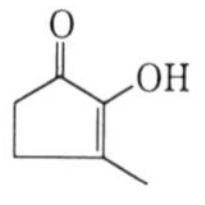

（構造式：O, OH）

4-ヒドロキシ-2,5-ジメチル-3(2*H*)-フラノン（フラネオールともいう）

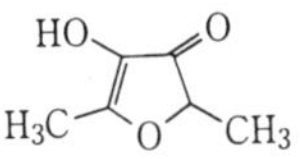

（構造式：HO, O, H_3C, O, CH_3）

＊2 ピラジンの生成

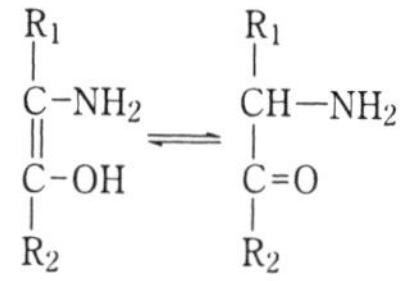

$$\begin{matrix} R_1 \\ | \\ C{-}NH_2 \\ \| \\ C{-}OH \\ | \\ R_2 \end{matrix} \rightleftharpoons \begin{matrix} R_1 \\ | \\ CH{-}NH_2 \\ | \\ C{=}O \\ | \\ R_2 \end{matrix}$$

エナミノール

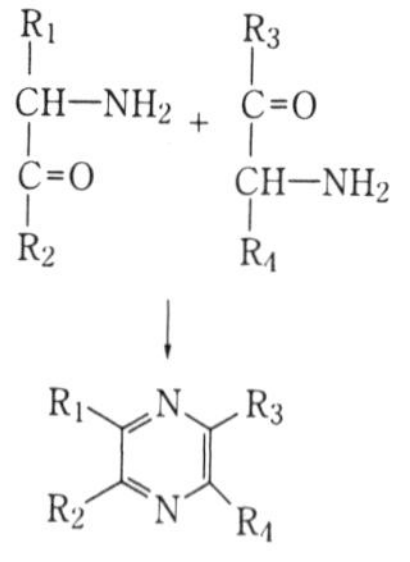

$$\begin{matrix} R_1 \\ | \\ CH{-}NH_2 \\ | \\ C{=}O \\ | \\ R_2 \end{matrix} + \begin{matrix} R_3 \\ | \\ C{=}O \\ | \\ CH{-}NH_2 \\ | \\ R_4 \end{matrix} \longrightarrow$$

（構造式：R_1, N, R_3, R_2, N, R_4）

ピラジン類

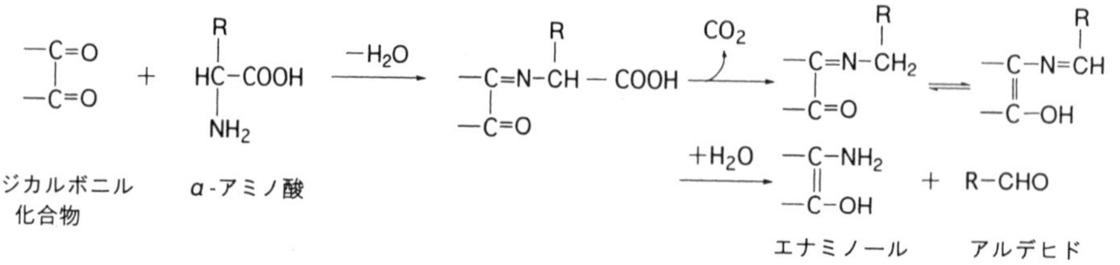

$$\begin{matrix} -C{=}O \\ | \\ -C{=}O \end{matrix} + \begin{matrix} R \\ | \\ HC{-}COOH \\ | \\ NH_2 \end{matrix} \xrightarrow{-H_2O} \begin{matrix} R \\ | \\ -C{=}N{-}CH-COOH \\ | \\ -C{=}O \end{matrix} \xrightarrow{CO_2} \begin{matrix} R \\ | \\ -C{=}N{-}CH_2 \\ | \\ -C{=}O \end{matrix} \rightleftharpoons \begin{matrix} R \\ | \\ -C{-}N{=}CH \\ \| \\ -C{-}OH \end{matrix}$$

$$\xrightarrow{+H_2O} \begin{matrix} -C{-}NH_2 \\ \| \\ -C{-}OH \end{matrix} + R{-}CHO$$

α-ジカルボニル化合物　α-アミノ酸　エナミノール　アルデヒド

図3-52　ストレッカー分解の機構

物質が知られている。同様にコーヒーの香気成分も数百種類にも及んでいる。このように加熱香気は多くの揮発性物質から成り立っていて，単一の化合物で元の香りを再現することはできない。

8) 栄養生理的影響

アミノカルボニル反応の結果，リジンなどの必須アミノ酸の損傷，たんぱく質の架橋形成に伴うプロテアーゼ作用の低下，毒性物質の生成，毒性物質抑制活性のある物質の生成などが知られている。たんぱく質と還元糖の反応では，リジン，アルギニン，トリプトファン，メチオニン残基が損傷を受ける。そのため栄養価の低下が認められる。またこのような損傷を受けたたんぱく質の消化性も低下する。リジン残基がグルコ転位生成化合物（デオキシフルクトースリジン*1）が生成するが，この大部分は腸内細菌によって分解され，糞尿中に排泄される。一部は，デオキシフルクトースリジンとしてそのまま尿中に排泄される。アミノカルボニル反応で生成する低分子化合物のなかには，突然変異原性をもつものもある。しかし，その程度は弱い。また，メラノイジンを含む高分子化合物には変異原性は認められていない。例外として，トリプトファンとグルコースから生成するメラノイジンに微弱な変異原性が認められている。たんぱく質や，アミノ酸を高温に加熱するとTrp-P-1*2などのヘテロ環を有するきわめて強い変異原性物質が生成する。メラノイジンはこれらの変異原性を抑制することが明らかとなっている。

＊1 デオキシフルクトースリジン

O OH
OH
HO OH
CH_2
NH
$(CH_2)_4$
$H_2N-CH-COOH$

＊2 Trp-P-1
（3-アミノ-1,4-ジメチル-5 *H*-ピリド〔4,3 *b*〕インドール）

CH_3
N
NH_2
N H
CH_3

9) 褐変の利用と防止

非酵素的褐変には，あらゆる食品成分が関与しており，褐変を利用，防止するには，食品の素材を考慮して行わなければならない。褐変を有効に利用したものでは，水産練り製品やコーヒー，ケーキなどのし好品のように，食品の色やフレーバーに好ましさを与えることができる。褐変物質は，脂質に対して抗酸化能を有することが知られているので，ポテトチップスの製造時にアミノカルボニル反応を利用して脂質の酸化を防止している。

褐変の防止については，一般的に水分活性を0.4以下にする，温度を10℃以下にする，pHを5以下とするなどの環境条件の制御，さらに共存金属イオンの除去などが褐変速度を減少させるには有効である。また化学的方法も有効な場合がある。たとえば亜硫酸塩を添加することにより，アミノカルボニル反応の反応種であるカルボニル基と付加物を形成し，反応速度を減少させることができる。

10) アスコルビン酸の褐変

アスコルビン酸は酸素存在下で容易に褐変する。アスコルビン酸は酸化されると酸化型アスコルビン酸（デヒドロアスコルビン酸）となり，

2,3-ジケトグロン酸に酸化される。さらに酸化が進むと分解が進み，その過程で着色物質が生成する。この反応系にアミノ化合物が存在すると，褐変がより一層進行する。

(b) 亜硝酸の反応

亜硝酸（HNO_2），亜硝酸塩から生成する亜硝酸イオン（NO_2^-）は酸性条件下で三酸化二窒素（N_2O_3）を生成し，以下のように2級アミンと反応し，発がん性のある *N*-ニトロソアミンを生成する。

$$2\,HNO_2 \rightleftarrows N_2O_3 + H_2O$$

$$\underset{\text{2級アミン}}{N_2O_3 + R_1-NH-R_2} \longrightarrow \underset{N\text{-ニトロソアミン}}{\begin{matrix}R_1\\ \\R_2\end{matrix}\!\!>\!N-N=O} + HNO_2$$

食品中のメラノイジンが亜硝酸を還元分解し，ニトロソ化を阻害することも知られている。

一方，食肉の加工に亜硝酸が用いられている。これは，亜硝酸の還元によって生じた一酸化窒素（NO）が肉に含まれている色素たんぱく質の還元型ミオグロビン（赤紫色）と反応し，紅色のニトロソミオグロビンを生成させるためである（図3-26，71頁）。このように肉色の固定に用いられている亜硝酸は，そのうえ肉製品の風味を向上させたり，ボツリヌス中毒を引き起こすボツリヌス菌の育成を阻害する作用がある。しかし，同時にニトロソアミンの生成も問題になるので，ボツリヌス菌の発育阻止の最小必要量を用いることを前提として，最終食肉製品の亜硝酸含量は70 ppm以下に規制されている。

(c) アルカリ中でのたんぱく質の反応

食品を加工・貯蔵する際に，たんぱく質抽出の効率化の目的や，めんの製造にアルカリ性の塩を用いるかん水処理などに，アルカリ処理が行われる。アルカリ処理で，たんぱく質は分子内や分子間で化学変化を受ける。

たとえば，アミノ酸残基のラセミ化（L-アミノ酸からD-アミノ酸に変化する）や異常アミノ酸の生成が認められる。ラセミ化はたんぱく質を高温で加熱しても生じる。

異常アミノ酸としてシスチン，システイン，セリン残基からデヒドロアラニンを生じる。デヒドロアラニンはリジン残基と反応し，リジノアラニンを生成したり（図3-49参照），システイン残基と反応し，ランチオニン*を生成する。リジノアラニンやランチオニンはペプチド間に架橋を生じる。

これらの反応はたんぱく質の栄養価を低下させ，またリジノアラニンは腎臓に障害を与えることが知られている（100頁参照）。

* ランチオニン

$$\begin{array}{c} COOH \\ | \\ H_2N-C-H \\ | \\ CH_2 \\ | \\ S \\ | \\ CH_2 \\ | \\ H-C-NH_2 \\ | \\ COOH \end{array}$$

(d) 酸化脂質とたんぱく質の反応

製粉直後の小麦粉はドウ形成能が低いので，一定期間熟成させて用いられる。この期間に小麦粉に含まれているリポキシゲナーゼが作用し，小麦粉の不飽和脂質を酸化させる。これはまたたんぱく質のS-S架橋の促進とカロチノイド色素の酸化による脱色をもたらすので，ドウ形成能が高まり，小麦粉が脱色される。

上記のように好ましい場合もあるが，一般的には酸化脂質はたんぱく質と反応し，悪影響を及ぼす。たとえば，たんぱく質の変性，アミノ酸の損傷，ペプチド結合の分解，架橋の形成などが起き，栄養価を低下させる。これは，脂質の酸化によって生じたラジカル種（ペルオキシラジカル：ROO･や，アルコキシラジカル：RO･）や酸化二次生成物（カルボニル化合物など）がたんぱく質と反応することによる。

3-2-5　微生物による変化

一般に，食品に対する微生物の作用が人間にとって好ましい場合を発酵といい，好ましくなくて有害の場合を腐敗といって区別している。

人間は長い歴史の中で，微生物に対する関係をうまく育んできている。食品は微生物にとって培地そのものであるが，人間は食品へ微生物を利用しようとし，一方で微生物による食品の悪変を防止しようと工夫してきている。以下，その両面について述べていく。

(a) 好ましい変化（発酵）

微生物の食品への利用は発酵もしくは醸造とよばれている。清酒，ビール，ワインなどに代表されるアルコール飲料の醸造，みそ，しょうゆ，食酢などの調味料の醸造，パンの発酵，そしてチーズ，ヨーグルト，漬け物や納豆の製造などは，いずれも微生物の力によってなされるものである。またクロレラ，きのこ，SCP（Single cell protein）のように食品自体が微生物である場合もある（表3-22）。

表3-22に示したような伝統的な微生物の利用は長い歴史が安全性を保証しており，これらは食品の微生物による好ましい変化といえる。さらに現在では，微生物の力を利用して，アミノ酸や核酸，エチルアルコール，有機酸，各種ビタミンといった食品の成分を生産するにいたっている。

食品の微生物による変化の一例として，みその醸造について示す。みその醸造における微生物の役割は，非常に複雑で簡単には説明できないが，あえてまとめるならば表3-23のようになる。

また，チーズの製造における乳酸菌スターターの役割はよく知られている事である。1つにはラクトースから乳酸を生成して，レンネットに

表 3-22　微生物を利用した食品

食　品	関与する主な微生物
清　酒	糸状菌，酵母，細菌
ビール	酵母
ワイン	酵母
果実酒	酵母
み　そ	糸状菌，酵母，細菌
しょうゆ	糸状菌，酵母，細菌
食　酢	糸状菌，酵母，細菌（酢酸菌）
パ　ン	酵母
チーズ	細菌（乳酸菌），糸状菌
ヨーグルト	細菌（乳酸菌）
漬け物	細菌（乳酸菌），酵母
納　豆	細菌（枯草菌）
かつお節	糸状菌
クロレラ	藻類
キノコ	担子菌
SCP	酵母

表 3-23　みそ醸造における微生物の役割

菌　群	役　　割	主要菌類
乳酸菌	1）塩なれ，味，若干の香気に対する貢献，色の淡化，冴えを出す 2）製麹時の桔抗による *Bacillus* の抑制	*Pediococcus* *Streptococcus*
酵　母	1）みその香りの醸成 2）フレーバー構成成分としての味の改善 3）製品の湧き（発カビ）	*Sacch. rouxii* *Torulopsis* （産膜酵母）
細　菌	1）雑菌臭の付与，塩なれ，旨味の生成（酵素能），組成軟化，色の濃化・くすみ，麹菌，酵母の生育抑制 2）pH 下降，酸臭付与，製麹時の *Bacillus* の抑制 3）ガス発生（ふくれ），臭気付与	*Bacillus* *Micrococcus* *Clostridium*
麹　菌	1）プロテアーゼ，アミラーゼなど醸造に必要な酵素類の生成 2）乳酸菌，酵母などが要求するパントテン酸，ビオチン，イノシトール，チアミンなどビタミン類の生産	*Asp. oryzae* *Asp. sojae* など

（好井，金子，山口，『食品微生物学』，技報堂）

よるカードの生成を促進する働きがある。もう 1 つには菌体内外に酵素を産生し，その酵素によってカゼインや脂肪を分解して風味を形成し，チーズの熟成を進行させる働きがある。

(b)　**好ましくない変化**（腐敗）

食品の色，香り，味および形質などが変化して，食品としての価値が低下する現象を広い意味で食品の腐敗という場合がある。このような腐敗の原因には物理的（日光，温度など）なものや化学的（水分，酸素など）なものもあるが，主な原因は微生物によるものである。したがって，食品の微生物による好ましくない変化を一般に腐敗という。

また，この食品の微生物による変化の主成分が，たんぱく質のときに狭い意味での腐敗とよび，糖質や脂質のときには変敗とよんで両者を区別することがある。

食品を腐敗させる微生物としては，あらゆる微生物が関与している。アルコール発酵をする酵母であっても，糖質を含んだ食品を腐らせる原因になる。麹カビも醸造においては有用であっても，食品に混入した場合には腐敗の原因になる。細菌では特に土壌や糞便に生息する細菌が腐敗に関与しており，なかでも胞子形成菌は生命力が強く缶詰やびん詰の腐敗の原因になる。

微生物が食品に付着して発育するには，食品の成分，温度，酸素の有無，pH，水分含量などの環境が大きな因子になっている。一般に酵母は酸性で糖含量の高い果汁のような食品に繁殖しやすく，カビは水分含量が低く高浸透圧でさらに酸度の強い食品に繁殖しやすい。また細菌は水分含量が高く pH が中性のたんぱく質食品に繁殖しやすい。

食品の腐敗において，時間の経過とともに微生物の生態が変わることがある。まず食品の表面に好気性の糸状菌や細菌が繁殖する。ついで嫌気性細菌が食品内部に繁殖したり，細菌の生産する酸のため耐酸性のカビの発育が見られたりする。また，食中毒に関与する微生物が食品に付着増殖した場合には，食品成分の分解が少なく外観もそれほど損なわれないため，注意が必要である。

食品の微生物による好ましくない変化の一例として，食品の着色や変色がある。食品に微生物が増殖した場合に菌体または胞子自体が独特の色を呈したり，菌体外に色素を分泌して食品を着色させる事がある。糸状菌による食品の着色や変色の例を示すと表 3-24 の通りである。

食品の腐敗において嫌われるものに異臭の発生がある。これは一般食品に含まれているたんぱく質，ペプチドまたはアミノ酸が嫌気的に分解

表 3-24　カビによる食品の着色，変色

色　調	食品の種類と様相	原因カビ
黄色～祖色	卵の黄色小斑点 バターの黄，橙斑点 黄変米	*Penicillium* *Ospora*（*Geotrichum*） *Pen. citrinum, Pen. islandicum*
褐　色	加糖練乳の褐色斑点 バターの褐色部位発生	ある種のカビ *Phoma, Alternaria*
赤色～ピンク	バターの淡赤～ピンク部分 卵のピンク斑点 生めん（包装めん） 赤パン	*Fusarium culmorum* *Sporotrichum* *Fusarium* *Monilia sitophila*
緑　色	卵の緑色小斑点（殻の内部にも発生） 卵の黒緑色斑点 バターの緑色化	*Penicillium* *Cladosporium* *Penicillium*
青　色	卵の青色小斑点	*Penicillium*
黒　色	卵の黒色斑点 バターの黒色（まれに緑色）部分 黒色パン	*Cladosporuum* *Alternaria, Cladosporium* *Oidium*（*Geotrichum*）*aurantiacum*

（好井，金子，山口，『食品微生物学』，技報堂）

を受けて，硫化水素やメルカプタンのような含硫化合物，さらにはアンモニアやアミン，インドール，スカトールおよび脂肪酸などが生成することによる。

腐敗における以上のような現象は単独に起こることは少なく，ほとんど平行して起こるのが普通である。このような腐敗を防ぐには，微生物が発育しないようにするか，あるいは微生物を死滅させるかの方法があり，次に示す通りである。

1) 殺菌によるもの

加熱殺菌——缶詰，びん詰，レトルトパウチ

冷熱殺菌——放射線照射，ガス

2) 水分活性を低くするもの

乾　燥——乾燥，燻煙

浸透作用——塩蔵，糖蔵

3) 温度を低くするもの——冷蔵，冷凍

4) 化学物質によるもの——保存料，pH の低下

これらの方法はそれぞれ一長一短があるので，食品に応じて，適切な腐敗の防止方法をとらねばならない。

演習問題

問 1　食品の水分に関する記述である。正しいのはどれか（平成 17 年）。

(1) 水分含量の高い食品ほど水分活性が高い。
(2) 水分含量の高い食品ほど水蒸気圧が高い。
(3) 水分活性が 1.0 より高い食品がある。
(4) 水分活性が低くなるほど脂質の酸化が抑制される。
(5) 細菌の増殖に必要な最低の水分活性は，カビの場合よりも高い。

解説 (1)(2) 水分含量が高くても水分活性が高いとはいえず，つまり水蒸気圧も高いとはいえない。
(3) 水分活性は 0 から 1 の範囲をとる。
(4) 水分活性が低くなりすぎると（0.3 以下），酸素が直接食品成分に接触し，酸化が進む。

問 2　水分活性についての記述である。正しいものの組合せはどれか（平成 15 年）。

a. アミノカルボニル反応は，中間水分活性値付近で最も起こりにくい。
b. 食品に食塩またはしょ糖を同モル濃度になるように添加した場合，食塩を添加した食品のほうが，低い水分活性値を示す。
c. 脂質の酸化は，水分活性が低下すると起こりにくくなるが，水分活性が極めて低い場合には，逆に起こりやすい。
d. 水分含量が異なる食品の場合，同じ水分活性値を示すことはない。

(1) a と b　(2) a と c　(3) a と d　(4) b と c　(5) c と d

解説　a. アミノカルボニル反応は，水分活性が 0.8 程度で最もすすみやすい。d. 水分含量が異なっても水分活性が同じになる場合がある。

解説　c. スクロースはグルコースとフルクトースの還元性のある部分同士が結合しているので還元性を示さない。d. グリコーゲンはグルコースがα-1,4 結合で多数結合し，グルコース 10 個程度ごとにα-1,6 結合で枝分かれした構造をしている。

問 3　炭水化物に関する記述である。誤っているものの組み合わせはどれか。

a.　天然のグルコースはＤ型がほとんどである。

b.　でんぷんの成分であるアミロースはグルコースがα-1,4 結合で多数結合したものである。

c.　グルコース，フルクトース，およびスクロースは還元性を示す。

d.　グリコーゲンは肝臓や筋肉に存在する多糖で，グルコースがβ-1,4 結合で多数結合したものである。

(1) a と b　(2) a と c　(3) b と c　(4) b と d　(5) c と d

解説　(1)　ヒトの消化酵素で消化できない成分のことを食物繊維という。(3)　食物繊維はグルコースの吸収を遅らせたり，コレステロールを吸着し吸収を阻害することで生活習慣病を防ぐ。(4)　グルコマンナンはこんにゃく芋の多糖である。

問 4　食物繊維に関する記述である。正しいものはどれか。

(1)　マルターゼで消化できない成分を食物繊維という。

(2)　柑橘類の皮に含まれる代表的な食物繊維はペクチンである。

(3)　食物繊維は食品成分の吸収を良くすることで生活習慣病を防ぐ。

(4)　海藻多糖のひとつであるグルコマンナンは，カルシウムなどでゲル化する。

解説　a. ラクトースはガラクトースとグルコースがβ-1,4 結合で結合した構造。b. ラフィノースはスクロースの 20 %程度の甘味。一般的にオリゴ糖の甘味はスクロースより弱い。

問 5　オリゴ糖に関する記述である。誤っているものの組み合わせはどれか。

a.　ラクトースはマンノースとグルコースがβ-1,4 結合で結合した構造をしている。

b.　ラフィノースはスクロースより甘いオリゴ糖である。

c.　単糖が数個結合してできているオリゴ糖には，ビフィズス菌増殖作用があるものがある。

d.　グルコースがα-1,4 結合で 6 から 8 個環状に結合したシクロデキストリンは，分子内に脂溶性の物質を含むことができる。

(1) a と b　(2) a と d　(3) b と c　(4) b と d　(5) c と d

解説

(1)　植物油は不飽和脂肪酸が多いため，常温で液体となる。

(2)　グリセロ糖脂質も動物や微生物に分布する。

(3)　レシチンはグリセロリン脂質の代表例である。

(5)　ヒトはコレステロールを体内で生合成できる。

問 6　脂質に関する記述である。正しいものはどれか。

(1)　植物油は不飽和脂肪酸を多く含むので常温で固体であることが多い。

(2)　スフィンゴ糖脂質は動物組織に多く存在するが，グリセロ糖脂質はもっぱら植物に存在する。

(3)　レシチンはコリンを含むグリセロ糖脂質である。

(4)　過酸化物価は油脂の酸化により生成されたヒドロペルオキシドの量を示す値である。

(5)　ヒトはコレステロールを体内で合成できないため，適度な摂取が不可欠である。

解説

b 油脂の融点は構成する脂肪酸の飽和度が高いほど高くなる。

c ケン化価は油脂を構成する脂肪酸の平均分子量が小さいほど大きくなる。したがって鎖長の短いラウリン酸の多いヤシ油のケン化価は，DHA などを多く含む魚油より高い。

問 7　油脂の特徴に関する記述である。正しいものを 2 つ選びなさい。

a.　ケン化価はその油脂の構成脂肪酸の平均分子量を反映する。

b.　油脂の融点は，その油脂の構成脂肪酸の炭素数が多いほど，また不飽和度が高いほど，高くなる。

c.　ヤシ油に比べ，魚油のケン化価は高い。

d.　ヨウ素価の高い油脂ほど，その油脂の構成脂肪酸の二重結合が多い。

(1) a と b　(2) b と c　(3) c と d　(4) a と d　(5) b と d

問 8　脂肪酸に関する記述である。正しいものはどれか。

(1)　オリーブ油はオレイン酸が多いため，多価不飽和脂肪酸含量が高い。
(2)　しそ油は n-3 系脂肪酸を n-9 系脂肪酸より多く含む。
(3)　オレイン酸は動物油脂には含まれていない。
(4)　リノール酸，リノレン酸，オレイン酸は必須脂肪酸である。
(5)　魚油のもっとも多い構成脂肪酸は，多価不飽和脂肪酸である。

解説
(1)　オリーブ油はオレイン酸が多いため一価不飽和脂肪酸が多い。
(3)　オレイン酸は動物油脂にも含まれる。
(4)　オレイン酸は必須脂肪酸ではない。
(5)　魚油は多価不飽和脂肪酸を多く含むが，最も多いとは限らない。

問 9　たんぱく質の構造に関する記述である。正しいのはどれか（平成 18 年）。

(1)　ジスルフィド結合は，たんぱく質の一次構造の形成に関与する。
(2)　たんぱく質の二次構造は，L 型と R 型の 2 種類に分けられる。
(3)　二次構造の 1 つとして β シートがある。
(4)　α ヘリックスは，二重らせん構造である。
(5)　可視光線は，オプシンの高次構造を変化させない。

解説
(1)　たんぱく質の一次構造とはアミノ酸の配列順序を意味する。
(2)　二次構造とはペプチド鎖の幾何学的配位を意味し，α-ヘリックスや β-シートがある。
(4)　α-ヘリックスはらせん構造であるが，二重にはなってない。
(5)　可視光線はロドプシンを分解し，不活性型ビタミン A とオプシンになる。

問 10　食品の呈味成分に関する問いである。正しいのはどれか。

(1)　アスパルテームは，ステビアの葉に含まれている甘味成分である。
(2)　グリチルリチンの甘味度は，スクロースより低い。
(3)　フルクトースの甘味度は，温度によって変化する。
(4)　アスコルビン酸は，レモンの酸味の主成分である。
(5)　ククルビタシンは，チョコレートの苦味成分である。

解説
(1)　ステビアの葉に含まれている甘味成分はステビオシド。
(2)　グリチルリチンの甘味度は，スクロースより高い。
(4)　レモンの酸味の主成分はクエン酸。
(5)　チョコレートの苦味成分はテオブロミン。ククルビタシンはきゅうりに含まれている。

問 11　食品とその食品に特有な香気成分に関する組合せである。正しいのはどれか。（平成 19 年）

(1)　にんにく――――――アリルイソチオシアナート
(2)　きゅうり――――――1-オクテン-3-オール
(3)　干ししいたけ――――レンチオニン
(4)　グレープフルーツ――ナリンギン
(5)　だいこん――――――トリメチルアミン

解説
(1)　イソチオシアナート類は，アブラナ科の植物に多く揮発性で辛味を有する。
(2)　1-オクテン-3-オールはきのこの香気で，まつたけでは桂皮酸メチルと共に主要香気。
(4)　グレープフルーツの主要香気はヌートカトン。ナリンギンは苦味成分。
(5)　アミン類は魚の生臭いにおいに多い。

問 12　ビタミンについての記述である。正しいのはどれか（平成 16 年）。

(1)　チアミナーゼ（アノイリナーゼ）は，ビタミン B_2 を分解する。
(2)　貝類にはビタミン B_{12} は含まれていない。
(3)　しいたけを天日乾燥するとビタミン D_2 が作られる。
(4)　肉類でビタミン A（レチノール）含量（100 g 当たり）の多い部位は筋肉である。
(5)　ビタミン K であるメナキノンは野菜に含まれている。

解説
(1)　チアミナーゼはビタミン B_1（チアミン）を分解する。
(2)　アサリやシジミなど貝類にはビタミン B_{12} が多く含まれている。
(4)　レチノール含量の多い部位は肝臓である。
(5)　ビタミン K_1（フィロキノン）は植物の葉緑体中で合成され緑葉野菜に多く，K_2（メナキノン）は一般細菌・腸内細菌により生成され納豆などに多い。

問 13 食品の色素についての記述である。正しいのはどれか（平成 16 年）。

(1) クロロフィルは，鉄を含んでいる緑色の色素である。
(2) アスタキサンチンはとうがらしに含まれる赤色の色素である。
(3) ナスニンは，アントシアニン系の色素である。
(4) ルテインは，フラボノイド系の色素である。
(5) カリステフィンは，カロテノイド系色素である。

解説
(1) クロロフィルはマグネシウムを含む緑色色素。
(2) アスタキサンチンはサケ，マス，エビに含まれる赤色色素。
(4) ルテイン（lutein）はカロテノイド系色素。ルチン（rutin）はケルセチンをアグリコンとする配糖体でフラボノイド系色素。
(5) カリステフィンは，ペラルゴニンジンをアグリコンとする配糖体でアントシアニン系色素。

問 14 色素成分に関する記述である。正しいのはどれか（平成 18 年）。

(1) カプサンチンは，とうがらしに含まれるカロテノイドである。
(2) 光過敏症の原因物質であるフェオフォルバイドは，ヘム色素から鉄が離脱したものである。
(3) オキシミオグロビンのヘム鉄は，酸化されて 3 価となっている。
(4) メラノイジンは，イソフラボンが重合してできたものである。
(5) 梅干しの赤色は，しそ葉に含まれるリコペンによるものである。

解説
(2) フェオフォルバイドはクロロフィルからフィトールとマグネシウムが除かれたもの。
(3) オキシミオグロビンはミオグロビンが酸素化されたもので鉄は 2 価。酸化されて鉄が 3 価になったものはメトミオグロビン。
(4) メラノイジンはアミノカルボニル反応により生成する。
(5) しそ葉に含まれるアントシアニン系色素による。

問 15 匂い成分とそれを含有する食品の組合せである。正しいのはどれか（平成 16 年）。

(1) みかん――酢酸イソブチル
(2) きゅうり――*n*-ヘキサナール
(3) もも――グルコノデルタラクトン
(4) バナナ――シトラール
(5) にんにく――ジアリルジスルフィド

解説
(1) 柑橘類ではテルペノイドが主。
(2) きゅうりでは，2,6-ノナジエノール（キュウリアルコール）と 2,6-ノナジエナールが主。
(3) ももの主要香気は γ-ウンデカラクトン。グルコノデルタラクトンは豆腐凝固剤の 1 種。
(4) バナナではエステル類が多い。シトラールはレモンの香気成分。
(5) にんにくなどのネギ類ではジスルフィドは重要香気である。

問 16 ストレッカー分解反応ならびにその関連反応に関する記述である。正しいのはどれか（平成 17 年）。

(1) α-アミノ酸と還元糖とが反応する。
(2) たんぱく質と還元糖とが反応する。
(3) アルデヒドやピラジン類の香気成分を生じる反応である。
(4) この反応によりたんぱく質の栄養価が減少する。
(5) この反応により甘い香りのフラン類が生成する。

解説
(3) ストレッカー分解は，α-アミノ酸が α-ジカルボニル化合物により酸化的分解する反応で，もとのアミノ酸より炭素数の 1 つ少ないアルデヒドを生成する。同時に生成するエナミノール類が 2 分子縮合しピラジンを生成する。加熱により反応は増大し，食品の加熱香気としてアルデヒドやピラジンは重要である。

問 17 メイラード反応についての記述である。正しいのはどれか（平成 16 年）。

(1) 還元糖が加熱によりカラメル化される反応である。
(2) アミノ化合物が加熱により分解・重合する反応である。
(3) たんぱく質の加熱により香気成分が生成する反応である。
(4) アミノ化合物と還元糖の反応により褐色色素が生成する反応である。
(5) ポリフェノールオキシダーゼの作用により起こる反応である。

解説
(4) メイラード反応は，アミノ化合物と還元糖による非酵素的褐変反応である。

4 食品の機能性

食品には一次（栄養）機能，二次（し好）機能の他，三次機能として生体調節機能がある。生体調節機能とは免疫系，内分泌系，神経系などに作用し，疾病予防や健康を維持増進する機能であり，ここでは生理作用の種類とそのような作用をする各種食品成分について学ぶ。また保健機能食品制度による食品の分類とそれらの表示，およびいわゆる健康食品との違いについても記述した。

4-1 食品の機能

4-1-1 食品の機能について

(a) 一次機能（栄養機能）

食品の最も基本的な機能であり，食品は栄養素の供給，エネルギーの供給といった生命維持に必須な役割を担っている。栄養機能は栄養素によって発揮され，食品に含まれる栄養素は細かく分類すれば100種以上にもなるが，それらは五大栄養素に含まれ，熱量素（三大栄養素：たんぱく質，脂質，炭水化物）と保全素（ビタミン，無機質）である。五大栄養素の量で食品の栄養価が評価できるが，栄養素が消化吸収されて栄養機能を発揮するわけで，質たとえば消化吸収率も重要であり，栄養素間のバランスも栄養機能の発揮に影響を及ぼす。

(b) 二次機能（し好機能）

食品には感覚を充足させる働きがあり，し好機能あるいは感覚機能といわれる。し好に関与する要素に，味覚，嗅覚，視覚，触覚，聴覚といった五感による応答がある。し好機能は食品の五感に訴える機能であるが，それは生理的，心理的状態や健康状態によって左右される。それに加えて，食文化や食習慣などの食環境によってし好は形成されるものであり，雰囲気，気候などの外部環境によっても大いに影響される。し好機能は主観的要素がかなりあるが，食品の持つ大事な役割であり，客観的評価は官能検査で得られる。

官能検査とは

人間の五感で食品からの刺激（食品の品質）の特性を評価・判定すること。一方で，人間の感覚の精度（感度）を測定することにもなる。

官能検査には分析型とし好型の検査がある。

分析型官能検査は，検査対象物・モノの特性を評価したり，品質間の差異を識別する検査である。

し好型官能検査は，モノの物質特性に対する人の反応を調べ，モノのし好をより明確にしようとする検査である。

前者は，人の五感を使ってモノの特性を測る検査で，後者は逆にモノを使って人の五感の感受性（感性）を知ることである。

(c) 三次機能（生体調節機能）

食品には，病気の予防や健康の増進など生体の調節に関連する生理的な役割があり，生体調節機能といわれる。食品の生体調節機能は，特有の機能をもつ成分によって発揮され，期待される機能としては，生体防御，病気の予防，病気からの回復，体調リズムの調節，老化の抑制などがあり，さまざまな食品成分の機能性成分が調べられ，健康食品が開発されてきている。機能性とともに安全性の追求は常に必要である。

4-1-2 三次機能の評価方法について

三次機能成分（機能性成分）には，食品素材にもともと含まれている成分，加工や調理の過程で生成する成分，消化・吸収の過程あるいは体内での代謝過程で生成する成分がある。それらの機能の評価法には表4-1に示すようにさまざまなレベルでの評価法がある。試験管レベルの評価法（*in vitro* 試験[*1]）と実験動物やヒトを用いた評価法（*in vivo* 試験[*2]）

＊1 無細胞系や培養細胞などを用いた試験で，いわゆる生物そのもの（実験動物またはヒト）を用いない試験をいう。

＊2 生物個体（実験動物またはヒト）まるごとを使う試験をいう。なお，試験試料を生物個体に投与後，臓器や器官を取り出して生体外で試験する場合を *ex vivo* 試験という。

に分けられる。近年，動物細胞の培養技術が急速に発展し，表 4-2 に示すような動物細胞を用いた食品機能の評価がなされてきている。しかし食品の機能として確実に認められるには，最終的にヒトを対象とした疫学研究の中の介入試験が必要である。

表 4-1　生体構造の階層性と生理活性物質のスクリーニング系

階層性	要　素	バイオアッセイの例
in vitro　分子	酵素	酵素阻害または活性化
	レセプター	レセプターアッセイ
オルガネラ	細胞核	転写活性
	小胞体	酵素阻害または活性化
	細胞膜	レセプターアッセイ
細　胞	株化細胞 初代培養細胞 血球系細胞	レセプターアッセイ 増殖・分化・分泌 遊走，凝集，収縮
組　織	上皮組織	分泌
	筋肉組織	収縮，弛緩
	神経組織	伝達，放出
器　官	血管	収縮，弛緩，透過
	腸管	収縮，吸収，分泌
	心臓	拍動
in vivo　個体		高次の諸機能

↓生理作用の評価　↑作用機構の解明

（吉川正明，化学と生物，**31**，342，1993）

表 4-2　動物細胞を用いた食品機能検定系の例

食品機能	細胞（株化細胞の例）	指　標
細胞増殖	リンパ球系細胞	細胞数，細胞周期
がん細胞壊死	乳がん細胞，肝がん細胞など	アポトーシスなど
細胞分化誘導	ヒト白血病細胞（HL-60）	単球などへの分化
発がんプロモーション抑制	ヒトBリンパ球（Raji 細胞）	EBvirus 早期抗原
単球・マクロファージ活性化	単球・マクロファージ系細胞	食作用など
T 細胞活性化	T 細胞	チミジン取り込み
B 細胞活性化	B 細胞ハイブリドーマ	抗体産生量
インターフェロン産生増強	繊維芽細胞	IFN 産生量
メラニン産生調節	黒色肉腫細胞（B16）	メラニン色素形成
抗アレルギー	マスト細胞（MC/9）	ヒスタミン放出
脂肪細胞分化誘導	脂肪前駆細胞（3T3L1）	形態，マーカー酵素
腸管吸収性	腸管上皮由来細胞（Caco-2）	単層透過性など

（清水誠ら，日本食品科学工学会誌，**48**，643，2001）

食品または食品成分が疾病の予防効果を発揮することは，疫学研究により論証されているものが多い。赤ワインのポリフェノールが心疾患の予防に良いとなったのは，正に疫学研究からであった。その手法には表 4-3 に示すように，無作為割付臨床試験，コホート研究，症例対照研究などがあり，試験対象人数が多いほど信頼性が高いデータを得ることができる。

表 4-3　おもな疫学研究の種類と内容

疫学研究は，薬剤の投与など，研究対象に対して積極的にある操作や処置を行う介入試験と，直接には何もしない，食事アンケートなどの調査を中心とした観察研究に分類できる。

	信頼性	種　類	内　容
無作為割付臨床試験	最も高い	介入試験	試験対象者をくじ引きなどで２群に分け，片方の群には被験試料を与える。もう一方の群にはプラセボ（外見や味は試料とまったく同じで生体に対しても何も作用しないとわかっている物質）を与える。一定期間の観察後，発病率などに関して２群の間で有意差があるかどうかを判定する。自分がどちらの物質を飲んでいるのかはまったく知らされないのがふつうであり，研究者や医者自身も知らない場合もよくある。後者の場合は，二重盲検とよばれ，試験の精度はさらに向上する。
コホート研究	２番目に高い	観察研究	前向き研究と後向き研究に分類される。 前向き研究：健康人に参加してもらい研究対象とする疾病に関連する生活様式のデータ（喫煙や食生活など）を採取する。その後，参加した集団の疾病発生状況の追跡調査を行い，発病者に特有の生活様式があるかどうかを解析する。 後向き研究：すでに疾病などが発生している時点を基準とし，その後の様子を観察する。たとえば，チェルノブイリの被曝者を観察集団とし，その後の白血病の発生率を一般集団と比較するような場合である。
症例対照研究	３番目に高い	観察研究	疾病罹患患者の生活様式をさかのぼって調査し，これを健康集団と比較する（年齢や性別などの分布を統一して行う）ことによって，疾病要因となる生活様式を検索する。この手法の欠点は，患者が自分の生活様式を過去にさかのぼって思い出すため，現実以上に過大評価・過小評価してしまうことが危ぐされることである。たとえば，アルコール中毒症患者が飲酒量を過大に申告してしまうことなどがある。

（久保田紀久枝，森光康次郎，『食品学―食品成分と機能性―』，東京化学同人（2003））

またごく最近では，食品の機能性と安全性を遺伝子レベルで証明するDNA マイクロアレイ解析*1という手法が開発されている。たとえば，大豆たんぱく質および対照たんぱく質（カゼイン）をラットに摂取させる試験を行い，肝臓の遺伝子発現パターンの比較をDNA マイクロアレイにより解析を行なった実験がある。その結果は，大豆たんぱく質がステロイド合成の抑制と脂肪酸分解の促進を示す遺伝子発現パターンを示し，大豆たんぱく質のコレステロール低下作用が遺伝子発現レベルで証明されたことになる。この方法は，対照食と試験食の遺伝子発現への影響を比較（図 4-1 参照）することにより，食品まるごとの機能性や安全性を一挙に捉えることができる画期的な技術（ニュートリゲノミクス*2）である。

＊1　スライドガラスやフィルム上に数千から数万個の DNA スポット（DNA チップ）を作成し，解析する RNA から調整したターゲットをハイブリダイズさせ，そのハイブリッド形成の強度を指標にして，各遺伝子の転写量を測定する方法が DNA マイクロアレイで，これらの結果を解析して遺伝子発現の制御を論ずることができる。

＊2　ニュートリション（栄養）とゲノミクス（遺伝子の網羅的解析）を組み合わせた用語で，食品あるいは食品成分の摂取に伴っておこる遺伝子の発現量の変化を網羅的に解析する手法のこと。

4-1-3　三次機能の分類について

食品の生体調節機能はさまざまな観点からの分類ができて多岐にわたるが，主なものを示すと以下のようである。

(a)　成分や化学構造による分類

例）　アミノ酸・ペプチド・たんぱく質，脂質関連物質（EPA,DHA,ジアシルグリセロールなど），糖質関連物質（難消化性オリゴ糖，食物繊維など）

(b)　作用機構による分類

例）　抗酸化作用，酵素阻害作用，腸内環境改善作用，コレステロー

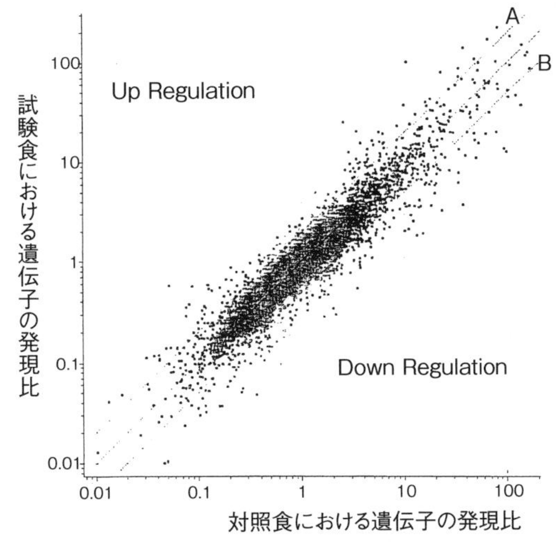

図 4-1　遺伝子の発現比の比較

各点が遺伝子であり，直線Ａより上の点が発現上昇した遺伝子で，直線Ｂより下の点が発現抑制された遺伝子と判断できる。

ＡとＢの間の点は発現に変動なしと考える。

ル合成抑制作用，血小板凝集阻害作用，マクロファージ活性化作用など

(c)　対応する疾病による分類

例）　がん，動脈硬化症，高血圧症，糖尿病，高脂血症，痛風など

(d)　行政が認めている保健機能による分類

例）　おなかの調子を整える，コレステロールが気になる方に，血糖値が気になる方に，血圧が高めの方に，不足しがちなミネラル摂取に適する，骨の健康が気になる方に，虫歯の原因になりにくい，脂肪が付きにくいなど

(e)　器官系統別による分類

例）　消化系，循環系，内分泌系，免疫・生体防御系，細胞系など

その他，食品素材ごとに機能を整理する分類法などもある。ここでは，器官系統別による分類（表 4-4 参照）で説明する。

①　消化系調節機能

消化を促進する成分としては，人間の消化酵素の働きと似ている各種食品起源のアミラーゼ，リパーゼ，プロテアーゼがあり，消化製剤として使われており，食品産業にも用いられている。

乳たんぱく質であるカゼイン由来の回腸収縮ペプチドは腸管運動を活発化する。またカゼイン由来のカゼインホスホペプチドはカルシウムの吸収促進する働きがある。

とうがらしの辛味成分であるカプサイシンは，その辛味刺激により消

表 4-4　器官系統別の生体調節機能の分類

赤字は特定保健用食品に指定されているもの（2015 年 12 月現在）。

器官系統	機　能	成　分	推定作用機構	分　布
消化系	整　腸	食物繊維	腸内細菌そうの改善，腸管運動活性化	植物性食品
		大豆オリゴ糖	腸内細菌そうの改善	だいず
		イソマルトオリゴ糖	腸内細菌そうの改善	でんぷん水解物
		高グルタミンペプチド	腸管運動活性化	小麦たんぱく質水解物
		ペプチド	腸管運動活性化	牛乳たんぱく質水解物
	血糖制御	フィチン酸	消化酵素阻害	穀類，豆類，いも類
	カルシウム吸収促進	カゼインホスホペプチド	カルシウム可溶化	牛乳たんぱく質水解物
循環系	高血圧防止	ペプチド	ACE（アンギオテンシン I 変換酵素）阻害	だいず，魚，牛乳，食肉たんぱく質水解物，発酵食品（みそ，しょうゆ，チーズ）
		フラボノイド配糖体	—	かんきつ類
	低血圧防止	カフェイン	交感神経興奮	茶，コーヒー
	動脈硬化防止	グリシニン	コレステロール制御	だいず
		大豆サポニン	コレステロール制御	だいず
		γ-リノレン酸	コレステロール制御	油糧種子
		食物繊維（水溶性）	コレステロール制御	植物性食品
		ファルネシルオルシノール	コレステロール制御	きのこ
		タウリン	コレステロール制御	いか，たこ，貝類，海藻
	血栓防止	[エ]イコサペンタエン酸	血小板凝集阻害	魚（海）
		α-リノレン酸	血小板凝集阻害	しそ
		ナットウキナーゼ	血栓溶解	納豆
内分泌系	肥満抑制	カプサイシン	アドレナリン分泌・交感神経亢進による皮下脂肪代謝促進	とうがらし
	膵機能亢進，インスリン分泌促進	トリプシンインヒビター	コレシストニキン（刺激ホルモン）	だいず
免疫・生体防御系	免疫能増強	キチン（キトサン）	インターフェロン増産	甲殻類
		カゼインペプチド	マクロファージ活性化	牛　乳
		リポ多糖類	マクロファージ活性化	小　麦
		β-カロテン	TNF 増強	緑黄色野菜
		グリチルリチン酸	インターフェロン増産	かんぞう
	抗ウイルス	レンチナン	インターフェロン増産（風邪防止）	しいたけ
		チキンシスタチン	ウイルス増殖抑制	卵
		オリザシスタチン	ウイルス増殖抑制	こ　め
	抗エイズ	レンチナン（硫酸化）	感染防止	しいたけ
		カラギーナン	感染防止	海　藻
		アルギン酸	感染防止	海　藻
	感染防止	ラクトフェリン	殺　菌	牛　乳
	抗細菌毒素	ガングリオシド	解　毒	牛　乳
	抗アレルギー	α-リノレン酸	PAF，ロイコトリエン生成阻害	しそ（油）
		ギンコライド(テルペン類)	PAF 生成阻害	イチョウ葉
細胞系	がん抑制	γ-オリザノール	抗酸化	こ　め
		セサミノール	抗酸化	ご　ま
		ルチン	抗酸化	そ　ば
		リコピン	抗酸化	トマト
		大豆サポニン	抗酸化	だいず
		β-カロテン	抗酸化	緑黄色野菜
		オレアノール酸	プロモーション抑制	あおじそ
		モッコラクトン	プロモーション抑制	ごぼう
		ジンゲロール	プロモーション抑制	しょうが
		アリシン	プロモーション抑制	にんにく
		エピガロカテキンガレート	プロモーション抑制	緑　茶
		グルコシノレート	イニシエーション抑制	アブラナ科野菜
		トリプシンインヒビター	がん細胞プロテアーゼ阻害	だいず，米ぬか，いも類
		レンチナン	がん細胞増殖抑制	しいたけ
		キチン（キトサン）	がん細胞増殖抑制	甲殻類
		フコイダン	がん細胞増殖抑制	ひとえぐさ（海藻）
		食物繊維	滞腸時間短縮（腸内発がん物質生成抑制）	植物性食品
	抗酸化ストレス（動脈硬化抑制，老化抑制など）	カテキン類	抗酸化	茶類，ココア
		アントシアニン類	抗酸化	果　実
		フラボン類	抗酸化	野　菜
		フラボノール類	抗酸化	穀類，野菜
		カロテノイド	抗酸化	緑黄色野菜
		フェニルプロパノイド	抗酸化	コーヒー
		アスコルビン酸	抗酸化	果実，野菜
		トコフェロール類	抗酸化	穀類，豆類

（久保田紀久枝，森光康次郎，『食品学―食品成分と機能性―』，東京化学同人（2003））

化液の分泌を促す。

おなかの調子を整える成分として認められているのは次のようなものがある。腸内細菌のうちで善玉菌といわれるビフィズス菌や乳酸菌の生育を助長する難消化性オリゴ糖がある。フルクトオリゴ糖，乳果オリゴ糖，だいずオリゴ糖，キシロオリゴ糖などがあり，それらは食物繊維とともにプレバイオティクス（prebiotics）*1 といわれる。食物繊維は整腸作用はもちろん大腸がん予防などの働きでも注目されており，グアーガム分解物，ポリデキストロース，難消化性デキストリンなどが開発されている。腸内細菌の中で善玉菌であるビフィズス菌や乳酸菌はプロバイオティクス（probiotics）*2 といわれ，その働きは多岐にわたり，表4-5のような機能が判明している。また，プレバイオティクスとプロバイオティクスを組み合わせた食品も開発されてシンバイオティクス（synbiotics）といわれる。

＊1　経口摂取したときに生体に有益な作用が期待される，腸内細菌を選択的に増やしたり活性化したりすることのできる難消化性食品成分

＊2　宿主に保健効果を示す生きた微生物を含む食品

表 4-5　プロバイオテイクスの働き

1）　整腸作用（腸内環境改善作用） 便性の改善だけでなく，善玉菌を増加させて悪玉菌を減少させることによって，腸内環境が改善され，便秘を防ぎ，悪玉菌が作り出す有害物質や発がん物質の産生を抑え，排泄を促進させる。
2）　発がんリスク低減作用 ①　腸内細菌群集の変動（有益な微生物の効果） ②　腸内代謝活性の変動（発がん物質産生の抑制） ③　腸粘膜透過性の正常化（毒素吸収の阻害あるいは遅延） ④　免疫活性の亢進（化学物質，炎症物質およびその他の因子の抑制促進） ⑤　腸管内バリアーの強化
3）　免疫調節作用 マクロファージの活性化や消化管関連リンパ系組織を介しての IgA 産生の促進
4）　アレルギー低減作用 ①　乳児のアトピー性皮膚炎の早期予防効果 ②　新生児のアトピー性皮膚炎発病率の低下
5）　血中コレステロール低減作用 ①　乳酸菌細胞へのコレステロール吸着 ②　胆汁酸脱抱合による胆汁酸排出促進 ③　腸内細菌の改善による短鎖脂肪酸のコレステロール合成抑制
6）　血圧降下作用 ①　アンジオテンシン変換酵素阻害ペプチドの産生 ②　プロスタグランジン I_2 が産生抑制されて，血管平滑筋弛緩，腎臓でのナトリウムの再吸収抑制により血圧降下作用をもたらす
7）　*Helicobacter pylori* 低減作用

（辨野義己，日本食生活学会誌，**16**，194（2005）より抜粋）

②　循環系調節機能

循環系の疾患には，心臓疾患（狭心症や心筋梗塞など）や脳血管疾患（脳出血や脳梗塞など），そして高血圧症，動脈硬化症，血栓症などがある。これらに対応する食品の機能としては，アンジオテンシン変換酵素*3 の阻害による高血圧防止，コレステロール制御による動脈硬化防止，血小板凝集阻害や血栓溶解による血栓防止などがあげられる。

i）　高血圧防止　　高血圧*4 とは，動脈血圧が持続的に正常より上

＊3　Angiotensin Converting Enzyme の略で ACE と呼ばれる。肝臓で産生されるアンジオテンシノーゲンにたんぱく質分解酵素レニンが作用してアンジオテンシンⅠを産生する。アンジオテンシンⅠは血管収縮作用があるデカペプチドで血圧を上昇させるが，アンジオテンシン変換酵素により血管収縮作用と血圧上昇作用の強いオクタペプチドであるアンジオテンシンⅡに変換される（図 4-2 参照）。アンジオテンシンⅡは副腎皮質にも作用してアルドステロンの分泌を促し，Na と体液の体内貯留を促進する。また，プロスタグランジン系とカリクレイン-キニン系に作用して，再びレニンの分泌を促す。この一連の反応系をレニン-アンジオテンシン-アルドステロン系と呼んで，血圧上昇のメカニズムとして説明される。したがって，アンジオテンシン変換酵素（ACE）を阻害することが血圧上昇抑制につながる。

＊4　収縮期血圧（最高血圧）が 140 mmHg 以上，または拡張期血圧（最低血圧）が 90 mmHg 以上を高血圧としている。

昇している病状を指しており，本態性高血圧（一次性高血圧）と続発性高血圧（二次性高血圧）に分けられる。

本態性高血圧は，はっきりとした原因が不明であるが，日本人の高血圧の9割はこの高血圧である。腎臓におけるナトリウム代謝調節異常や，カリクレイン-キニン系またはプロスタグランジン系などの腎降圧系の異常が考えられている。

二次性高血圧は，腎臓の異常，心臓や血管の異常，内分泌系の異常などが原因で，原因を治せば根治できる高血圧である。

血圧を下げる食品成分としては，アンジオテンシン変換酵素（ACE）を阻害するラクトトリペプチド，鰹節ペプチド，いわしペプチドなどが実用化されている。血圧の上昇は，ACE によるアンジオテンシン II（血圧上昇作用物質）の生成と，キニン（血管拡張物質）の分解によって起こる。したがって，ACE 阻害ペプチドが過度の血圧上昇を抑制する。

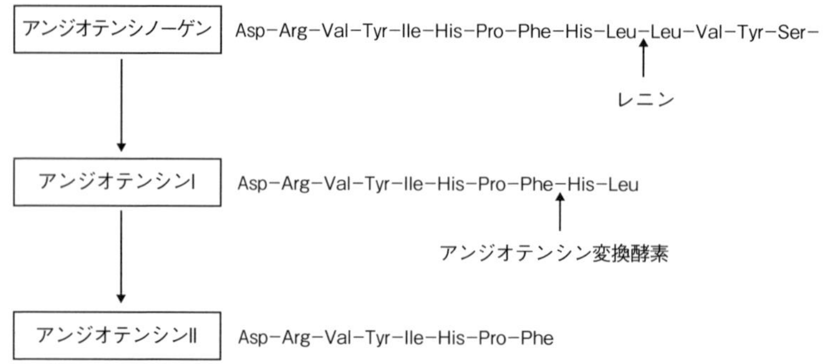

図 4-2　レニン・アンジオテンシン系によるアンジオテンシン II の生成

また食塩摂取の制限やカリウムを多く含む果物や野菜の摂取も効果的で，飲酒や喫煙をひかえる，運動するといった生活習慣の改善も当然重要である。

ii）動脈硬化防止　動脈硬化* とは動脈が硬くなる，あるいは動脈壁が厚くなることで血液の流れが滞る状態をいい，原因としては，糖尿病，高血圧，高脂血症，肥満，喫煙，ストレス，加齢などがある。

生活習慣を改めることが予防の近道であるが，コレステロール値を低下させるだいずや食物繊維の摂取が推奨される。食物繊維は図 4-3 に示すように血清コレステロール値を下げるだけでなく，プレバイオティクスの働きもあり，生活習慣病の予防効果がある。

魚介類に含まれるタウリンにコレステロール低下作用があり，血圧上昇抑制作用も知られている。ごまのセサミンは抗酸化作用があるが，小腸からのコレステロールの吸収を抑制し，肝臓でのコレステロール合成

＊　コレステロールなどがたまって動脈壁が厚くなり，血液の通る部分が狭くなって弾力性がなくなった状態をいい，アテローム性（粥状）動脈硬化，細動脈硬化，メンケルベルグ型（中膜）硬化などがある。最も多いアテローム性（粥状）動脈硬化は，動脈壁に酸化 LDL を取り込んだマクロファージが泡沫細胞となって蓄積して，血管壁の状態が粥を炊いたときのようにプツプツになる。

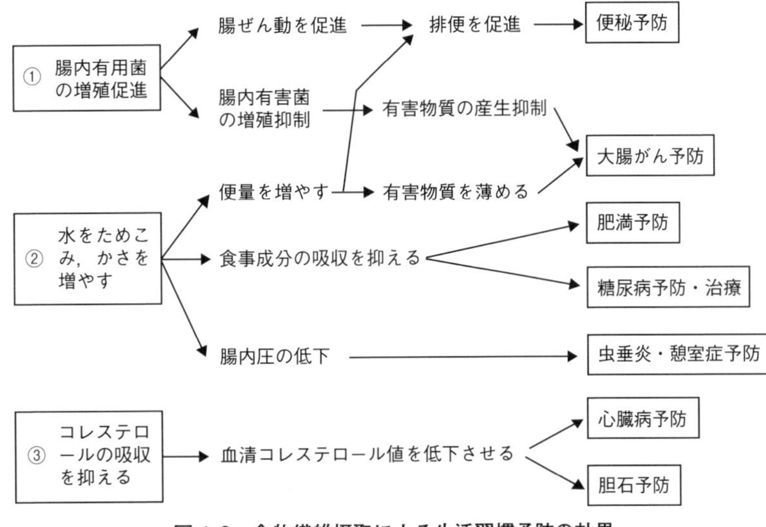

図 4-3　食物繊維摂取による生活習慣予防の効果
（新家　龍ほか編，『糖質の科学』，朝倉書店（1996））

$NH_2CH_2CH_2SO_3H$
タウリン

セサミン

ルチン

アントシアニンの化学構造

アントシアニジン

	R	R_1	R_2
デルフィニジン系	OH	OH	OH
シアニジン系	OH	OH	H
ペチュニジン系	OH	OH	OCH_3
ペオニジン系	OCH_3	OH	H
マルビジン系	OCH_3	OH	OCH_3

OH 基の数が多いほど抗酸化活性が高い。つまり OH 基を 3 つもったデルフィニジン系のアントシアニンが最も抗酸化活性が高いといえる。

を阻害することによって，コレステロール低下作用を発揮する。また，やし油の中鎖脂肪酸やだいずのレシチンにもコレステロール低下作用がある。植物性のステロールはコレステロールの吸収阻害をするので，植物ステロールを多くした特定保健用食品が開発されている。

iii）　血栓防止　　血栓とは，血管の中で血液が固まり，血管壁に付着したものである。血栓を溶かす線溶作用が正常に働かなくなるのが原因で，エコノミークラス症候群（肺静脈塞栓症）なども血栓が血管を塞いで発症する。

予防としては，血栓を作らせない，血管を強くする，血栓を溶解すれば良いわけで，以下の食品成分に効果がある。EPA は血小板凝集抑制作用があり血栓を作らせない。ルチンは血管を強くする作用があり，アントシアニンは毛細血管を保護する。また，納豆のナットウキナーゼは血栓溶解作用がある。

③　内分泌系調節機能

内分泌系の調節機能成分としては，ホルモン関連物質があげられる。牛乳中には成長促進因子やホルモンの分泌を促進するボンベシンなどが含まれている。

最近注目されているものにだいずのイソフラボンがある。だいずイソフラボンは図 4-4 に示すように基本構造から，アグリコンであるゲニステイン，ダイゼイン，グリシテインの 3 種に分けられ，さらにそれぞれの配糖体，マロニル配糖体，アセチル配糖体があり，計 12 種類のイソフラボンが存在する。通常イソフラボンは配糖体の形で存在しており，摂取すると腸管において腸内細菌の働きで糖が切り離されてアグリコンになり吸収される。

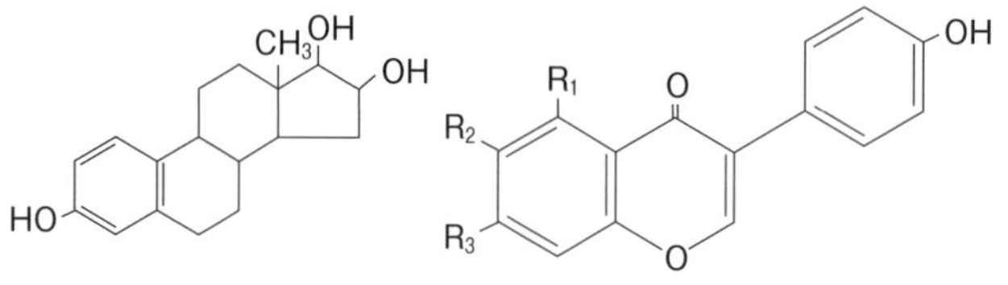

エストロゲン　　だいずイソフラボン

アグリコン		配糖体	
ゲニステイン	R_1=OH,R_2=,H,R_3=OH	ゲニスチン	R_1=OH,R_2=H,R_3=O-$C_6H_{12}O_6$
ダイゼイン	R_1=H,R_2=H,R_3=OH	ダイズイン	R_1=H,R_2=H,R_3=O-$C_6H_{12}O_6$
グリシテイン	R_1=H,R_2=OCH_3,R_3=OH	グリシチン	R_1=H,R_2=OCH_3,R_3=O-$C_6H_{12}O_6$

図 4-4　エストロゲンとだいずイソフラボンの化学構造

イソフラボンはエストロゲン*1と類似構造を持つのでエストロゲン受容体に結合し，弱いながらもエストロゲン作用を示すので植物エストロゲンと呼ばれる。更年期障害の軽減化，骨密度減少の抑制や骨粗しょう症の予防効果がある。また，がんが作り出す新生血管の阻害や抗酸化作用なども報告されており，抗動脈硬化，アルツハイマー予防，さらには乳がんや子宮がん，前立腺がんの予防効果も期待されている。

とうがらしの辛味成分であるカプサイシン*2は，副腎に作用してアドレナリン*3（エピネフリン）などのカテコールアミンを分泌させる。アドレナリンは脂質代謝を促すので，カプサイシンの摂取は，結果として中性脂肪の蓄積を防いで肥満予防につながることになる。最近，カプサイシンと同様の効果を持つ辛味のないカプシエイトが見出され，辛味がないことで摂取が容易である。

＊1　発情ホルモンともいい，卵胞ホルモン作用をもつ性ステロイドホルモンの総称である。種々の生理作用を示すが，女性および雌動物の性器系ならびに第二次性徴の発育増殖作用および機能調節が重要なものである。

＊2　表 3-16 参照。

＊3　エピネフリンとも呼ばれる副腎髄質ホルモンおよび神経伝達物質である。作用としては，顕著な血糖上昇，心拍出力の増加，末梢血管の抵抗減少などがある。

④　神経系調節機能

神経系を調節する食品成分として，ミルクたんぱく質であるカゼインの加水分解物であるオピオイドペプチドが知られており，モルヒネ様鎮痛作用がある。

お茶やコーヒーに含まれるカフェインには，眠気をさます作用や集中力を高める作用がある。言い換えれば，カフェインはヒトの大脳皮質の精神機能を高揚させて，感覚や知能活動を鋭敏にする。そして疲労感を解消する作用もあるといわれる。

リン脂質の1つであるホスファチジルセリンは脳内で再合成されて，血管壁や赤血球の細胞膜を柔らかくする作用があり，そのため血流が良くなり脳に酸素と栄養を充分に供給して脳細胞の代謝を高める。結果と

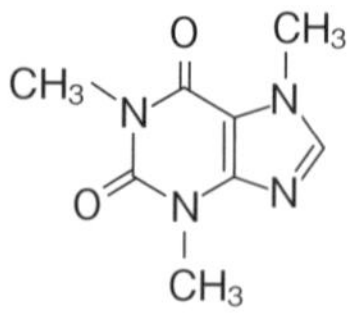

カフェイン

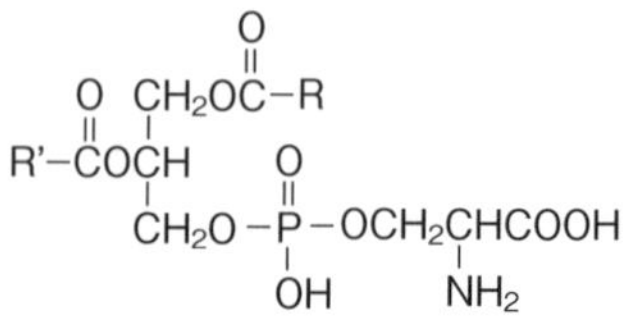

ホスファチジルセリン

して神経伝達を活発にして頭の回転を速くする。魚油に含まれるDHAも血管壁の細胞膜を柔らかくし，血流を良くし，脳の働きを高めるといわれている（図4-5)。

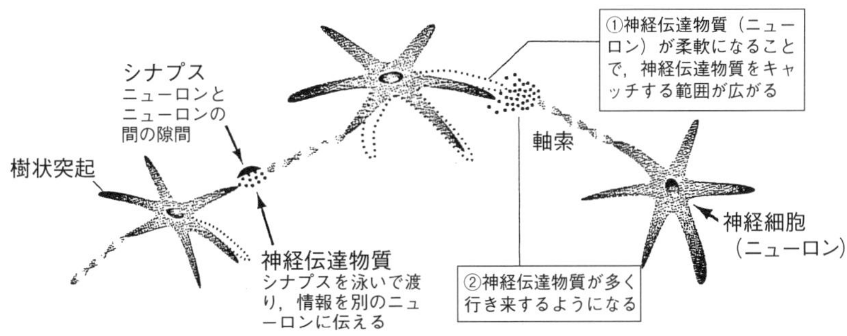

図4-5　神経伝達のしくみ

（吉川敏一ら編，『医療従事者のための完全版機能性食品ガイドブック』，講談社（2004））

イチョウ葉エキスはヨーロッパですでに痴呆症改善の医薬品として認可されている。その作用は，血流を改善して脳内に血液を多く供給し，神経細胞の壊死や脳梗塞などを予防，改善するといわれ，その血流改善作用は，血管拡張作用，血小板凝集抑制作用，抗酸化作用という3つの作用の相乗効果による。有効成分としては，フラボノイド類とテルペンラクトンのギンコライド類である。

⑤　免疫・生体防御系調節機能

免疫・生体防御系の調節機能というと，免疫能増強，抗ウイルス，感染防止，抗アレルギーなどがあげられる。

免疫能を増強するので有名なのはキノコ由来のβ-グルカンである。キノコ由来のβ-グルカンは，生体の免疫機能を賦活化し，活性化した免疫担当細胞を介して効果発現が起こる。特に注目されるのは免疫能増強による制がん作用で，免疫をつかさどるマクロファージ，T細胞，B細胞，キラー細胞などを活性化して，インターフェロンなどの制がん作用物質を作らせる働きが証明されている。

抗ウイルスの働きがあるのは，稲の種子から見出されたオリザシスタチンや卵白中のチキンシスタチンがあげられる。これらはある種のたんぱく質分解酵素を阻害してウイルス感染を防止する。感染防止にはミルク中のラクトフェリンが注目されている。ラクトフェリンは消化管や粘膜において，生体防御の役割を担う自然免疫*の重要な因子の1つであると考えられ，侵入した病原菌やウイルスに対して直接抗微生物作用を発揮するとともに，生体の免疫機能を調節して病原菌を排除する。

抗アレルギーには，ハーブ類などの植物エキスに効果があるといわ

＊　異物の侵入に対して先天的に身についている免疫システムのことで，獲得免疫と対比して使う用語である。主に病原体認識分子や抗微生物因子が関与して貪食細胞が活躍する。

れ，イチョウ葉に含まれるギンコライドも有効である。

⑥　細胞系調節機能

がん抑制機能や抗酸化機能があげられる。前者では発がんの過程について，後者では活性酸素についてよく理解しておく必要がある。

発がんの過程では，多段階説が広く受け入れられている。初めは，正常細胞の中に小規模な異形細胞が現れ，次いでこの細胞が異形度を増して増殖能の高いものが現れるようになり，異形細胞群となる。つまり前がん状態になる。ここまでを，2 段階説のイニシエーション（初発段階）とプロモーション（促進段階）の過程と呼ぶことがある。次にコンバージョン（変換段階）と呼ばれる前がん状態ががん細胞に変わる過程を経て，さらに悪性度を高めて浸潤・転移能を得るプログレッションの段階に至る。この過程では，がん抑制遺伝子の不活性化や，細胞の接着などに関わる遺伝子異常があると考えられている。コンバージョンとプログレッションをまとめてプログレッション* と呼ぶ場合もある（図 4-6 参照）。

＊　がん細胞に新たな遺伝子変異が蓄積し，より悪性度の高い性質，たとえば，浸潤能，転移能，薬剤耐性などを獲得して，臨床的にがんとしての性格が明確になる過程をいう。

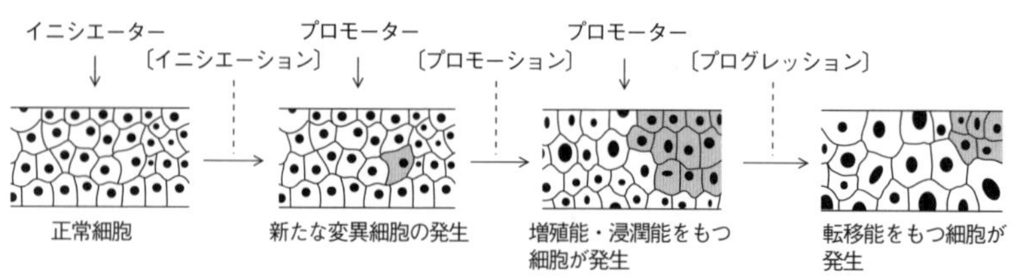

図 4-6　発がんの多段階説

イニシエーション抑制にはアブラナ科野菜に含まれるグルコシノレートに効果があるとの報告がある。またプロモーションの抑制効果には，青じそのオレアノール酸，ごぼうのモッコラクトン，しょうがのジンゲロール，にんにくのアリキシン，緑茶のエピガロカテキンガレートなどの報告がある。

きのこ類は古くより和漢薬，民間薬として伝承されてきており，特にサルノコシカケの種類は制がん作用があるといわれている。

食品成分の抗酸化作用についてはかなりの報告があり，抗酸化の対象となる活性酸素やフリーラジカルについての知識が必要である。狭義の活性酸素とは，一重項酸素（$^1O_2$），スーパーオキシドアニオン（O_2^-），ヒドロキシラジカル（·OH），過酸化水素（H_2O_2）を指す。広義ではこれらのほかに，脂質過酸化物（ROO·，RO·，ROOH）や一酸化窒素（NO），次亜塩素酸（HOCl）なども含まれる。フリーラジカルとは不対電子を有する粒子（原子，分子，イオン）のことで，反応性が高く，

オレアノール酸
（あおじそ）

モッコラクトン
（ごぼう）

ジンゲロール
（しょうが）

アリキシン
（にんにく）

（－）-エピガロカテキンガレート

活性酸素のいくつかはフリーラジカルである。活性酸素やフリーラジカルは表4-6のように多くの疾患に関与しており，これらを食品に含まれる抗酸化物質で積極的に消去する重要性が叫ばれている。

表4-6　活性酸素・フリーラジカルが関与する代表的疾患

傷害組織	代表的疾患
循環器	心筋梗塞，不整脈，動脈硬化，血液攣縮，虚血再循環障害，セレン欠乏症
呼吸器	肺炎，感染症，肺線維症（制がん剤副作用），ARDS*1，パラコート中毒，喫煙傷害，肺気腫，高酸素療法，インフルエンザ
脳神経系	脳浮腫，脳梗塞，脳出血，てんかん，脳血管攣縮，パーキンソン病，自律神経傷害（Reilly 現象），遅発性神経傷害，脊髄損傷，神経原性肺浮腫
消化器	急性胃粘膜傷害，胃潰瘍，潰瘍性大腸炎，クローン病，ベーチェット病，肺炎，肝硬変，薬物性肝障害，肝移植病態，各種の黄疸病態，膵炎
血液系	【白血球系】慢性肉芽腫症，白血病，AIDS*2，敗血症 【赤血球系】異常ヘモグロビン症（メトヘモグロビン，サラセミア，鎌状赤血球），ヘモクロマトーシス，プリマキン過敏症，夜間発作性血色素尿症，薬物性貧血，アカタラセミア 【他の血液成分】αl-酸性たんぱくの障害，高脂血症，DIC*3，血小板異常症，出血性ショック
内分泌	糖尿病，副腎代謝障害，ストレス反応
泌尿器	糸球体腎炎，溶血性腎障害，薬物性腎障害，制がん剤の副作用，ファンコーニ症候群
皮　膚	火傷，日光皮膚炎，アトピー性皮膚炎，皮膚腫瘍
指示組織系	間接リウマチ，自己免疫疾患，膠原病
眼　科	未熟児網膜症，網膜変症，白内障，角膜腫瘍
腫　瘍	喫煙による発がん，化学発がんとがん化学療法，放射線障害と放射線療法
医原性疾患	薬物障害，制がん剤の副作用（白血球減少症，ブレオマイシン肺線維症，アドリアマイシン心筋症，シスプラチン腎障害），光線療法（光増感剤），IVH*4（セレン欠乏など），高酸素療法
環境汚染性疾患	重金属障害，水俣病，シリコーシス，喘息，排気ガス性肺障害，水汚染による各種中毒
その他	手術侵襲，アラキドン酸代謝病態，食中毒，壊血病

（青柳康夫編著，『食品機能学』，建帛社（2003））

＊1　Acute（Adult）Respiratory Distress Syndrome の略。急性（成人）呼吸促迫症候群のこと。

＊2　免疫不全症候群のこと（Aquired Immunodeficiency Syndrome の略）。

＊3　Disseminated Intravascular Coagulation の略。播種性血管内凝固症候群のこと。

＊4　Intravenous Hyperalimentation の略。中心静脈栄養のこと。

食品において天然の抗酸化剤としてよく使われるのは，ビタミンEとCである。ビタミンEは脂溶性物質で，脂質の多い食品や生体膜における酸化防止に働く。ビタミンCは酸化されやすい水溶性ビタミンであり，強い還元力により一重項酸素やラジカルを消去する。また図4-7のようにビタミンEとの共同作用も証明されており，ポリフェノールの抗酸化効果を強める相乗剤（シネルギスト）でもある。ビタミンAやβ-カロテンにも一重項酸素の消去能があり，緑黄色野菜のがん予防効果に主体的に関わっていると考えられている。

ポリフェノールとは複数の水酸基を有する物質の総称で，一般に低分子化合物である。特にブドウ種子抽出物や茶のカテキン類は抗酸化能が高い。図4-8にさまざまな食品の抽出物とそれに含まれるポリフェノール類を示す。

このうちカテキン類やフラボノイド類，そしてクロロゲン酸類などに

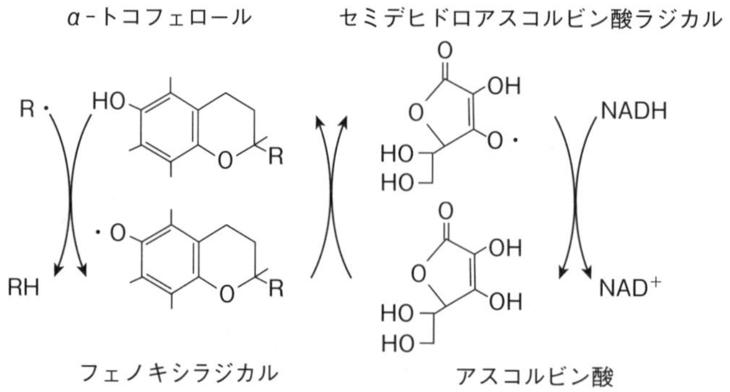

α-トコフェロール　セミデヒドロアスコルビン酸ラジカル

R・　RH　NADH　NAD^+

フェノキシラジカル　アスコルビン酸

図 4-7　NADH 依存のミクロソーム酵素によるビタミン E 再還元におよぼすビタミン C の効果

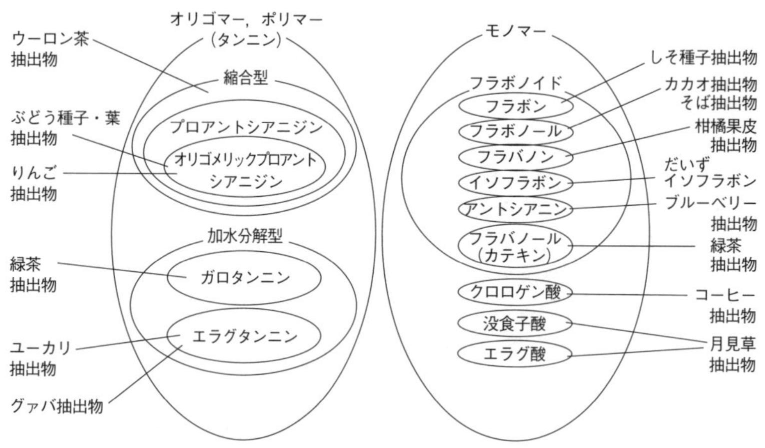

図 4-8　主なポリフェノールと代表的な抽出物
（荒井綜一編著，『食品学総論』，樹村房（2002））

がん細胞の増殖を抑制する効果のあることがわかっている。近年，発がんプロモーションを抑制する物質として，柑橘類に含まれるオーラプテンが見いだされた。また，アブラナ科植物に含まれるスルフォラファンが発がん物質を無毒化する酵素の活性化に寄与することがわかった。褐変物質であるメラノイジンに抗酸化作用や脱変異原作用があることも周知の事実となっている。

⑦　その他の調節機能

虫歯の原因になりにくい低カロリー甘味料が開発されている。パラチノース，マルチトール，エリスリトールなどがあり，キシリトールは特定保健用食品の成分として認められている。

血糖値が高めの方への食品成分として，難消化性デキストリンや小麦アルブミンがある。いずれもアミラーゼ阻害作用があり，血糖上昇の抑制が認められている。

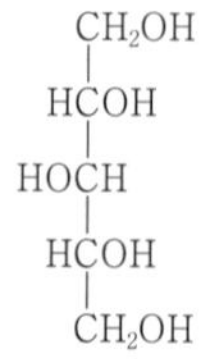

CH_2OH
HCOH
HOCH
HCOH
CH_2OH
キシリトール

＊　グリセロールにアシル基（脂肪酸）が2個エステル結合した化合物で，代謝中間体として生体内に認められるが，天然では存在量は微量である。

ジアシルグリセロール＊は血中脂肪の上昇を抑え，肥満予防につながるといわれている。

4-1-4　食品の効用

食品は一般に多成分の複合体であるので，さまざまな機能を兼ね備えても不思議でない。したがって，単一成分の機能がわかってもそれを含む食品がその機能を忠実に反映するかわからないし，反対に食品の効用があっても単一成分にするとその機能を示さない場合があろう。多成分の複合体という混合系での機能あるいは効用を考える必要がある。また，複数の食品を組み合わせた際の効用も当然明らかになっていくものと思われる。以下に日本人の食生活になくてはならないみその有効成分とその機能（表4-7）と緑茶の茶葉の主な成分（表4-8）について示す。

長年の疫学調査により，どの食品ががんリスクを低下または上昇させるかを表4-9のようにまとめることができる。それを見ると，野菜と果物の積極的摂取ががんリスクを低下させることはほぼ確実である。野菜と果物には抗酸化成分を豊富に含み，食物繊維にも富む。アメリカ国立がん研究所はがんリスクを低下させる食品をピラミッド状に配置し推奨している（図4-9）。今後のさらなる研究成果が期待されている。

表4-7　みその有効成分とその機能

成　分	起　源	機　能
たんぱく質（主にグリシニン）	だいず	コレステロールの低下，血管の弾力性保持，脳卒中予防
ビタミンB_2	麹菌	体内の酸化還元を促進
ビタミンB_{12}	麹菌	造血作用，神経疲労予防
ビタミンE	だいず	過酸化脂質の生成防止，老化防止
酵　素	麹，酵母，乳酸菌	消化を助ける
サポニン	だいず	過酸化脂質の生成防止，血中コレステロールなどの低下 動脈硬化の予防，肝障害の予防
トリプシンインヒビター	だいず	抗がん作用，糖尿病の予防
イソフラボン	だいず	酸化予防，抗変異原性，乳がん予防
レシチン	だいず	コレステロールの低下，動脈硬化の予防，ぼけ防止
コリン	だいず	脂肪肝の予防，老化防止
プロスタグランジンE	だいずのリノール酸	高血圧の予防
褐色色素	だいず	過酸化脂質の生成防止，老化防止
食物繊維	だいず	コレステロールの低下，大腸がんの予防

（荒井綜一編著，『食品学総論』，樹村房（2002））

表 4-8　茶葉の主な成分と生理活性

緑茶成分	機能・効能
水溶性成分（70〜80 %）	
カテキン類 （10〜18 %）	抗酸化，抗突然変異，抗がん，抗動脈硬化，血中コレステロール上昇抑制，血圧上昇抑制，血糖上昇抑制，血小板凝集抑制，抗菌，抗ウイルス，むし歯予防，抗腫瘍，抗アレルギー，腸内フローラ改善，消臭，環境ホルモンの作用抑制，脳障害軽減
カフェイン類 （2〜3 %）	中枢神経興奮，睡眠防止，強心，利尿，抗喘息，代謝亢進，体熱産生促進
テアニン （0.6〜2 %）	精神リラックス，抗がん剤の作用増強，アルツハイマー病予防
γ-アミノ酪酸 （0.1〜0.2 %）	血圧上昇抑制，抑制性神経伝達
フラボノール （0.7〜1.2 %）	毛細血管抵抗増加，抗酸化，血圧降下，消臭
複合多糖 （0.6 %）	血圧上昇抑制，抗糖尿病
ビタミン C （60〜260 mg %）	抗壊血病，抗酸化，がん予防，風邪予防
サポニン（0.4 %）	抗喘息，抗血圧低下，抗肥満
食物繊維 （3〜7 %）	胆汁酸排泄促進，血漿コレステロール低下，肝機能改善

緑茶成分	機能・効能
不溶性成分（20〜30 %）	
たんぱく質 （24〜31 %）	栄養素
食物繊維 （32〜44 %）	便秘防止，大腸がん予防
ビタミン E （17〜68 mg %）	抗酸化，がん予防，抗不妊
β-カロテン （3〜21 mg %）	抗酸化，がん予防，免疫反応増強
フッ素	むし歯予防
亜　鉛	味覚異常防止，皮膚炎防止，免疫機能低下抑制
セレン	抗酸化，がん予防，心筋障害（克山（けしゃん）病）防止

（伊勢村護巳，『緑茶パワーと健康のサイエンス』，アイ・ケイコーポレーション（2004））

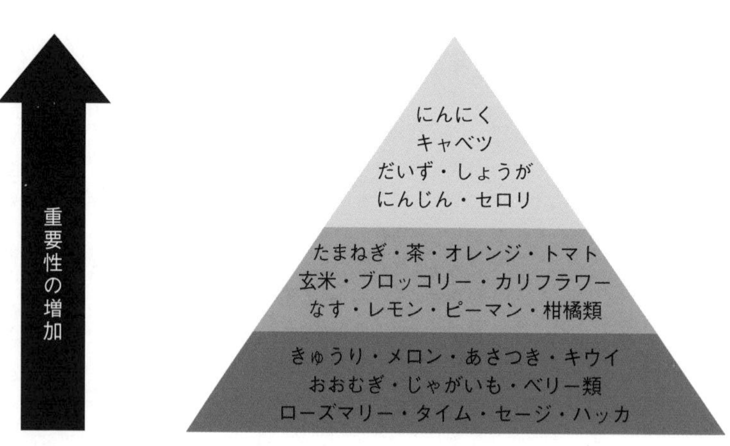

図 4-9　がんのリスクを下げる食品

アメリカ国立がん研究所を中心に進められた「デザイナーフード計画」で，疫学調査の結果から作成されたピラミッド。上位にあるほど，重要度が高い。

（青柳康夫編著，『食品機能学』，建帛社（2003））

表 4-9　食品とがんリスク

	口腔	鼻咽頭	喉頭	食道	肺	胃	膵臓	胆のう	肝臓	大腸	乳房	卵巣	子宮体部	子宮頸部	前立線	甲状腺	腎臓	膀胱
野　菜	↓↓↓		↓↓	↓↓↓	↓↓↓	↓↓↓	↓↓		↓	↓↓↓	↓↓	↓	↓	↓	↓	↓	↓	↓↓
果　物	↓↓↓			↓↓↓	↓↓↓	↓↓↓							↓	↓	↓		↓	
食事からのカロテン類				↓	↓↓	↓				↓	↓			↓				
食事からのビタミンC	↓			↓	↓	↓↓	↓							↓				
食事からのミネラル					↓(セレン)											↑(ヨード)		
穀　類				↑		↓(全粒)												
でんぷん						↑				↓								
食物繊維							↓			↓	↓							
茶						↓												
身体活動					↓					↓↓↓	↓							
冷蔵庫						↓↓↓												
アルコール	↑↑↑		↑↑	↑↑↑	↑				↑↑↑	↑↑	↑↑							
塩　分		↑↑↑(塩漬魚)				↑↑												
肉　類							↑			↑↑	↑				↑		↑	
卵　類										↑								
調理法						↑(加熱調理)				↑(加熱調理)								
動物性脂肪					↑(全脂肪と飽和脂肪)					↑(全脂肪と飽和脂肪)	↑(全脂肪と飽和脂肪)		↑(飽和脂肪のみ)		↑(全脂肪と飽和脂肪)			
コレステロール					↑		↑											
牛乳と乳製品															↑		↑	
糖　類										↑								
熱いマテ茶	↑			↑														
コーヒー																		↑
食品汚染									↑↑(アフラドキシン)									
肥　満								↑		↑	↑↑		↑↑↑				↑↑	
体格要因										↑(成人期の高身長)	↑↑↑(成人前の急速な成長)							
喫　煙	↑↑↑	↑↑	↑↑	↑↑↑	↑↑↑		↑↑↑			↑				↑↑			↑	↑↑

↓↓↓　確実にリスクを低下。　↓↓　おそらく確実にリスクを低下。　↓　リスクを低下させる可能性がある。
↑↑↑　確実にリスクを上昇。　↑↑　おそらく確実にリスクを上昇。　↑　リスクを上昇させる可能性がある。

出典）世界癌研究寄金 1997 年より作成　（青柳康夫編著,『食品機能学』, 建帛社（2003））

4-2 食品表示

4-2-1 食品表示法

食品の表示は，従来複数の法律に定めがあり，非常に複雑なものであったが，表4-10に示すように，食品衛生法，JAS法および健康増進法の3法の食品表示に係る規定を一元化し，「食品表示法」が平成27 (2015) 年4月1日から施行された。*1

「食品表示法」の目的は，食品を摂取する際の安全性の確保および自主的かつ合理的な食品の選択の機会を確保することであり，さらには消費者の利益の増進を図り，国民の健康の保護・増進，食品の生産・流通の円滑化，消費者の需要に即した食品の生産振興に寄与することである。

＊1 続いて平成29 (2017) 年9月1日より国内で作られたすべての加工食品（輸入品は除く）に対し，重量割合上位1位の原材料の原料原産地表示を行うことが令和4 (2022) 年3月1日までの経過措置を経て表示が義務付けられた。

表4-10 食品表示に関わる法律

法令	食品衛生法	JAS法	健康増進法	
目的	○飲食に起因する衛生上の危害発生を防止	○農林物資の品質の改善 ○品質に関する適正な表示により消費者の選択に資する	○栄養の改善その他の国民の健康の増進を図る	
表示関係	○販売の用に供する食品等に関する表示についての基準の策定および当該基準の遵守 など	○製造業者が守るべき表示基準の策定 ○品質に関する表示の基準の遵守 など	○栄養表示基準の策定のおよび当該基準の遵守 など	➡ 食品表示法に統合
表示関係以外	○食品，添加物，容器包装等の規格基準の策定 ○都道府県知事による営業の許可 など	○日本農林規格（JAS規格）の制定 ○日本農林規格（JAS規格）による格付 など	○基本方針の策定 ○国民健康・栄養調査の実施 ○特別用途食品に係る許可 など	➡ 食品表示法施行後も各法律に残る

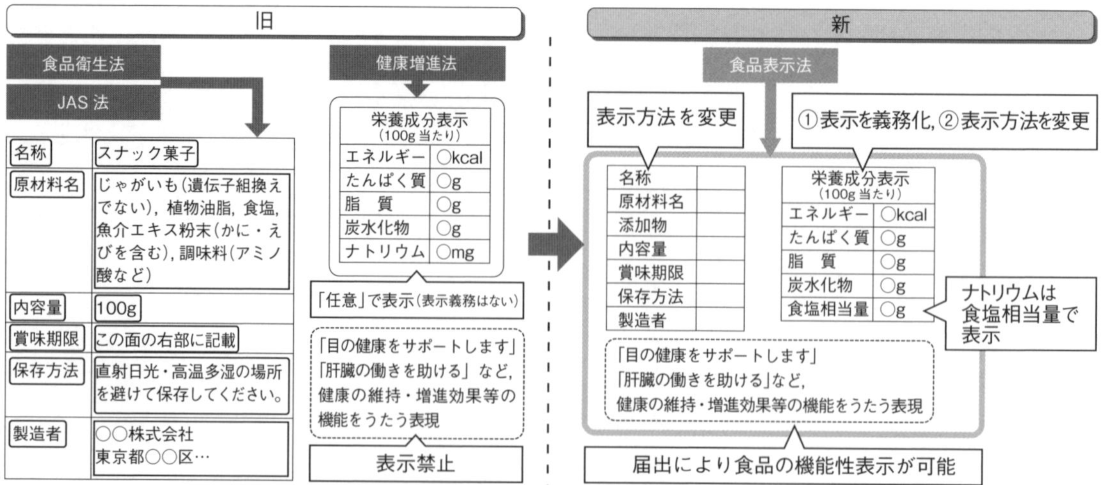

図4-10 食品表示の変更

「食品表示法」で重要な点は，栄養表示法が義務化されたことと，「機能性表示食品」の制度が新設されたことである。

食品表示の変更はおおまかには図 4-10 に示すとおりだが，細かい点を以下に示す。

4-2-2　食品表示の変更

(a)　原材料名の表示方法

1）添加物と添加物以外の原材料がどちらかわかるように，「添加物」の項目名を設けて表示するなど，明確に区分して表示する。

	旧基準
原材料名	小麦粉，砂糖，食塩，膨張剤，香料

どれが添加物か，それ以外の原材料なのかわかりにくい。

⇨

	新基準（表示の一例*）
原材料名	小麦粉，砂糖，食塩
添加物	膨張剤，香料

※このほかに，添加物の項目を設けず，原材料名欄に記号（スラッシュなど）で区分して表示したり，改行して区分したりする方法がある。

2）これまでは添加物と添加物以外の原材料を区分せず，重量順に表示することを定めていた。今回の変更で，旧 JAS 法の個別の品質表示基準（パン類，食用植物油脂，ドレッシングおよびドレッシングタイプ調味料，風味調味料）について，原材料の表示方法を他の加工食品と同様に，添加物と添加物以外の原材料を区分し，それぞれに占める重量の割合の高いものから順に表示することに統一することとなった。

3）原材料の性状に大きな変化がない複合原材料（中間加工原材料）を使用する場合（単に混合しただけなど），構成する原材料を分割して表示することが可能になる。

〔例〕「ココア調製品」について，構成する原材料を分割して表示する場合

複合原材料：ココア調整品
複合原材料中の原材料：砂糖，ココアパウダー，アーモンドパウダー，食塩

	旧基準
原材料名	小麦粉，ココア調整品（砂糖，ココアパウダー，その他），バター，鶏卵，膨張剤

⇨

	新基準に基づき，複合原材料を分割して表示する場合
原材料名	小麦粉，バター，砂糖，鶏卵，ココアパウダー，アーモンドパウダー，食塩／膨張剤

※「ココア調整品」では，単に混合しただけなど，原材料の性状に大きな変化がないため，構成する原材料を分割し表示した方がわかりやすくなることから，分割した表示が認められる。

(b) アレルゲンの表示方法

1）以下の２つの表示方法を廃止し，食品に含まれる特定原材料[*1]は全て表示する。

① その名称が，特定原材料を原材料として含むことが容易に判別できるもの（特定加工食品という）

［例］マヨネーズ（含まれる特定原材料：卵），うどん（含まれる特定原材料：こむぎ）など

② 特定加工食品の表記を含むことで，特定原材料を使った食品を含むことが予測できるもの（拡大表記という）

［例］からしマヨネーズ，焼きうどん

⬇ 新基準

「マヨネーズ（卵を含む）」，「焼きうどん（小麦を含む）」

2）個々の原材料の直後にカッコ書きする方法（個別表示という）を原則とし，表示面積に限りがあり，一括表示でないと表示が困難な場合など，例外的に原材料の直後にまとめてカッコ書きする方法（一括表示という）を可能とする。

【原則】～個別表示～

原材料名	A，B（卵・豚肉を含む），C（だいずを含む）

【例外】～一括表示～

原材料名	A，B，C（一部に卵・豚肉・だいずを含む）

3） 一括表示する場合，全ての特定原材料を一括表示欄に表示する。

今後は，原材料に「卵」，「小麦」（特定原材料）または「たまご」，「こむぎ」（代替表記[*2]）が表示されていても，一括表示欄に改めて「卵」，「小麦」の表示が必要となる。

(c) 栄養成分表示の義務化とナトリウムの表示方法

1）原則として，全ての消費者向けのあらかじめ包装された加工食品および添加物に栄養成分表示を義務付ける。

なお，消費税法第９条１項において消費税を納める義務が免除されている事業者は，栄養成分表示の省略が認められる。また，当分の間，小規模事業者（おおむね従業員が20人以下。商業，サービス業は５人以下）についても，栄養成分表示の省略が認められる。

2）ナトリウムの量は食塩相当量で表示する。

任意でナトリウムを表示する場合は，ナトリウムの量の次に「食塩相当量」をカッコ書きで表示する。

ただし，ナトリウムの表示ができるのは，ナトリウム塩を添加していない食品に限られる。

＊1「特定原材料」とは，アレルゲン表示対象品目のうち，特に症状が重篤な，または症例数が多い品目のこと。
平成27（2015）年４月１日以降，卵・乳・こむぎ・落花生・そば・えび・かにの７品目が定められている。

＊2「代替表記」とは，特定原材料の記載と同一のものであると認められるもの。
［例］卵→玉子，たまご，タマゴ，エッグ
小麦→こむぎ，コムギ

表 4-11　栄養強調表示の方法

	補給ができる旨の表示（多いことを強調）			適切な摂取ができる旨の表示（少ないことを強調）		
強調表示の種類	高い旨	含む旨	強化された旨	含まない旨	低い旨	低減された旨
	絶対表示		相対表示	絶対表示		相対表示
強調表示に必要な基準	・基準値以上であること		・基準値以上の絶対差 ・相対差（25 %以上）* ・強化された量（割合）および比較対象品名を明記	・基準値未満であること		・基準値以上の絶対差 ・相対差（25 %以上） ・低減された量（割合）および比較対象品名を明記
強調表示の表現例	・高○○ ・○○豊富 ・○○を多く含む	・○○含有 ・○○入り ・○○源	・○○ 30 %アップ ・○○ 2 倍	・無○○ ・○○ゼロ ・ノン○○ ・○○フリー	・低○○ ・○○控え目 ・○○ライト	・○○ 30 %カット ・○○～g オフ ・○○ハーフ
該当する栄養成分	たんぱく質，食物繊維，ミネラル類（ナトリウムを除く），ビタミン類			熱量，脂質，飽和脂肪酸，コレステロール，糖類，ナトリウム		

＊　強化された旨の相対差（>25 %）は，たんぱく質および食物繊維のみに適用

(d)　栄養強調表示の方法（表 4-11）

1) 低減された旨の表示（熱量，脂質，飽和脂肪酸，コレステロール，糖類およびナトリウム）および強化された旨の表示（たんぱく質および食物繊維）には，基準値以外の絶対差に加え，新たに 25 %以上の相対差が必要となる。

2) 強化された旨の表示をする場合（ミネラル類（ナトリウムを除く），ビタミン類）には，強化された旨の基準値以上の絶対差が必要となる。

3) 糖類無添加，ナトリウム塩無添加に関する強調表示は，一定の要件を満たす必要がある。

(e)　栄養機能食品のルールの変更

1) 栄養成分の機能を表示できるものとして，新たに n-3 系脂肪酸，ビタミン K およびカリウムを追加する。

2) 鶏卵以外の生鮮食品についても，栄養機能食品の対象範囲とする。

3) 次の事項の記載が新たに必要（または変更）になる。

①　栄養素等表示基準値の対象年齢，基準熱量に関する文言

②　特定の対象者（疾患に罹患している者，妊産婦など）に対し注意を必要とするものは，当該注意事項を付す。

③　栄養成分の量および熱量を表示する際の食品単位は，1 日当たりの摂取目安量当たりの成分値を記載する。

④　生鮮食品に栄養成分の機能を表示する場合，保存の方法を表示する（常温で保存すること以外に保存方法に留意点がないものは省略可）。

(f)　加工食品と生鮮食品の区分の統一

食品表示法施行前の JAS 法と食品衛生法とで異なっていた食品の区分について，JAS 法の考え方に基づいて区分が整理される。

[例] 簡単な加工（生干し，軽度の撒塩など）をしたもの（ドライマンゴーなど）

・旧基準（以前の食品衛生法）：アレルゲン，製造所所在地については表示義務対象外

・新基準：加工食品の区分にはいるため，アレルゲン，製造所所在地が必要

(g)　製造所固有記号の使用方法

製造所固有記号を使用せず，製造所（加工所）の所在地，製造者（加工者）の氏名または名称を表示する。

ただし，同一製品を2ヶ所以上の製造所で製造する場合のみ，例外的に製造所固有記号*を使用できるが，その場合は次のいずれかの事項を商品に表示する必要がある。

① 製造所所在地などの情報提供を求められたときに回答する者の連絡先

② 製造所所在地などを表示したウェブサイトのアドレスなど

③ 当該商品の製造を行っている全ての製造所所在地など

なお，業務用食品については変更はなく，2ヶ所以上の工場で製造するか否かに係わらず，これまでと同様に製造所固有記号が使用できる。

＊ 製造所固有記号については，消費者庁でデータベースを平成27年度に1年かけて構築することとしているため，新基準に基づく製造所固有記号が使用できるのは平成28（2016）年4月1日以降となる。なお，新しい製造所固有記号の運用が開始されるまでは，旧基準に基づいた製造所固有記号の使用が認められる。

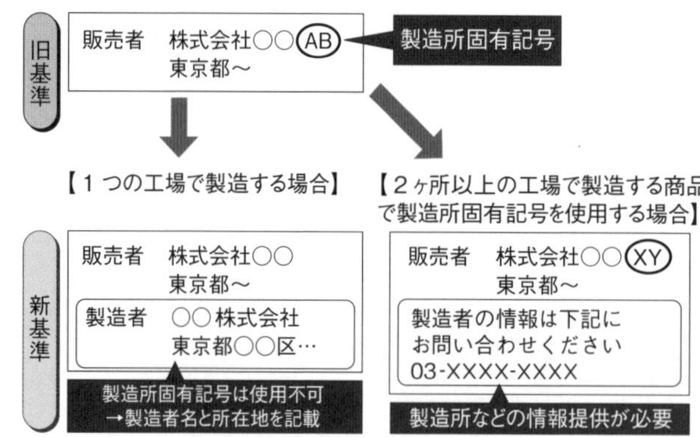

(h)　表示可能面積が小さい食品の表示方法

これまで，表示可能面積が30 cm² 以下は省略可能だった保存方法・消費期限または賞味期限・アレルゲン・L-フェニルアラニン化合物を含む旨については，省略できなくなる。そのため，表示可能面積が約30 cm² 以下の場合はつぎの項目を必ず記載することになる。

名称，保存方法，消費期限または賞味期限，アレルゲン，L-フェニルアラニン化合物を含む旨，食品関連事業者の氏名または名称および住所

(i)　販売される添加物の表示方法

1）一般消費者向けに販売される添加物：新たに「内容量」，「食品関

連事業者の氏名または名称および住所」の表示を義務化する。

2)　業務用として販売される添加物：新たに「食品関連事業者の氏名または名称および住所」の表示を義務化する。

(j)　通知等に規定されている表示ルールの一部を表示基準に統合

①　安全性の確保の観点から表示義務を課すべきもの（ふぐ食中毒対策の表示，ボツリヌス食中毒対策の表示）

②　わかりやすさの観点から食品表示基準と通知等にまたがっているもの（栄養素等表示基準値，栄養機能食品である旨および当該栄養成分の名称の表示方法など）

コラム

経過措置期間について～旧基準の表示方法が認められる期間～

経過措置期間は，下表のとおりである。

なお，経過措置期間中は，旧基準による表示も認められるが，旧基準と新基準の表示方法が混在した表示は原則認められない。

食品の区分	食品表示法施行前の旧基準による表示が認められる期間
加工食品（一般用・業務用）	令和2（2020）年3月31日までに ・一般用：製造（または加工・輸入）されるもの。 ・業務用：販売されるもの。
添加物（一般用・業務用）	
生鮮食品（一般用）	平成28（2016）年9月30日までに販売されるもの。 業務用生鮮食品については，経過措置期間はなく，平成27年4月1日から新基準に基づく表示が必要となる。

4-3　保健機能食品

4-3-1　保健機能食品とは

平成27年4月から新しく「食品表示法」が施行され，保健機能食品

医薬品 （医薬部外品を含む）	特定保健用食品 （個別許可型） （疾病リスク低減表示型） （条件付） （規格基準型）	栄養機能食品 （規格基準型）	機能性表示食品 （届出制）	一般食品 いわゆる 健康食品を含む
	栄養成分含有表示 保健用途の表示 （栄養成分機能表示） ＋ 注意喚起表示	栄養成分含有表示 栄養成分機能表示 ＋ 注意喚起表示	栄養成分含有表示 機能性表示 ＋ 注意喚起表示	（栄養成分含有表示）

（保健機能食品：特定保健用食品・栄養機能食品・機能性表示食品）

図4-11　保健機能食品の範囲

は，国への許可などの必要性の有無や食品の目的や機能の違いにより，「特定保健用食品」，「栄養機能食品」，「機能性表示食品」の３つに分けられる（図 4-11）。

4-3-2　特定保健用食品

(a)　特定保健用食品とは

特定保健用食品（food for specified health uses）は，この食品の第3の機能を有する食品であり，その定義は「食生活において特定の保健の目的で摂取する者に対し，その摂取により当該保健の目的が期待できる旨の表示をする食品」とされている。つまり，特定保健用食品は，機能性食品として知られている食品の中で，その保健の用途ならびにヒトにおける有効性，適切な摂取量，摂取に伴う安全性等が，個々の食品で医学・栄養学的に明らかにされた食品である。

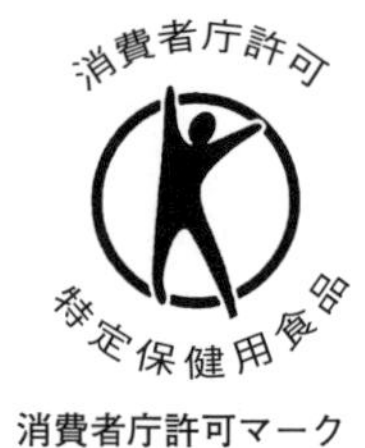

消費者庁許可マーク

特定保健用食品中の保健作用に関係する成分（有効成分）は「関与する成分（関与成分）」と呼ばれている。関与成分には，オリゴ糖，食物繊維，ペプチド類，たんぱく質，機能性脂質，乳酸菌など，多くの種類が知られている。

研究・開発の過程において，① 関与成分を用いた試験管内実験・動物実験が行われた後，② 関与成分を含んだ実際の商品の人を対象とした試験が行われ，表示する保健作用の有無が最終的に確認されている。また，③ 特定保健用食品として申請された商品，ならびに許可後に市販されている商品に表示どおりの有効性・安全性があるかどうかを検査するため，食品中に含まれる関与成分含量の分析が厳密に行われている。

(b)　保健の用途と関与成分

これまで認められている主な保健の用途の表示内容と関与成分ならびに食品の種類などを表 4-12 に示した。

(c)　特定保健用食品のタイプ

特定保健用食品には，何らかの条件が付加された特定保健用食品も新しく認められ，以下の４つのタイプがある。

1)　特定保健用食品（個別許可型，従来型）

2)　条件付き特定保健用食品

従来の特定保健用食品の審査で要求している有効性の科学的根拠のレベルには届かないが，一定の有効性が確認される食品を条件付きで特定保健用食品として許可するものである。「条件付き」と付した許可マークがつけられる。

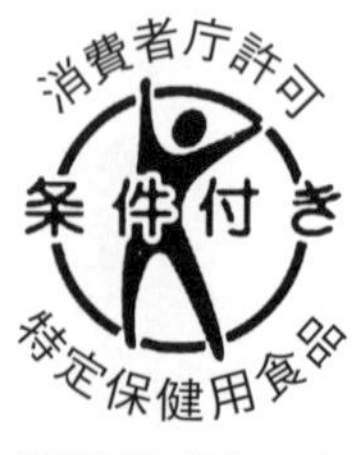

消費者庁許可マーク

3)　特定保健用食品（規格基準型）

表 4-12　特定保健用食品の保健の用途の表示内容と関与成分，作用機序および食品の種類

保健の用途の表示内容	関与成分	想定される作用機序	食品の種類
お腹の調子を整える食品	オリゴ（フラクトオリゴ糖，ガラクトオリゴ糖，大豆オリゴ糖，乳菓オリゴ糖，イソマルトオリゴ糖，ラクチュロース，コーヒー豆マンノオリゴ糖など） 乳酸菌，ビフィズス菌類 食物繊維類（難消化デキストリン，グアガム，サイリウム種皮，小麦ふすま，キトサン）	善玉菌であるビフィズス菌の増加 乳酸菌により腸内の環境の改善 便量を増やす，排便を促進	飲料，テーブルシュガー，ビスケット，食酢など 発酵乳，飲料 スナック麺，飲料，シリアル，スープなど
コレステロールが高めの方に適する食品	大豆たんぱく質 キトサン 低分子化アルギン酸ナトリウム リン脂質結合ペプチド サイリウム種皮食物繊維 植物ステロール	コレステロールの吸収を抑制	ハンバーグ，ソーセージ，スープ，豆乳 ビスケット，スナック麺，魚肉練り製品 飲料 飲料 飲料 食用調理油，マーガリン
血圧が高めの方に適する食品	ラクトトリペプチド カツオ節オリゴペプチド イソロイシルチロシン サーディンペプチド カゼインドデカペプチド わかめペプチド 杜仲葉配糖体（ゲニポシド酸） γ-アミノ酪酸 酢酸	アンジオテンシン変換酵素（ACE）を阻害 副交感神経を刺激 末端交感神経系の抑制 血管の拡張	飲料 みそ汁，飲料，スープなど 飲料 飲料 ゼリー 飲料，ゼリー 飲料，錠菓 飲料 酢
ミネラルの吸収を助ける食品	CCM（クエン酸リンゴ酸カルシウム） CPP（カゼインホスホペプチド） フラクトオリゴ糖 ポリグルタミン酸 ヘム鉄 乳果オリゴ糖	カルシウムの溶解性に影響 カルシウムと結合し吸収を促進 フラクトオリゴ糖から形成される有機酸によりカルシウムの吸収促進 カルシウムのとリン酸等との不溶性塩の形成を抑制 鉄の吸収が優れているヘム鉄を利用 骨のカルシウムの保有量を高め，骨密度を増加	飲料 飲料，とうふ 錠菓，飲料 カルシウム含有食品 飲料，ゼリー 飲料，菓子類
虫歯の原因になりにくい食品	パラチノース マルチトール エリスリトール 還元パラチノース 茶ポリフェノール	虫歯菌の栄養源にならない甘味料 虫歯菌の増殖を抑制	ガム，飴，錠菓
歯の健康維持に役立つ食品	CPP-ACP（カゼインホスホペプチド-非結晶リン酸カルシウム複合体） キシリトール，マルチトール，リン酸-水素カルシウム，フクロフノリ抽出物（フノラン），リン酸化オリゴ糖カルシウム	歯の脱灰の抑制と再石灰化を促進 虫歯菌の栄養源にならず，歯の脱灰の再石灰を促進	ガム ガム
血糖値が気になり始めた方の食品	難消化性デキストリン トウチエキス グァバ茶ポリフェノール 小麦アルブミン L-アラビノース	ぶどう糖の小腸からの吸収を緩やかにする 糖の吸収を遅延 でんぷんの消化を遅延 小腸のしょ糖分解酵素の働きを抑制	みそ汁，飲料，包装米飯加工食品 飲料 スープ テーブルシュガー
食後の血中中性脂肪が上昇しにくい食品	グロビンたんぱく分解物 EPA/DHA	食後の中性脂肪の過度の増加抑制に関係 中性脂肪を合成しにくくする	飲料 飲料
体脂肪がつきにくい食品	茶カテキン	脂質の消費の促進	飲料
骨の健康が気になる方に適する食品	ビタミン K_2 高産生納豆菌 大豆イソフラボン MBP（乳塩基性たんぱく質）	骨たんぱくの形成に影響するビタミン K_2 を供給 骨からのカルシウム溶出の抑制に影響 骨吸収の抑制と骨形成の促進に影響	納豆 飲料 飲料

特定保健用食品であって，以下の①〜③に定める規格基準を満たすものとして許可等を受けたものをいう。

① 保健の用途ごとに分類したグループにおける許可件数（「おなかの調子を整える」「血圧が高めの方に」など）が100件を超えている。

② 関与成分が最初の許可から6年を経過している。

③ 複数の企業が当該保健の用途をもつ当該関与成分について許可を取得している。

4） 特定保健用食品（疾病リスク低減表示）

特定保健用食品であって，疾病リスクの低減に関する表示を含むものをいう。科学的知見で，疾病リスクの低減が医学的・栄養学的に広く認められ確立されていると考えられるものとして，「若い女性のカルシウム摂取と将来の骨粗鬆症になるリスクの関係」と「女性の葉酸摂取と神経閉鎖障害を持つ子どもが生れるリスクの関係」の2つがあげられており，通常の特定保健用食品のマークがつけられる。

4-3-3 栄養機能食品

(a) 栄養機能食品とは

栄養機能食品（food with nutrient function claims）は，身体の健全な成長，発達，健康の維持に必要な栄養成分の補給・補完を目的とした食品であり，高齢化，食生活の乱れなどにより，通常の食生活を行うことが難しく，1日に必要な栄養成分を摂れない場合に，その補給・補完のために利用する食品である。規格基準型の食品であり，栄養成分が規格基準に合致していれば，自由に製造，販売が可能となる。厚生労働省への許可申請や，届け出の必要もない。

栄養機能食品として栄養成分の機能を表示できる食品は，次の栄養素が栄養機能食品の規格基準に適合したものである。

① 脂肪酸：n-3系脂肪酸

② ミネラル類：亜鉛，カリウム，カルシウム，鉄，銅，マグネシウム

③ ビタミン類：ナイアシン，パントテン酸，ビオチン，ビタミンA，ビタミンB_1，ビタミンB_2，ビタミンB_6，ビタミンB_{12}，ビタミンC，ビタミンD，ビタミンE，ビタミンK，葉酸

栄養機能食品の栄養機能を表示できる栄養成分の選定は，栄養機能食品創設の目的から，食品に本来含有される成分で，人体で利用されるものを基本として選定されたもので，今後，拡大される可能性もある。

表 4-13　栄養機能食品における栄養成分の規格基準と表示（n-3 系脂肪酸・ミネラル類）

栄養成分	下限値～上限値	栄養成分の機能	摂取をする上での注意事項
n-3 系脂肪酸	0.6～2.0 g	n-3 系脂肪酸は，皮膚の健康維持を助ける栄養素です。	本品は，多量摂取により疾病が治癒したり，より健康が増進するものではありません。1 日の摂取目安量を守ってください。
亜鉛	2.64～15 mg	亜鉛は，味覚を正常に保つのに必要な栄養素です。 亜鉛は，皮膚や粘膜の健康維持を助ける栄養素です。 亜鉛は，たんぱく質・核酸の代謝に関与して，健康の維持に役立つ栄養素です。	本品は，多量摂取により疾病が治癒したり，より健康が増進するものではありません。亜鉛の摂り過ぎは，銅の吸収を阻害するおそれがありますので，過剰摂取にならないよう注意してください。1 日の摂取目安量を守ってください。乳幼児・小児は本品の摂取を避けてください。
カリウム	840～2800 mg	カリウムは，正常な血圧を保つのに必要な栄養素です。	本品は，多量摂取により疾病が治癒したり，より健康が増進するものではありません。1 日の摂取目安量を守ってください。腎機能が低下している方は本品の摂取を避けてください。
カルシウム	204～600 mg	カルシウムは，骨や歯の形成に必要な栄養素です。	本品は，多量摂取により疾病が治癒したり，より健康が増進するものではありません。1 日の摂取目安量を守ってください。
鉄	2.04～10 mg	鉄は，赤血球を作るのに必要な栄養素です。	本品は，多量摂取により疾病が治癒したり，より健康が増進するものではありません。1 日の摂取目安量を守ってください。
銅	0.27～6.0 mg	銅は，赤血球の形成を助ける栄養素です。 銅は，多くの体内酵素の正常な働きと骨の形成を助ける栄養素です。	本品は，多量摂取により疾病が治癒したり，より健康が増進するものではありません。1 日の摂取目安量を守ってください。乳幼児・小児は本品の摂取を避けてください。
マグネシウム	96～300 mg	マグネシウムは，骨や歯の形成に必要な栄養素です。 マグネシウムは，多くの体内酵素の正常な働きとエネルギー産生を助けるとともに，血液循環を正常に保つのに必要な栄養素です。	本品は，多量摂取により疾病が治癒したり，より健康が増進するものではありません。多量に摂取すると軟便（下痢）になることがあります。1 日の摂取目安量を守ってください。乳幼児・小児は本品の摂取を避けてください。

(b)　栄養機能食品の規格基準および表示の基準

栄養機能食品と称して販売するには，栄養機能食品の規格基準（「1 日当たりの摂取目安量に含まれる栄養成分量」の上限値・下限値）に適合するとともに，栄養成分について栄養機能の表示を行う場合には，「栄養機能表示」（栄養成分の機能）に併せて，栄養機能表示それぞれに対応する「注意喚起表示」（摂取するうえでの注意事項）を表示しなければならない（表 4-13，表 4-14）。

栄養機能食品の規格基準に定められている，「1 日当たりの摂取目安量に含まれる栄養成分量」の上限値・下限値は，当該食品の目的に基づき，栄養成分の適切な補給・補完ができるよう一定以上の栄養成分を含有していること，ならびに，安全性等を考慮し設定したものである。

具体的には，下限値については，1 日当たりの摂取目安量や摂取方法の表示を必須条件に，国民の食生活が 1 日 3 食であることを基本とし，それの少なくとも 1 食分に当たる栄養素量，すなわち 1 日に必要な食事摂取基準値の 3 分の 1 を満たす量を下限量とした。一方，上限値については，科学的根拠に基づき設定された UL（許容上限摂取量）や NOAEL（副次作用非発現量）から，国民が現実に摂取している栄養摂

表 4-14　栄養機能食品における栄養成分の規格基準と表示（ビタミン類）

栄養成分	下限値～上限値	栄養成分の機能	摂取をする上での注意事項
ナイアシン	3.93～60 mg	ナイアシンは，皮膚や粘膜の健康維持を助ける栄養素です。	本品は，多量摂取により疾病が治癒したり，より健康が増進するものではありません。1日の摂取目安量を守ってください。
パントテン酸	1.44～30 mg	パントテン酸は，皮膚や粘膜の健康維持を助ける栄養素です。	
ビオチン	15～500 μg	ビオチンは，皮膚や粘膜の健康維持を助ける栄養素です。	
ビタミンA	231～600 μg	ビタミンAは，夜間の視力の維持を助ける栄養素です。 ビタミンAは，皮膚や粘膜の健康維持を助ける栄養素です。	本品は，多量摂取により疾病が治癒したり，より健康が増進するものではありません。1日の摂取目安量を守ってください。妊娠三か月以内または妊娠を希望する女性は過剰摂取にならないよう注意してください。
ビタミンB_1	0.36～25 mg	ビタミンB_1は，炭水化物からのエネルギー産生と皮膚や粘膜の健康維持を助ける栄養素です。	本品は，多量摂取により疾病が治癒したり，より健康が増進するものではありません。1日の摂取目安量を守ってください。
ビタミンB_2	0.42～12 mg	ビタミンB_2は，皮膚や粘膜の健康維持を助ける栄養素です。	
ビタミンB_6	0.39～10 mg	ビタミンB_6は，たんぱく質からのエネルギーの産生と皮膚や粘膜の健康維持を助ける栄養素です。	
ビタミンB_{12}	0.72～60 μg	ビタミンB_{12}は，赤血球の形成を助ける栄養素です。	
ビタミンC	30～1000 mg	ビタミンCは，皮膚や粘膜の健康維持を助けるとともに，抗酸化作用を持つ栄養素です。	
ビタミンD	1.65～5.0 μg	ビタミンDは，腸管でのカルシウムの吸収を促進し，骨の形成を助ける栄養素です。	
ビタミンE	1.89～150 mg	ビタミンEは，抗酸化作用により，体内の脂質を酸化から守り，細胞の健康維持を助ける栄養素です。	
ビタミンK	45～150 μg	ビタミンKは，正常な血液凝固能を維持する栄養素です。	本品は，多量摂取により疾病が治癒したり，より健康が増進するものではありません。1日の摂取目安量を守ってください。 血液凝固阻止薬を服用している方は本品の摂取を避けてください。
葉酸	72～200 μg	葉酸は，赤血球の形成を助ける栄養素です。葉酸は，胎児の正常な発育に寄与する栄養素です。	本品は，多量摂取により疾病が治癒したり，より健康が増進するものではありません。1日の摂取目安量を守ってください。 葉酸は，胎児の正常な発育に寄与する栄養素ですが，多量摂取により胎児の発育がよくなるものではありません。

取量を差し引いた値と，薬事法の規定に基づく新指定医薬部外品（ビタミンＣ剤，ビタミンＥ剤，ビタミンＥ・Ｃ剤，ビタミン含有保健剤，カルシウム剤等の内用剤）の製造（輸入）承認基準における１日最大分量値を比較して，低い方の数値を上限値としている。

現段階での栄養機能表示では，薬に近い表示すべき事項を認めているが，薬事法との関係で，栄養素欠乏症の名称を使えないこと，例えば，ビタミンＡ欠乏による夜盲症，ビタミンＤ欠乏によるクル病，ビタミンＣ欠乏による壊血病がそれである。

(c)　利用上の注意点

栄養機能食品は医薬品ではなく，食品である。医薬品と同じ効果を期待しながら，食品である理由で過剰摂取する傾向もある。特定の食品成分が濃縮された栄養機能食品については，食生活が変わることなく栄養成分を容易に摂取できる反面，過剰摂取について十分に注意する必要がある。

4-3-4　機能性表示食品

「機能性表示食品」は，事業者の責任において，科学的根拠に基づいた機能性を表示した食品である。販売前に安全性および機能性の根拠に関する情報などが消費者庁長官へ届け出られたものであるが，特定保健用食品とは異なり，消費者庁長官による個別の許可を受けたものではない。

この食品の表示は特定保健用食品より緩やかで，栄養機能食品よりも表現が自由にできる。例えば，特定保健用食品では表記できない，目，皮膚，脳といった身体の部位名について表示できるとともに，個人特有のストレス，疲労といった身体の内的状態についても表示できる。

消費者は，事業者の責任において提出された有効性や安全性の科学的証明を注意深く見張る必要があるだろう。

4-4　特別用途食品

4-4-1　特別用途食品とは

特別用途食品（foods for special dietary uses）とは，健康増進法第26条の規定に基づき，販売に供する食品の包装容器に，乳児用，幼児用，妊産婦用，病者用等の特別の用途に適する旨の表示している食品のことである。医学的，栄養学的表現で記載しかつ用途が限定されている。これらの特別の用途に適する旨の表示をしようとする者は，2009年4月1日より内閣総理大臣（実質的には消費者庁長官に委任）の許可を受けなければならない。特定保健用食品を除く特別用途食品には，左に示す消費者庁許可のマークが付される。

消費者庁許可マーク

4-4-2　特別用途食品の種類

特別用途食品には，許可基準が設定されている食品群と設定されていない食品群がある。許可基準として定められた食品には，病者用食品（低たんぱく質食品，アレルゲン除去食品，無乳糖食品，総合栄養食品），妊産婦・授乳婦用粉乳，乳児用調整粉乳，えん下困難者用食品がある。

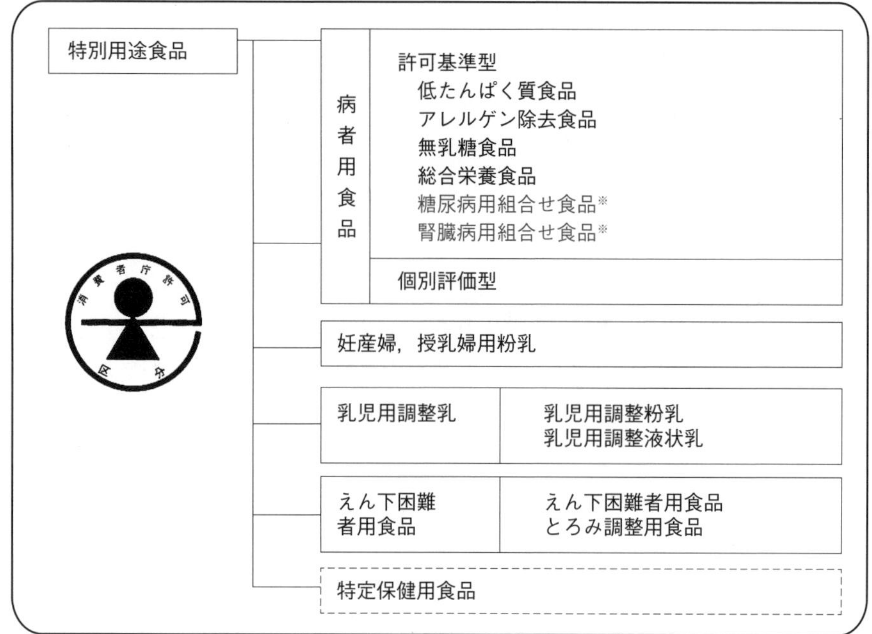

※令和元年９月９日から追加。

図 4-12　特別用途食品の分類

許可基準が設定されていない個別評価型食品の場合，それぞれの食品ごとに個別評価審査されて，許可要件を満たす必要がある。これには病者用食品と特定保健用食品がある。また，許可を受けた特別用途食品については，必要に応じて収去検査などを実施し，許可された食品の内容成分，品質の確保，表示内容の適正化などが行なわれている（図4-12）。

(a)　病者用食品

病者用食品は許可基準型，個別評価型に関係せず，表示事項には，医師に摂取量の制限，または摂取を指示された場合に限り使用すべき旨が記載されている。

①　許可基準型

許可基準型病者用食品には，低たんぱく質食品，アレルゲン除去食品，無乳糖食品，総合栄養食品がある。

②　個別評価型

個別評価型病者用食品は，許可基準の設定されていない食品で，特定の疾患に適する食品であり，許可要件を満たす必要がある。

(b)　妊産婦・授乳婦用粉乳

妊産婦・授乳婦用粉乳は，妊産婦や授乳婦の栄養補給に適した食品である。

(c)　乳児用調整粉乳

乳児用調整粉乳は，母乳の代替食品としての用に適する食品である。

(d)　えん下困難者用食品

従来「高齢者用食品」とされてきたものが，「えん下困難者用食品」に整理された。

(e)　特定保健用食品（4-3-2 参照）

特定保健用食品は他の特別用途食品の中で少し異なる性格を有している。身体の生理学的機能等に影響を与える保健機能成分を含んでいて，対象が健常者から健康を気にする人，そして時には患者までと幅広い。

4-5　いわゆる健康食品

4-5-1　いわゆる健康食品とは

「健康食品」とは，広く，健康の保持増進を目的とした食品として販売・利用されるもの全般を指し，保健機能食品も含むものである。これに対して「いわゆる健康食品」とは，「健康食品」から保健機能食品と特別用途食品を除いたものである。

健康食品に関する単独の法律はなく，主に健康増進法，食品衛生法，薬事法により規制されている。健康補助食品，健康栄養食品，栄養補助食品，栄養強化食品，栄養調整食品，サプリメント，ダイエット食品，等の名前で呼ばれることもある。これら健康食品の名称は，普通の食品よりも健康の保持増進に役立ちそうなイメージを持たせるだけで，法的な名称ではない。

「いわゆる健康食品」とは，健康の保持増進に役立ちそうなイメージだけをもつ「食品」を，さらに定義をあいまいにさせた名称である。「いわゆる」とは，“世間に言うところの”という意味であり，食品としても“あいまい”である，ことを印象づけている。この“あいまいさ”は健康食品を製造・販売する側と食する側とが，健康食品と医薬品の違いを明確に理解しようとしないために生じてきた。

4-5-2　いわゆる健康食品と医薬品

(a)　医薬品との違い

食品衛生法において，薬事法で規定されている医薬品と医薬部外品以外のすべての飲食物を食品とされている。したがって，健康食品は，健康の保持増進に役立ちそうなイメージはあるが，食品であって医薬品と判断されてはいけない。ところが，いわゆる健康食品には，医薬品的な効果・効能を標榜あるいは示唆しているものがある。これは，健康食品を利用する消費者が，正しい医療を受けずに，疾病を悪化させるおそれ

表 4-15　医薬品リスト・非医薬品リストの収載品目の一例

医薬品リスト	非医薬品リスト
医薬品リストの成分本質は，食品に使用できない。これらを 1 種でも用いたものは「医薬品」と判断。ただし，薬理作用の期待できない微量を，着色・着香等のための食品添加物として加えていることが明確な場合は，「医薬品」と判断されない場合もある。	非医薬品リストの成分本質は，薬事法上医薬品に該当しないと判断されているにすぎない。食品添加物として認められていない等の理由で食品に使用できないもの，食品添加物の基準に従って使用しなければならないものがある。
アスピリン，アロエ（葉の液汁/根・葉肉は「非医」，キダチアロエの葉は「非医」），アンズ（クキョウニン種子），インドジャボク（根・根茎），ウシ（胆汁・胆嚢），ウワウルシ，エフェドリン，*N*-ニトロソフェンフルラミン，カキ（へた），カバ，ガンマヒドロキシ酪酸（GHB），ガンマブチロラクトン，グルタチオン，ゴールデンシール（根茎），松果体ホルモン（メラトニン），スカルキャップ（根/根以外は「非医」），セイヨウトチノキ（種子/樹皮・葉・花・芽は「非医」，トチノキの種子は「非医」），タウリン，トチュウ（樹皮/果実・葉・葉柄・木部は「非医」），脱 *N*-ジメチルシブトラミン，ダミアナ，1-デオキシノジリマイシン，デヒドロエピアンドロステロン，トウモロコシ（花柱・柱頭），トラ（骨格），5-HTP（ヒドロキシトリプトファン），ブタ（胆汁・胆嚢），ホモシルデナフィル，マオウ（地上茎），ヤクヨウダイオウ（根茎/葉は「非医」），ヨヒンベ（樹皮）	アカショウマ（根/ショウマの根茎は「医」），アガリクス，アサ（発芽防止処理されている種子/発芽防止処理されていない種子は「医」），アスタキサンチン，アスパラギン，アンズ（カンキョウニン種子），イチョウ，雲母，オクタコサノール，L-カルニチン，岩石粉，肝臓（ウシ・トリ・ブタの肝臓・エキス），絹，ギャバ（γ-アミノ酪酸），金，クコ（果実・葉/根皮は「医」），グルコサミン塩酸塩，グルコン酸亜鉛，クレチアン，クロミウムピコリネート（ピコリン酸クロム），クワ（葉・花・実/根皮は「医」），ゲルマニウム，コエンザイム Q_{10}，骨粉（ウシ・魚類等の骨の粉末），ゴマ（種子・種子油・根），サソリ（食塩水に入れて殺して乾燥したもの），サルサパリラ（葉/根は「医」），セイヨウオトギリソウ，セレン，センナ（茎/果実・小葉・葉柄・葉軸は「医」），ダイダイ（果実・果皮・蕾・花），タイム（全草），ヘビ（ヘビ全体/蛇毒は「医」），フェルラ酸，コホシュ（全草），マツ（樹皮），メリロート（全草）

もある。

健康への被害を未然に防ぐために，薬事法は医薬品に関する事項を厳格に規定することによって，その品質，有効性，安全性の確保を目指している。ｉ）医薬品の製造や輸入には，その医薬品についての承認が必要である。ⅱ）医薬品の販売には販売業の許可を得なくてはならない。

(b)　食品と医薬品の区分

食品と医薬品は，無承認無許可医薬品監視指導マニュアル（平成 13 年 3 月 27 日厚生労働省）この基準に照らして“医薬品”と判断されるものは，医薬品としての承認・許可を得ていない限り，薬事法違反の“無承認無許可医薬品”とみなされる。

個々の製品が医薬品に当たるかどうかを判断する際は，一般の人々がそれを医薬品の目的をもつものと認識するかどうかに重点が置かれる。次に，対象品の成分本質（原材料）を分類し，効果効能，形状および用法用量が医薬品的かどうかについて着目し，総合的に判断する。

(c)　成分本質（原材料）

厚生労働省では，製品の原材料となるものについて，医薬品としての使用実態，毒性，麻薬様作用等を考慮し，「医薬品に該当するか否か」の判断を示している。医薬品に該当する成分本質（原材料）については，“専ら医薬品として使用される成分本質（原材料）リスト”（以下，医薬品リスト）に，医薬品に該当しない成分本質（原材料）については，参考として“医薬品的効能効果を標榜しない限り医薬品と判断して判断しない成分本質（原材料）リスト”（以下，非医薬品リスト）に例示されている（表 4-15）

(d) 医薬品的な効能効果と形状

いわゆる健康食品は，医薬品と違い，病気の治療・予防を目的とするものではないので，これらに役立つこと，想像させる表示や広告を行うことはできない。しかし，特定保健用食品・栄養機能食品に認められている効能効果は，医薬品的とはみなされない。

錠剤やカプセル剤など，本来は医薬品的であるが，「食品」の明示がある場合には，形状のみで医薬品に該当するかどうかの判断はしない(舌下錠やアンプルを除く)。

(e) 医薬品的な用法用量

医薬品は，病気の治療や予防を目的とし，安全かつ効果的に使用するために，服用時期や服用量が規定されている。いわゆる健康食品は一般的な食品であり，摂取時期や量，方法を規定することは，利用者に医薬品的な効果効能を期待させるので，医薬品と判断されるただし，過剰摂取の防止のために，食べ方の目安や注意についての掲示が認められることがある。なお，保健機能食品については，摂取時期，量などについては医薬品的用法用量には該当しない。

(f) いわゆる健康食品の有効性と安全性の科学的根拠

* Evidence Based Medicine

いわゆる健康食品の領域にも，EBM*（科学的根拠にもとづく医療）に準じた考え方が急速に浸透している。有効性に関しては，試験管内実験や動物実験の成績は信頼性が不十分とされる。また，人を対象とした試験であっても，試験の方法（デザイン）によって信頼性は大きく異なる。

症例対象研究（特定の疾病に罹患した患者と健常者とを選び，対象とする食品を食べて調査する）での信頼性は低く，二重盲検無作為化比較試験（試験食かプラセボかが，試験対象者や試験者に知らされない）での成績は信頼性が高い。ただし，安全性について，試験管内実験や動物実験，および症例報告の結果でも，健康被害を未然に防ぐ目的で重視される。

有効性や安全性情報については，独立行政法人国立健康栄養研究所及び内閣府食品安全委員会の有効性・安全性情報における記載内容が適した情報源となる。

4-5-3 ハーブ

いわゆる健康食品の中には，ハーブを利用したものが多く，また，安全性に問題のあるものが少なくない。

(a) ハーブの定義

ハーブとは，多年生草本に加え，高木，低木，一年生植物，蔓植物の

表 4-16　脳・神経系への作用を有するハーブ（カッコ内は別名）

米国で Dietary Supplement として販売されているもの		
日本では医薬品に区分されるもの	日本では非医薬品に区分されるもの	
	ヒトにおける有効性・安全性の評価がある程度定まっているもの	ヒトにおける有効性の根拠が弱いもの
・カバ ・ダミアナ ・ヨヒンベ ・マオウ	・イチョウ薬 ・高麗ニンジン ・セイヨウオトギリソウ ・セイヨウカノコソウ ・セイヨウヤマハッカ(メリッサ) ・セージ ・パッションフラワー ・ビルベリー（ブルーベリー）	・エゾウコギ（シベリアニンジン） ・カミツレ（カモミール） ・ゴツコーラ（ツボクサ） ・スカルキャップ ・セロリ ・ニガヨモギ ・ニンニク ・ベルガモット ・ホップ ・ワイルドレタス(レタスオピウム)
麻薬および向精神薬取締法や大麻取締法により所持・使用が規制されているもの		毒　物
・ケシ　・コカ　・大麻		・クラーレ　・タバコ ・ドクニンジン　・トリカブト ・ヒヨス　・ペヨーテ ・マチン(ホミカ)　・マンドレーク

ほか，シダ類，コケ類，藻類，地衣類，菌類までと，広範囲にまで及ぶ。これらのうち，香味，芳香性，医療や健康の維持・増進における用途，色素や防虫害防除，その他の経済・産業面での有用性をもつ植物，またその抽出物等として，実用的見地からハーブが定義づけられている。

(b)　植物の二次代謝

緑色植物は光合成により独立栄養生物として生存し，環境ストレスに対して，多彩な二次代謝産物を利用して環境変化や生存競争に打ち勝ってきた。二次代謝とは，エネルギー代謝，アミノ酸・たんぱく質・核酸等の合成のように，多くの生物分類群に共通にみられる一次代謝とは別に，限られた生物群で特異的にみられる代謝である。二次代謝産物には，アルカロイド，テルペノイド，フラボノイドなどがあり，これら二次代謝産物に薬理効果や健康維持への有効性が認められられてきている。

(c)　ハーブの安全性

ハーブは，古くから医薬（鎮痛・麻酔薬）や毒薬（クラーレやトリカブト）に使われてきたものもある。ハーブの生体への作用の強さは様々であり，香草・香味野菜や香辛料から，向精神作用をもつ依存性薬物，毒物まで知られている（表 4-16）。

食するに困難なほどの味や臭い，また大量摂取が必要なハーブでも，その抽出物や精製物が錠剤やカプセルに凝集され，食品として有効成分を大量摂取できるようになった。食品の形状によっては，過剰摂取により，本来のハーブとしての有用性以外に，未知の劇的な作用を発現する可能性があり，安全性情報をもとに慎重に利用したい。

4-5-4　いわゆる健康食品の問題

すでに，医薬品成分を含む製品がいわゆる健康食品の名称で流通していた例が多数あり，その利用に伴う健康被害も発生した。これらの製品は，医薬品の承認許可を得ていないので，食品の名を願った無承認無許可医薬品にあたり，薬事法違反である。この種の製品は，有効性を実感でき，人気を得やすく，危険性が高い。こうした悪質な違反には，監視指導の強化が必要であるとともに，消費者がこの種の製品を安易に利用しないよう，適切な情報提供を行う必要がある。

(a)　形状に関する問題

錠剤やカプセル剤の健康食品は，サプリメントと呼ばれることがある。特殊な原料素材を使用したサプリメントでは特に，有効成分だけではなく，有害成分が濃縮されているおそれがある。また，医薬品に比べてハーブの効果は穏やかで実感しにくく，また，食品であるという安心感から，ハーブサプリメント類の過剰摂取を招く恐れがある。いわゆる健康食品において，形状は普段ではあり得ない量の有害成分を摂取し，健康被害を生じる可能性を否定できない。

(b)　表示に関する問題

いわゆる健康食品が，栄養機能食品や特定保健用食品と紛らわしい名称を用いたり，栄養素機能表示や特定の保健の用途に適する旨の表示をすることは，法的に禁じられている。また，栄養機能食品としての規格基準に適合する栄養機能成分を加えたハーブ製品，あるいはダイエット用食品が，栄養機能食品と称して流通している例がある。これは表示による消費者への適切な情報提供を行えるように整備した保健機能食品制度の主旨に逸脱し，企業姿勢が疑われる。こうした製品を規制できるよう，法整備が進められる必要がある。

(c)　効能効果の表示の問題

現行の表示規制では，「身体の構造または機能に影響をおよぼすことを目的とする表示」は，保健機能食品以外の食品については，医薬品的な効能効果の表示とされ，薬事法上基本的に認められていない。また，健康増進法は，健康の保持増進の効果等に関して虚偽または誇大な広告を禁止している。しかし実際には，販売促進等のために，いわゆる健康食品がこうした広告・表示を行っている例が少なくない（表 4-17）。これは一種のフードファディズム* である。

＊　食品や食品成分が，健康や病気へ与える影響を過大に信じたり評価すること。

表 4-17　いわゆる健康食品の虚偽誇大広告の特徴

①「即効性」「万能」「最高のダイエット食品」
②「がんが治った」などの治療，治癒に関する言及
③「天然」「食品だから安全」「全く副作用がない」
④「新しい科学的進歩」「奇跡的な治療法」「他にない」「秘密の成分」「伝統医療」
⑤「驚くべき体験談」「医師などの専門家によるお墨付き」
⑥「厚生労働省許可」「厚生労働省承認済み」
⑦「○○に効くと言われています」
⑧「ダイエットに効く○○茶（特許番号××番）」
⑨「○○を食べると，3日目ぐらいに湿疹が見られる場合がありますが，これは，体内の毒素などが分解され，一時的に現れるものです。これは，体質改善の効果の現れです。そのままお召し上がりください。」

資料）厚生労働省東北厚生局食品衛生課（2000年）：「健康食品の虚偽誇大広告にだまされない方法」より

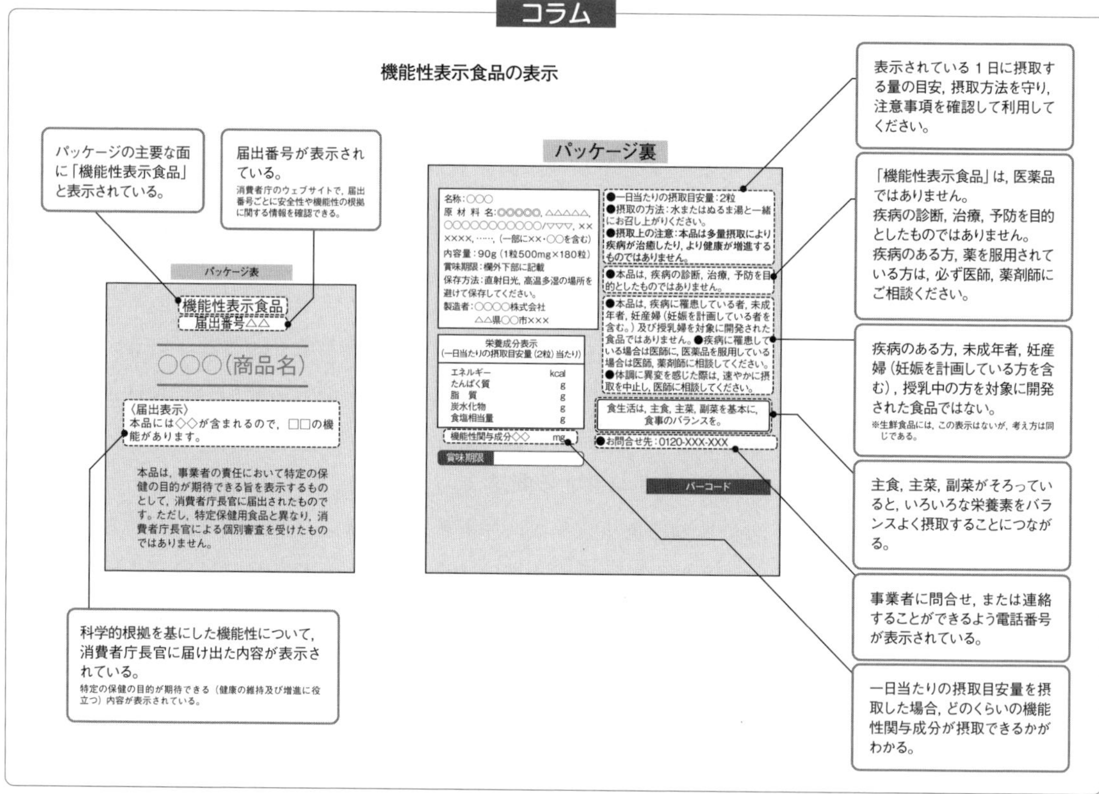

演習問題

問 1　食品の機能に関する記述である。正しいものの組み合わせはどれか。

a.　食品の一次機能は，栄養素の供給の役割である。

b.　食品の二次機能は，エネルギー供給源としての役割である。

c.　食品の三次機能は，生体調節機能とか生理刺激機能とも呼ばれる。

d.　食品の四次機能が，一般的に認知されている。

e.　食品の機能は食品のおいしさと無関係である。

(1)a と b　(2)a と c　(3)a と d　(4)a と e　(5)b と c

解説

四次機能については認知されていないが，将来的には認知されるかもしれない。

問 2　特定保健用食品に認められている記述の正しい組み合わせはどれか。

a.　頭の痛い方に適する食品

b.　血糖値が気になる方に適する食品

c.　がん予防に適する食品

d.　ミネラルの吸収を助ける食品

e.　動脈硬化が気になる方に適する食品

(1) a と b　(2) b と c　(3) c と d　(4) d と e　(5) b と d

解説
病気を治す効果は記述できない。

問 3　プロバイオティクスとして正しいものの組み合わせはどれか。

a.　乳酸菌

b.　食物繊維

c.　ポリフェノール

d.　ビフィズス菌

e.　難消化性オリゴ糖

(1) a と c　(2) b と d　(3) a と d　(4) b と e　(5) c と e

解説
プロバイオティクスとは生体にとって有益な働きをする生菌のことである。

問 4　グリセミック・インデックスの高い食品の正しい組み合わせはどれか。

a.　白パン

b.　パスタ

c.　大豆

d.　フルクトース

e.　グルコース

(1) a と b　(2) b と c　(3) c と d　(4) d と e　(5) a と e

解説
グリセミック・インデックス（GI）とは血糖上昇指数のことで，グルコースを 100 とする。食べ物が消化されて血中に糖として取り込まれるのに必要な時間をグルコースと比較して表したもの。GI 値が高いものは血糖値が上がりやすく，低いものは血糖値が上がりにくい。

問 5　食品成分と生体調節機能に関する組合せである。正しいものの組み合わせはどれか。

a.　フラクトオリゴ糖————整腸効果

b.　イコサペンタエン酸———血小板凝集促進

c.　キトサン——————コレステロール吸収阻害

d.　タウリン——————カルシウム吸収促進

(1) a と b　(2) a と c　(3) a と d　(4) b と c　(5) c と d

解説
IPA は動脈硬化予防に良いとされる。タウリンはコレステロール低下作用があるといわれている。

問 6　食品表示に関する記述である。正しいのはどれか。

(1)　食品衛生法に基づいて，実施されている。

(2)　表示には，厚生労働大臣の許可が必要である。

(3)　栄養機能食品の表示は，食品衛生法の適用を受ける。

(4)　成分含量表示では，表示したい栄養成分を最初に記述する。

(5)　熱量が 100 g 当たり 5 kcal 未満なら，「ゼロ」と表示してよい。

解説
食品衛生法 JAS 法および健康増進法の 3 法の食品表示に係る規定を一元化し，「食品表示法」が施行された。

問 7　栄養機能食品に関する記述である。正しいのはどれか。

(1)　個別評価型の保健機能食品である。

(2)　全てのビタミンで栄養機能表示ができる。

(3)　消費者庁長官が認可したマークがある。

(4)　消費者庁への届け出や審査を必要とする。

解説
栄養機能食品は規格基準型の保健機能食品で n-3 系脂肪酸，ビタミン 13 種，ミネラル 6 種について規格に合致すれば栄養機能食品と表示できる。

(5) 栄養機能表示ができるミネラル類は，亜鉛，カルシウム，鉄，銅およびマグネシウムである。

問 8 特定保健用食品と特別用途食品に関する記述である。正しいのはどれか。

(1) 特定保健用食品に，錠剤やカプセルの形態は認められない。
(2) 特定保健用食品は，保健機能食品の 1 つである。
(3) アレルゲン除去食品は，特定保健用食品の 1 つである。
(4) 特別用途食品の中に，特定保健用食品は含まれない。
(5) 特別用途食品は，消費者庁長官の許可を必要としない。

解説
特定保健用食品と特別用途食品は消費者庁長官の許可が必要で，許可マークが表示される。

演習問題 解答

1章　人間と食物

問1 (1)

2章　食品の分類と食品成分表

問1 (5)　問2 (4)　問3 (3)　問4 (2)　問5 (4)　問6 (3)　問7 (4)　問8 (3)

3章　食品成分の化学

問1 (5)　問2 (4)　問3 (5)　問4 (2)　問5 (1)　問6 (4)　問7 (4)　問8 (2)　問9 (3)
問10 (3)　問11 (3)　問12 (3)　問13 (3)　問14 (1)　問15 (5)　問16 (3)　問17 (4)

4章　食品の機能性

問1 (2)　問2 (5)　問3 (3)　問4 (5)　問5 (2)　問6 (5)　問7 (2)　問8 (2)

参考文献

文部科学省科学技術・学術審査会資源調査分科会編，日本食品標準成分表2020年版（八訂）(2020).

アミノ酸成分表編（2020).

炭水化物成分表編（2020).

脂肪酸成分表編（2020).

(独）食品総合研究所編集，『食品大百科事典』，朝倉書店（2002).

大木道則，大沢利明，田中元治，千原秀昭，『化学辞典』，東京化学同人（1999).

五十嵐脩，小林彰夫，田村真八郎編，『丸善食品総合辞典』，丸善（2002).

日本油化学協会編，『改訂三版　油脂化学便覧』，丸善（1990).

今堀和友，山川民夫監修，『生化学辞典』，東京化学同人（1998).

野口駿，『食品と水の科学』，幸書房（1992).

小林彰夫，斎藤洋監訳，『天然食品・薬品・香粧品の事典』，朝倉書店（1999).

日本水産学会編，『食品の水-水分活性と水の挙動-水産学シリーズ3』，恒星社厚生閣（1973).

John A.Troller, J.H.B.Christian（平田孝，林徹訳），『食品と水分活性』，学会出版センター（1981).

日本化学会編，『化学総説No.14　味とにおいの化学』，学会出版センター（1976).

石倉俊治，『食品のおいしさの科学-味・香り・色・テクスチャー-』，南山堂（1992).

多賀光彦，片岡正光，野田四郎，『生活と環境を考える化学』，三共出版（1998).

藤巻正生，服部達彦，林和夫，荒井綜一編集，『香料の事典』，朝倉書店（1980).

日本香料協会編，『香りの総合事典』，朝倉書店（1998).

日本香料工業会編，『食品香料ハンドブック』，食品化学新聞社（1990).

日本香料協会編，『香りの百科』，朝倉書店（1990).

新家龍，南浦能至，北畑寿美雄，大西正健，『糖質の科学』，朝倉書店（1996).

吉積智司，伊藤汎，国分哲郎，『甘味の系譜とその科学　光琳テクノブックス4』，光琳（1986).

木村進，中林敏郎，加藤博通編著，『食品の変色の化学　光琳テクノブックス18』，光琳（1995).

E・リンドナー（羽賀正信，赤木満洲雄訳），『食品の毒性学』，講談社サイエンティフィク（1980).

荒井綜一，小林彰夫，矢島泉，川崎通昭編集，『最新香料の事典』，朝倉書店（2000).

竹内昌昭，藤井建夫，山澤正勝編，『水産食品の事典』，朝倉書店（2000).

林孝三編，『植物色素』，養賢堂（1980).

吉田勉，早瀬文孝編著，『食品学総論（改訂版）』，三共出版（2005).

菱田明，佐々木敏監修，『日本人の食事摂取基準（2015年版）』，第一出版（2014).

日本油化学会編，『油脂・脂質の基礎と応用—栄養・健康から工業まで—』，（社）日本脂化学会（2005).

伏木亨，『グルメの話　おいしさの科学』，恒星出版（2001).

鬼頭誠，佐々木隆造編，『食品化学』，文永堂出版（1995).

長澤治子編，『食品学・食品機能学・食品加工学—食べ物と健康』，医歯薬出版（2004).

五十嵐脩編著，『改訂生化学』，光生館（1997).

河田昌子，『お菓子「こつ」の科学』，柴田書店（1987).

菅原龍幸，福澤美喜男編著，『食品学総論』，建帛社（1997).

青柳康夫，筒井知己，『標準食品学総論（第2版）』，医歯薬出版（1996).

好井，金子，山口，『食品微生物学』，技報堂（1978).

久保田紀久枝，森光康次郎，『食品学－食品成分と機能性－』，東京化学同人（2003).

新家龍ら編，『糖質の科学』，朝倉書店（1996).

吉川敏一ら編，『医療従事者のための完全版機能性食品ガイドブック』，講談社（2004）.

青柳康夫編著，『食品機能学』，建帛社（2003）.

荒井綜一編，『食品学総論』，樹林房（2002）.

山田和彦，松村康弘　編，『健康・栄養食品アドバイザリースタッフ・テキストブック』，第一出版（2005）.

東京都健康局，東京都生活文化局編，『健康食品取扱マニュアル第3版』，薬事日報社（2003）.

"Encyclopedia of Herbs & Their Uses", (The Herb Society of America ed.), (1995) p. 10-11.

志村二三夫，栄養学雑誌，**58**，151-160　(2000).

厚生労働省許可　特定保健用食品【2005年度版】［トクホ］ごあんない，（財）日本健康・栄養食品協会.

東京都福祉保健局健康安全部食品監視課，食品衛生実務講習会（表示講習）教材，「食品表示法ができました」.

消費者庁，食品表示企画課，「機能性表示食品って何？」.

索 引

■ あ 行

■ か 行

■ さ　行

■ た 行

■ な　行

■ は　行

■ま　行

■や　行

■ら　行

監修者

吉田　勉（よしだ　つとむ）
1952年　東京大学農学部卒業
現　在　東京都立短期大学名誉教授
農学博士

編　者

小関正道（こせき　まさみち）
1974年　京都大学農学部卒業
現　在　前東京家政大学家政学部教授
農学博士

佐藤隆一郎（さとう　りゅういちろう）
1985年　東京大学大学院農学系研究科博士課程修了
現　在　東京大学大学院農学生命科学研究科特任教授
農学博士

執筆者（五十音順）

五百藏　良（いおろい　りょう）
1982年　東京農業大学大学院農学研究科
博士後期課程修了
現　在　東京医療保健大学医療保健学部名誉教授
農学博士

五十嵐　庸（いがらし　まもる）
1996年　早稲田大学大学院理工学研究科
博士後期課程修了
現　在　順天堂大学医学部准教授
理学博士

伊藤芳明（いとう　よしあき）
1996年　東京大学大学院農学生命科学研究科
博士課程修了
現　在　岩手大学農学部准教授
博士（農学）

臼井照幸（うすい　てるゆき）
2005年　明治大学大学院農学研究科博士後期課程修了
現　在　女子栄養大学栄養学部教授
博士（農学）

高橋京子（たかはし　きょうこ）
1977年　日本女子大学家政学部食物学科卒業
現　在　日本女子大学家政学部食物学科講師
博士（工学）

高畑京也（たかはた　きょうや）
1978年　京都大学大学院農学研究科博士前期課程修了
現　在　長浜バイオ大学名誉教授
医学博士

長澤孝志（ながさわ　たかし）
1982年　東京大学大学院農学系研究科
博士課程修了
現　在　岩手大学名誉教授
農学博士

早瀬文孝（はやせ　ふみたか）
1974年　東京大学大学院農学研究科博士課程修了
現　在　明治大学名誉教授
農学博士

渡邉　悟（わたなべ　さとる）
1987年　筑波大学大学院農学研究科博士課程修了
現　在　一般社団法人食医同源之会代表理事
農学博士

渡邊浩幸（わたなべ　ひろゆき）
1993年　岩手大学大学院連合農学研究科博士課程修了
現　在　高知県立大学健康栄養学部教授
博士（農学）

わかりやすい食物と健康 1—食品とその成分（第5版）

2007年4月15日　初版第1刷発行
2009年3月30日　初版第4刷発行
2010年4月 1 日　第2版第1刷発行
2010年10月 1 日　第2版第2刷発行
2011年3月20日　第3版第1刷発行
2015年4月20日　第3版第5刷発行
2016年3月20日　第4版第1刷発行
2020年10月10日　第4版第3刷発行
2021年4月10日　第5版第1刷発行
2023年4月10日　第5版第2刷発行

Ⓒ 監修者　吉田　勉
発行者　秀島　功
印刷者　入原豊治

発行者　三共出版株式会社　東京都千代田区神田神保町3の2
振替　00110-9-1065
郵便番号 101-0051　電話 03-3264-5711㈹　FAX 03-3265-5149

一般社団法人日本書籍出版協会・一般社団法人自然科学書協会・工学書協会　会員

Printed in Japan　印刷・製本　太平印刷社

ISBN978-4-7827-0807-1